KB045462

지금 먹는 음식에
엉터리 과학이
숨겨져 있습니다

지금 먹는 음식에
엉터리 과학이
숨겨져 있습니다

팀 스펙터 지음 ★ 박지웅 옮김

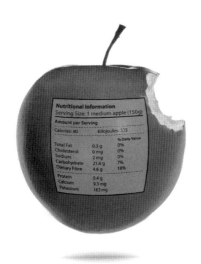

Nutritional Information
Serving Size: 1 medium apple (150g)

Amount per Serving

Calories: 80   KiloJoules: 335

		% Daily Value
Total Fat	0.3 g	0%
Cholesterol	0 mg	0%
Sodium	2 mg	0%
Carbohydrate	21.6 g	7%
Dietary Fibre	4.6 g	18%
Protein	0.4 g	
Calcium	9.3 mg	
Potassium	163 mg	

시그마북스
Sigma Books

지금 먹는 음식에
엉터리 과학이 숨겨져 있습니다

발행일 2021년 2월 8일 초판 1쇄 발행
지은이 팀 스펙터
옮긴이 박지웅
발행인 강학경
발행처 시그마북스
마케팅 정제용
에디터 최연정, 장민정, 최윤정
디자인 강경희, 김문배

등록번호 제10-965호
주소 서울특별시 영등포구 양평로 22길 21 선유도코오롱디지털타워 A402호
전자우편 sigmabooks@spress.co.kr
홈페이지 http://www.sigmabooks.co.kr
전화 (02) 2062-5288~9
팩시밀리 (02) 323-4197
ISBN 979-11-91307-03-0 (03510)

* 시그마북스는 (주)시그마프레스의 자매회사로 일반 단행본 전문 출판사입니다.

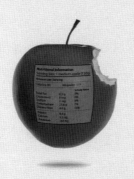

서문

우리는 어렸을 때부터 식품에 대한 잘못된 지식에 노출된다. 나는 키가 커지는 음식(우유와 시리얼), 똑똑해지는 음식(생선), 여드름이 나는 음식(초콜릿), 근육이 커지는 음식(육류와 계란)이 있다고 배웠다. 다들 내게 뽀빠이처럼 되고 싶으면 시금치를 꼭 먹어야 한다고 했지만 렌즈콩, 브로콜리, 콩류의 효과를 설명해준 사람은 아무도 없었다. 견과류는 콜레스테롤 함량이 높아서 간식으로 먹으면 몸에 나쁘다는 말도 들었다. 아침을 제대로 챙기지 않으면 병에 걸리기 쉽다고도 했다. 전쟁통에서 자란 어머니는 곰팡이가 아무리 심하게 핀 음식이라도 먹을 수 있다고 생각했으며 밥을 남기는 일을 절대 용납하지 않았다. 그리고 웬만하면 끼니마다 고기나 생선을 올렸다. 비타민도 신경 써서 챙겼다. 특히 비타민 C는 영양제나 오렌지 주스로 반드시 섭취했다. 철석같이 믿었던 다른 조언으로는 식후 1시간 안에는 수영하지 말라는 것이나 자기 전에는 공복을 유지하라는 것, 그리고 살을 빼고 싶으면 운동을 하라는 것 정도가 있다. 지금까지 언급한 내용은 과학적으로 볼 때 전혀 신빙성이 없으며 대다수는 완전히 틀렸다. 하지만 어렸을 때부터 귀가 따갑도록 들은 탓에 아직 내 머릿속에 남아 있다. 우리는 모두 비슷한 음식 이야기를 듣고 자란다. 단지 이런 말을 하는 사람의 의도가 가지각색일 뿐이다. 또한 식품에 대한 정보에 노출되는 빈도는 나이를 먹을수록 많아진다.

지방을 적게 먹어라. 설탕을 줄여라. 하루에 다섯 끼를 먹어라. 전분이 많은 채소를 많이 먹고 절대 끼니를 거르지 마라. 적게, 자주 먹어라. 하루에 물을 8잔 이상은 마셔라. 카페인과 알코올을 적게 섭취하라. 육류와 유제품은 피하라. 생선을 섭취량을 늘리고 버터 대신 식물성 기름을 사용해라. 열량을 계산하고 다이어트 음료를 마셔라. 우리는 언제, 무엇을, 어떻게 먹으라는 충고를 듣는 데 익숙하다. 정보 출처는 다양하다. 정부지침, 미디어, 광고, 식품라벨, 시리얼 포장지, 병원에 있는 포스터와 전단 정도가 있겠다. 우리가 이러한 조언을 믿고 따른다면, 건강하고 날씬해지며 식품과 관련된 모든 질병에서 벗어나야 마땅하다. 하지만 1980년 이후 대부분 국가에서 비만, 식품 알레르기, 당뇨병 발병률이 치솟았고 심지어 알 수 없는 이유로 치매 환자까지 늘어났다. 의학은 발전했지만 심장병과 암 발병률은 높아졌고, 오래 사는 사람이 줄어들면서 계속 증가하던 평균 수명까지 이제 감소할 것으로 보인다. 많은 사람이 늘어난 음식의 선택지와 잘못된 정보의 바다에서 허우적대며 간단하고도 빠른 해결책을 찾고 있다. 남의 말을 잘 믿지 않는 사람도 무의식적으로 근거 없는 조언을 받아들이기도 한다. 우리는 클린 이팅(가공식품을 배제하고 유기농 식품만 먹는 식습관), 채식주의, 키토제닉, 고지방 저탄수화물, 구석기 시대 식단, 글루텐 프리, 렉틴 프리, 비타민 영양제의 신화에 쉽게 속는다. 이러한 식습관의 효과를 알리는 신도들의 자신감과 믿음에는 사람을 홀리는 힘이 있기 때문이다.

나는 최근에 영양과 식품에 초점을 맞추어 과학 연구를 진행했다. 그리고 지금까지 들었던 음식에 대한 지식 대부분이 곡해되어 있으며 심하면 위험하다는 사실을 알아차렸다. 앞으로 자세히 다루겠지만 영양사, 의사, 정부지침, 연구진, 친구, 가족이 하는 말이라도 믿으면 안 된다. 자격 없는 사람들이 식품 섭취 요령을 조언하는 혼란스러운 상황을 어떻게 헤쳐나가야 할까? 의학과 과학 영역에서는 좀처럼 일어나지 않는 현상이다. 상황이 이렇게 된 이유는 다양하지만, 나는 우리가 음식과 영양을 제대로 이해하지 못하게 만드는 여러 원인 중 3가지를 집중해서 다루려 한다. 바로 유사과학, 결과에 대한 곡해, 식품 산업이다. 음식은 누구나 복용할 수 있는 효과 좋은 약과 같다. 따라서 음식을 최대한 잘 활용하는 방법을 배우는 일이 시급하다.

과학은 난해하다. 그중에서 식품영양학은 신생 학문에 해당한다. 1970년대에 가공식품 산업이 성장하고 정부가 영양 결핍을 예방하는 방법을 알릴 필요성이 생기면서 대두한 분야가 바로 식품영양학이다. 영양학을 의학의 하나로 취급하는 나라는 드물며 영양학과 의학은 겹치는 범위가 거의 없다. 영양학을 공부하는 의사나 의학을 연구하는 영양학자는 보기 힘들다. 의학자는 의약품을 실험하거나 식품회사와 접촉하면서 얻는 경험, 체계, 실험, 시행착오를 영양학자와 제대로 공유하지 않는다. 영양학은 현대의 중요한 문제 몇 가지와 깊은 관련이 있지만, 매력도 없고 중요하지도 않은 학문 취급을 받는다. 나는 영양학 관련 기업인 조(ZOE)와 긴밀하게 협력하고 있다. 조는 인기 학문인 천체물리학, 수학, 경제학을 전공하고 경력을 쌓기 시작하는 훌륭한 분석가들을 모집해 대규모 식품 자료를 처리하는 업무를 맡겼다. 이에 반해 영양학자는 극히 일부를 제외하면 찬밥 취급이며 대학교나 후원 기관에서도 선호하지 않는다. 그래서 대중들에게 꼭 필요한 대규모 임상 실험을 수행하는 대신, 교단에 서거나 소규모 단기 연구에 시간을 쓸 수밖에 없다.

확실하게 해두자. 식품을 제대로 연구하는 일은 쉽지 않다. 하나의 식품 혹은 하나의 식단에 대한 대규모 장기 연구를 수행하는 데 들어가는 돈은 턱없이 부족하다. 신약 하나의 안정성을 확인하고 시장에 내놓으려면 약 1조 1,460억 원이 필요하다. 하지만 식품이나 식단을 검증하는 데 들이는 돈은 훨씬 적다. 이러한 이유로, 우리가 지금까지 들은 음식의 해악에 대한 지식은 대부분 이론에 불과한 연구나 사람과 관련성이 거의 없는 쥐를 대상으로 진행한 소규모 실험에 근거를 두고 있다. 미디어에서는 이러한 이야기를 거의 매일 들을 수 있다. 2019년에 여러 미디어에서 매일 호두를 먹으면 암과 대장염을 예방하는 효과를 볼 수 있다는 내용을 발표했다. 하지만 근거로 든 과학 논문에는 쥐에게 화학물질을 투여해 인간 환자와 비슷한 상태로 만든 다음, 호두를 2주 먹이자 신진대사가 약간 나아졌다는 내용밖에 없다.[1] 연구 규모 자체는 크지 않았으나 무난하고 내실 있는 영양학 학회지에 실렸다. 여기서 연구비를 후원한 단체가 '캘리포니아 호두위원회'라는 점에 주목할 필요가 있다. 아마 호두를 자연스럽게 광고할 수 있게 되어 몹시 기분이 좋았을 것이다. 이런 연구는 아무런 의미가 없다고 해도 무방하다. 사실 연구 비용이 저렴한 탓에 쥐를 대상으로 비슷한 실험을 많이 하고는 있는데, 후원 단체에 '적절한' 결과가 나올 때만 연구 내용을 발표한다.

과학 연구 방법은 계속 발전했다. 우리는 몇 년에 걸쳐 수만 혹은 수십만 명의 사람을 조사하는 대규모 추적 연구를 진행할 수 있게 되었다. 덕분에 중요한 통찰을 얻을 수 있기는 한데, 간단하지만 종종 신뢰하기 어려운 설문지를 수단으로 사용하는 경우가 많았다. 사람들이 먹은 음식을 조사하는 방법은 조잡했다. 과체중인 사람은 섭취한 음식의 양을 줄여서 보고했고, 저체중인 사람은 반대로 과장해서 응답했다. 그리고 대부분 몸에 좋지 않은 음식은 실제보다 적게 먹었다고 말했다. 스마트폰 카메라와 앱을 활용한 신기술로 이 부분을 획기적으로 보완할 수 있기는 하다. 2018년에 수행한 영양학 분야의 연구를 비판적으로 요약한 입장이 하나 있는데, 조사에 많은 결함이 있으며 긍정적인 발견이 지나치게 자주 나타난다는 주장을 내놓았다. 식품(달걀, 유제품, 정제 곡물, 콩 등) 연구를 전부 통합하여 재검토하는 대규모 메타분석에서, 12가지 식품군은 모두 사망률 증가 혹은 감소와 관련이 있다는 결론이 나왔다.[2] 당연히 사실일 가능성은 희박하다. 하지만 이런 왜곡된 연구는 우리가 식품의 선악을 오판하도록 한다.

식품과 질병의 잠재적 관련성을 수백 개, 수천 개씩 살피다 보면 가짜가 꼭 섞여 있다. 영양학 연구는 약물 연구보다 신뢰성 있는 방식으로 수행하기가 훨씬 어렵다. 또한 약물 연구의 엄격한 기준을 식품에 그대로 적용하면 잘못된 결론이 나온다. 하지만 약물 연구와 다른 방식으로 접근하자는 이야기도 2019년에야 나왔다.[3] 2019년에 캐나다의 한 연구진은 육류가 건강에 아무런 해를 미치지 않는다는 내용을 발표했고, 미디어에서는 이를 대서특필했다. 나중에 밝혀진 사실이지만, 해당 연구진은 연구를 요약할 때 가용 가능한 자료의 절반을 제외했으며 식품 업계에서 비밀리에 상당한 지원금을 받았다. 또한 2년 전에는 설탕의 해악에 관해 비슷한 논조의 글을 쓴 적도 있었다.[4] 과학은 20년 전 유전학을 보던 관점처럼, 식품에 대한 지식을 지나치게 단순화하고 있다. 내가 참여한 초기 유전학 연구에서는 수백 개의 표지자를 활용해 질병과 연관성이 있는 것으로 보이는 DNA 신장부를 찾아냈다. 쉽게 말해 비만, 노화, 골다공증, 당뇨를 유발하는 새로운 유전자를 '발견했다'는 소리다. 매체는 연구에 지대한 관심을 보였다. 당연히 과학자로서 내 경력은 상당히 화려해졌지만, 대부분은 의미 없는 것으로 드러났다. 새로운 유전자 칩 기술이 도래하면서 사람의 복잡한 유전자를 확실하게 밝혀냈으며, '유전자 부위(Gene region)'가 지금까지 찾지 못한 서로 다른 200~1,000개의 유전자로 이루어진다는 사실을 확인할 수 있었다. 결국 어떤 질병을 유발하는 특정 유전자가 존재한다는 이론은 틀린 것으로 드러났다. 이러한 발견은 수천억 원에 팔려나갔지만, 별 쓸모는 없었다. 오늘날 얼핏 과학적인 것으로 보이는 식품에 대한 잘못된 신화는 대부분 실험실에서만 수행한 연구에 근거를 두고 있다. 이러한 연구는 사람이나 쥐의 세포를 배양한 다음, 어떤 식품이 함유한 특정 성분이나 한 제품을 가열하거나 요리하는 과정에서 나오는 하나의 화학물질에 과도하게 노출하는 식으로 진행한다. 이런 식으로 조사하면 십중팔구 '안전하지 않다'라는 결론이 나온다. 즉 암을 유발할 가능성이 조금은 있다는 뜻이다. 식품 업계는 소규모 연구에서 자사의 제품이 안전하거나 유익하다는 결론을 내놓기 위해 설명한 실험 방법과 반대되는 접근법을 사용한다. 대부분 식품은 수천 가지 화학물질을 함유하고 있으며 우리는 인위적으로 조성한 연구 환경처럼 단 한 가지 물질에 노출될 일이 전혀 없다. 따라서 결과가 그럴듯하고 여러 집단을 대상으로 여러 차례 진행했을 때도 같은 결과가 나온다고 해도(물론 아닐 때가 많지만) 연구진의 발표를

곧이곧대로 믿어서는 안 된다.

문제가 발생하는 원인 중 하나를 지목하자면, 우리가 먹는 음식을 탄수화물, 지방, 단백질이라는 단 3가지 영양소로 분석하는 식품학 분류법을 들 수 있겠다. 수 세기 전부터 내려온 잘못된 방법이다. 예전에는 세 가지 영양소가 열량이라는 에너지의 원천이며 영양결핍을 예방하기 위해 골고루 섭취할 필요가 있다고 생각했다(앞으로 같이 살펴보겠지만, 열량은 하자가 많은 개념이며 기준으로 삼기에는 신뢰성이 심각하게 떨어진다). 하지만 모든 식품을 3가지 영양소로 나누는 일은 인류를 아프리카인, 유럽인, 아시아인으로 분류한 다음, 모두에게 효과가 있는 치료 방법을 정리하고 3개 집단 사이의 건강, 힘, 지능 수준 차이를 찾아내는 것과 비슷하다. 많은 식단 전문가, 의사, 정부지침 역시 탄수화물과 단백질을 따로 취급할 수 있다는 견해지만, 사실 과학적으로 말도 안 되는 생각이다. 모든 음식에는 탄수화물, 지방, 단백질이 함께 있다. 지금은 과학을 위험할 정도로 단순화하고 요약하는 시대다. 지침을 세운답시고 더 간단하게 만들면 메시지가 왜곡될 가능성만 커진다.

문제가 과학에만 있는 것은 아니다. 큰 문제는 결과를 오해하고 곡해하는 과정에서 발생한다. 연구는 종종 다양한 결과를 낳으며 흥미 있는 발견과 위험 요소는 열정적인 기자의 손에서 자극적이고 자칫 오해하기 쉬운 헤드라인으로 변한다. 종단적 조사를 통해 매일 베이컨 두 조각을 먹으면 심장병과 사망률이 높아진다는 결론을 낼 수는 있다. 하지만 결과를 과장하여 같은 행동을 했을 때 수명이 10년 줄어든다고 주장해서는 안 된다. 담배를 피워도 수명이 10년씩 줄지는 않는다. 실제로 일부 건강식품은 이런 말도 안 되는 논리로 광고를 하고 있다. 매일 특정 견과류나 베리류를 한 움큼씩 먹으면 수명이 15년 늘어난다는 말을 들어보았을 것이다. 와인을 날마다 2잔씩 마시면 특정 암이 발생할 위험이 10퍼센트 증가한다(비음주자 대비). 하지만 암 발병률 자체는 1/10,000 미만이다. 따라서 와인이나 특정 식품을 먹어서 병을 막을 수 있다고 보기는 힘들다.

과장한 헤드라인 정도는 문제 축에 끼지도 않는다. 심지어 단순화하고 곡해한 과학이 정부지침의 근거가 되기도 한다. 정부는 제2차 세계대전에 배급을 시작하면서 처음으로 국민에게 식단지침을 전달했다. 건강한 군인이 필요했지만, 식량은 부족한 상황이었다. 비만은 거의 나타나지 않았으므로 공중보건을 가장 위협하는 요소는 영양실조였다. 따라서 정부는 비타민 결핍을 예방하는 방법을 알려주었다. 이러한 조언 방식은 바로 효과가 나타났고 덕분에 60년 동안 크게 변하지 않았다. 인구 전체를 대상으로 실험하면서, 비타민C 섭취량을 늘리거나 지방 섭취량을 줄이는 등 식단에서 핵심 성분만 바꾸면 건강 문제를 해결할 수 있다는 결론을 얻었기 때문이다. 정부는 수십 년 동안 지방을 줄이고 탄수화물과 단백질을 많이 먹도록 권장했다. 이러한 풍조는 저지방 고가공식품의 탄생으로 이어졌다. 다행히 최근 들어 지방에 대한 오해가 풀리고 있지만, 지방 대신 설탕이 악당으로 몰렸다. 덕분에 저설탕 가공식품이 풍년이다. 우리는 식품을 하나씩 금기로 만들면서, '무엇으로 대체할 것인가?'는 전혀 생각하지 않았다. 백분율 계산기를 만지작거리는 동안 건강한 식품은 잊어버렸다. 대신 음식을 자주 섭취해야 한다는 말에 따라 맛있는 과자와 고가공식품, 저지방 식품을 아이와 함께 나누어 먹었다. 날이 갈수록 뚱뚱하고 아픈 사람이 늘어나는 이유가 바로 여기에 있다.

음식을 한 가지 성분으로 판단하는 시각 역시 문제다. 과당은 다양한 과일에 있는 당이자 바나나가 함유한 600여 가지 화학 성분 중 하나다. 하지만 바나나가 과당이 높다는 이유로, 먹으면 몸에 해롭다고 주장하는 사람이 있다. 렉틴 역시 마녀사냥의 희생자다. 렉틴은 생콩에 있는 단백질로 인간에게 독으로 작용한다. 하지만 렉틴이 풍부한 식품인 대두, 렌즈콩, 견과류에는 수천 가지의 건강한 화학물질도 있다. 식물은 인간의 생각보다 훨씬 복잡한 생물이었다. 식물은 몸을 보호하기 위해 폴리페놀(항산화물질)이라는 성분을 분비하는데, 조사에 따르면 암이나 다른 질병을 예방하고 건강을 지키기 위해 꼭 필요한 물질이다. 폴리페놀은 인간의 몸에 직접 작용하지 않는 탓에 오랫동안 평가절하당했다. 사실 우리는 특별한 도움이 없다면, 폴리페놀을 전혀 활용할 수가 없다. 폴리페놀을 이용하는 데 도움을 주는 존재는 바로 얼마 전에 찾아낸 장내 마이크로바이옴(Micro biome)이다.

장내 마이크로바이옴 연구를 통해 오랫동안 식품을 무척 단순하게 생각했다는 사실을 알 수 있었다. 사람의 장에는 작은 유기체가 모여 사는데, 합치면 뇌의 무게와 비슷하다. 장내 마이크로바이옴은 많으면 100조 개의 세균, 곰팡이, 기생충과 500조 개의 작은 바이러스로 구성된다. 숫자만 따지면 몸의 세포 수보다 많다. 대부분 창자 속에 면역세포와 함께 산다. 미생물은 수백 가지의 화학물질을 생산하면서 우리의 면역체계를 조절하는 작은 공장처럼 작용한다. 또한 핵심 대사 물질 대다수와 비타민을 생산하는데, 기분과 식욕에 영향을 미치는 뇌 화학물질도 여기에 포함된다. 몸의 다른 부분과는 달리, 사람마다 장내 마이크로바이옴 구성과 생산하는 화합물은 제각각이다. 유전자가 동일한 쌍둥이도 마찬가지다.

장내 마이크로바이옴을 연구하면서 음식에 있는 엄청난 수의 화학물질이 다양한 미생물과 상호작용하며, 이 과정에서 생긴 5만 가지가 넘는 화합물이 신체에 엄청난 영향을 준다는 사실을 깨달았다. 다시 말해 우리가 먹은 음식은 우리뿐 아니라 장내에 사는 세균에게도 영양분으로 작용한다는 뜻이다. 이런 이유로, 같은 음식이라도 먹는 사람에 따라 다른 효과를 낼 수 있다. 그러나 아직 마이크로바이옴 분야의 전문가는 거의 없으며 관련 교육을 받은 의료 전문가, 영양학자, 영양사 역시 부족하다. 마이크로바이옴은 유전학, 미생물학, 전산학, 생화학을 합친 학문인 탓에 영양학자 사이에서는 버겁고 불안정하며 외로울 뿐 아니라 지원받기도 힘들다는 인식이 퍼져 있다. 안타깝게도 식품 관련 조언을 하는 사람들은 마이크로바이옴이라는 새로운 과학을 이해할 여력이 없으며, 단순히 지나가는 유행으로만 생각한다.

모든 사람은 기계처럼 똑같으며 같은 음식에 같은 방식으로 반응한다는 생각은 음식에 대한 오해 중에서도 가장 흔하고 위험하다. 그런데 소위 식단 조언을 한다는 사람들은 다 이런 입장이다. 사람마다 장내 마이크로바이옴이 다르다는 말을 단순히 미생물의 종류에 차이가 있다는 뜻으로만 해석해서는 안 된다. 1장에서 이야기하겠지만, 같은 음식에 대한 혈당 반응은 10배까지 차이가 날 수 있다. 우리는 같은 음식을 먹어도 다르게 반응한다. 따라서 천편일률적인 조언과 열량 제한은 아무 의미가 없다. 자동차 회사에서는 평범한 사람을 기준으로 차를 만들지만, 운전석 시트를 조절하지 않는 사람이 드문 것과 비슷하다. 하루 섭취 열량 기준처럼 우리에게 필요한 음식의 양이나 종류가 성별에 따라 다르다는 생각도 버려야 한다. 식품 업계는 개인의 신진대사, 식품 반응, 마이크로바이옴에 대한 부분을 애써 무시했다. 이것은 광고가 단순할수록 좋기 때문이기도 하고, 장내 마이크로바이옴에 특정 식품첨가물이 안전한지 파악하기 위해 정밀 검사나 추가 조사를 하는 일을 피하고 싶은 것도 있다.

결국 식품 업계는 위험할 정도로 부정확한 음식 정보를 풀기 시작했다. 나는 과학 연구를 진행하면서 업계 영향력이 몹시 강하다는 사실을 깨달았다. 최근 들어 알게 되었지만, 업계에서 쓰는 비용은 말도 안 되는 수준이며 소수 기업이 엄청난 영향력을 행사한다. 나는 이 책을 통해 더 많은 사람이 지금의 상황을 알았으면 좋겠다. 물론 이러한 기업이 계속 증가하는 인류가 먹을 식량을 공급하고, 보존기간이 긴 식품을 다양하고 저렴하게 생산한다는 점은 인정한다. 하지만 이들은 너무 순식간에 힘을 얻었다. 네슬레, 코카콜라, 펩시콜라, 크래프트, 유니레버 같은 기업이 올리는 수익은 전 세계 상위 50퍼센트 국가에 필적할 정도다. 10대 식품회사의 제품은 전 세계 식품 매출의 80퍼센트를 차지한다. 2017년[5]에는 한 회사당 약 45조 7,000억 원, 2018년에는 약 114조 2,500억 원의 수익을 올렸다. 이토록 거대한 기업이 탄생한 원인을 꼽자면, 1970년대 슈퍼마켓의 부상, 보존기간이 긴 가공식품의 인기, 텔레비전을 필두로 한 광고를 들 수 있다. 1980년대에는 비타민을 첨가한 가공식품이 유행했고 저지방, 저설탕, 저염 제품이 날개 돋친 듯 팔려나갔다. 식품 업계는 영양학 전문 위원회에 영향력을 행사하여 입맛에 맞는 지침을 내놓게 했고 이에 따라 저지방, 저콜레스테롤, 저설탕, 저나트륨, 고단백질 고가공 정크푸드를 생산했다. 기존의 천연 제품보다 원가가 훨씬 저렴한 덕에 수익률이 높았고 보관기간까지 길어서 시장을 전 세계로 넓힐 수 있었다.

게다가 초가공 정크푸드와 다를 바가 없는 제품도 '저지방' 혹은 '비타민 첨가' 같은 화려한 라벨만 붙이면 몸에 좋다는 문구를 곁들여 공인된 건강 대체 식품으로 판매할 수 있게 되었다. 설탕을 듬뿍 집어넣거나 마시멜로와 초콜릿 덩어리를 첨가한 인공색소 범벅 시리얼이 군것질거리보다 아이에게 더 건강하다는 통념만 생각해도 식품회사의 광고 전략이 얼마나 영악한지 알 수 있다. 요구르트는 쉽게 먹을 수 있는 식품 중 가장 미생물이 풍부하고 건강에 좋다. 하지만 가공이나 저지방 처리를 하지 않거나 설탕 혹은 합성착향료가 없는 요구르트는 찾기 어렵다. 이런 제품이라도 라벨에는 건강에 유익하다는 말이 꼭 들어간다. 기업은 설탕투성이 초콜릿바에 섬유질이나 단백질 혹은 쓸데없는 비타민을 조금 넣고는 건강식으로 판매한다. 전자레인지에 돌리기만 하면 먹을 수 있는 즉석식품은 20가지 이상의 첨가물이 들어가지만, 저열량 혹은 저염 스티커를 단 채 팔려나간다. 여러 지침에서는 당뇨를 유발하는 스무디와 주스를 '하루에 5회' 섭취할 것을 권하고 있다.

식품 업계를 지배하는 기업들은 확실히 유능하다. 현재 상황을 유지하는 것이 이들의 목표이며, 이를 위해 무엇이든 할 용의가 있다. 식음료를 생산하는 대기업은 서로를 합병해 덩치와 힘을 키워나간다. 대기업보다 윤리적 가치를 중시하는 소규모 현지 기업을 신뢰하고 이들의 제품을 선택하는 사람도 많다. 하지만 다국적 기업이 엄청난 속도로 유기농 식품회사 혹은 윤리적 식품회사를 인수하면서(홀푸드를 손에 넣은 아마존처럼) 선악 구별이 점점 힘들어지고 있다. 대기업은 비율에 입각한 현재의 지침을 무척 좋아한다. 사람들의 눈을 속이고 초가공식품 인지도를 자연스럽게 높이는 데 도움이 되기 때문이다. 식음료 업계는 전 세계 시장과 이익을 지키기 위해 정치 로비에 수천억 원을 쓴다. 2009년 여러 대기업이 직접 밝힌 바에 따르면, 이들이 미국 로비에 쓴 돈은 651억 1,680만 원에 달한다.[6] 보건 공무원을 매수하면 식품 지침 위원회에 들어가 대중에게 정보를 전달하는 정치인에게 영향력을 행사하는 식이다. 기업은 다른 방식으로도 위원회에 입김을 넣는다. 정부지침을 작성하는 과학자 대부분은 개인 자문을 통해 돈을 벌거나 식품회사에서 연구 보조금을 받는다. 다시 말해 압력이 들어오면 거절하기 어렵다는 뜻이다.

식품 업계도 연구 주제를 정하는 일에 관여한다는 사실이 중요하다. 미국을 보면 식품 연구에 들어가는 비용 70퍼센트가 식품 업계에서 나온다. 다른 나라도 상황은 비슷하다. 저설탕이나 저지방 음식을 판매하는 회사는 학회에 자금을 넉넉하게 지원한다. 입맛에 맞는 연구에 집중하도록 만들기 위해서다. 예를 들면 저열량 식품의 효과나 포화지방이 나쁜 이유 혹은 비만율 증가와 운동 부족(형편 없는 식단이 아니라)의 관련성을 드러내는 연구를 시키는 식이다. 초점을 분산하는 전략은 기가 막힐 정도로 효과가 좋았으며, 덕분에 초가공식품의 문제는 수십 년 동안 조명 받지 않았다. 다시 말해 사람들이 가공육처럼 저열하고 몸에 해로운 음식을 꾸준히 대량으로 먹었다는 뜻이다. 담배 업계 역시 1960년대와 1970년대에 똑같은 방식으로 우리의 귀를 막아 진실을 말하는 과학의 목소리를 듣지 못

하게 만들었다. 결국 2019년이 되어서야 정크푸드가 기존의 천연식
품보다 얼마나 해로운지 밝히는 임상시험을 진행할 수 있었다.[7]

식품 업계는 제약 업계의 전철을 답습하며 전문 기관에 자금을
지원하거나 선물, 회담, 정보 전달을 통해 권위 있는 영양학 전문가
에게 영향력을 행사했다. 대형 제약회사가 하는 것처럼, 소규모 연
구에서 확실하지 않은 결론이 나와도 왜곡해 널리 퍼뜨렸다. 인공감
미료 안전성 실험이 여기에 해당한다. 식품회사는 지지자와 인플루
언서에게 돈을 주고 자신의 이익에 반하는 더 정확하고 규모가 큰
연구에 의혹을 제기하도록 만든다. 또한 기업 변호사를 고용하고 광
고에 돈을 엄청나게 들여 경쟁자를 찍어 누른다. 영양학자는 도움
을 주려는, 즉 영향력을 행사하려는 사람과 거래하지 않으면 비싼
임상시험을 마음껏 수행하기 어렵다. 나 역시 깨끗하지 않다. 약 10
년 전에 시험을 진행하기 위해 제약회사에서 돈을 받은 사실이 있
으며, 요구르트와 장 건강의 연관성을 조사할 때는 다국적 식음료
기업인 다논에서 연구비를 받았다. 지원이 없었다면 애초에 연구를
시작할 수도 없었을 것이다. 그때 나 역시 압력이 들어오면 거부할
수 없다는 사실을 깨달았다. 우연의 일치였을지 모르지만, 이런 일
도 있었다. 「브리티시메디컬저널」에 아침 식사를 비판적인 시각으로
보는 사설을 쓴 지 3주 뒤,[8] 다국적 식품 기업인 켈로그에서 비공식
적으로 연락이 왔다. 장 연구 프로그램의 자문을 맡아줄 수 있냐는
제안이었다(거절했다). 나 같은 학자들은 천문학적인 연구비를 지원

하는 식품 산업에 태클을 걸면서 골리앗에 돌을 던진 다윗의 기분을 느끼고는 한다.

2000년대에 들어오면서 일부가 포화지방이 식단에서 가장 큰 문제라는 통념에 의문을 제기하기 시작했다. 당시 이들은 자신의 식단, 논문, 책으로 금전적 이득을 챙기려는 사람 취급을 받았다(실제로 그런 경우도 있었다). 하지만 다른 분야에서는 과학자와 공무원이 반론을 받아들이고 실수를 인정했다. 2000년경에 경유 자동차가 환경에 더 좋다는 자료를 발표한 사례를 예로 들 수 있겠다. 2018년, 정부는 입장을 바꾸어 환경을 생각해서 경유 자동차를 버리고 휘발유나 전기 자동차로 넘어가야 한다고 발표했다. 실수가 있었다는 사실을 공식으로 인정한 셈이다. 거짓 정보로 속인 배후에는 독일 자동차 업계와 이들의 로비스트가 있었다. 하지만 영양 분야에서는 이야기가 완전히 다르다. 기득권층은 실수가 있었다는 사실은 물론이며 변화가 필요하다는 것도 인정하지 않기 위해 만반의 준비를 마쳤다. 게다가 식품 업계와 이해관계 당사자가 과학 연구에 개입해도 아무 문제가 없으며, 불확실한 연구결과를 확실한 척 포장하여 대중에게 내밀어도 괜찮다고 생각했다. 결과를 검증하는 작업은 길면 몇 년까지 걸리는 일인데도 말이다. 오랫동안 뒤집어엎지 않은만큼, 혼란도 컸다. 영양학은 여러 문제에 휩싸였고 몸에 해로운 영향을 주는 것으로 보이는 몇 가지 식품이 계속 도마 위에 올랐지만, 초가공식품은 거의 논란의 바깥에 있었고 식품 업계는 콧노래를 불렸다.

　하지만 상황은 변하고 있다. 이 책에서는 가장 뿌리 깊고 위험한 식품 신화 위주로 다룰 생각이지만, 희망을 품어볼 여지는 있다. 2018년 6월, 나는 취리히에서 열린 영양학회에서 임계점을 목격했다. 「브리티시메디컬저널」과 다국적 생명보험사가 주관한 학술회의였는데, 덕분에 전 세계 영양학 전문가가 한자리에 모였다. 낮에 이야기를 나누는 동안, 많은 의료계 전문가가 영양학에서 내려오는 뿌리 깊은 통념을 저마다 다른 방식으로 의심하고 있다는 사실을 느낄 수 있었다. 일반의들은 제2형 당뇨병 환자를 받으면 초기 열량 섭취를 제한하고 저탄수화물 고지방 식단을 처방하여 약 없이 치료한다. 이는 무작위대조시험에 근거한 조치인데, 당뇨병 환자는 일단 약부터 주고 지방 섭취를 피하도록 하라는 기존 지침과 완전히 달랐기에 무척 파격적이다. 임상의들은 '잘 먹는 것'을 정의하는 지식 대부분이 수십 년 전에 수행한 나사 빠진 연구에 근원을 두고 있다는 사실을 받아들이는 추세다. 요즘 연구는 소위 '검증된' 치료법이 실제로는 사망률을 높인다는 결과를 내놓고 있다. 당뇨병 환자의 소금 섭취를 제한하는 정책이 그 예다. 내로라하는 전염병학자들은 개발도상국에서 수행한 대규모 관찰 연구에 주목하고 있다. 포화지방이 심장병과 당뇨를 유발하는 대신, 예방한다는 내용이다. 장기적으로 수행한 대규모 연구에서 저지방 식단이 지중해식 고지방 식단보다 건강에 좋지 않다는 증거가 예전부터 계속 나오기는 했다. 이는 지방의 양이 문제가 아니라는 뜻이다.

나는 취리히 회의에서 사람마다 음식에 반응하는 방식이 크게 다르다는 사실을 보여주는 초기 자료를 제시했다. 나라마다 천편일률적으로 권장하는 세부적인 지침이 얼마나 비논리적이고 터무니없는지 보여주기 위해서였다. 미국의 하버드나 터프츠 같은 세계에서 내로라하는 기관에서 온 영양학 전문가 역시 한때는 지침을 만드는 데 일조했지만, 지금은 변화가 필요하다고 인정했다. 영국을 필두로 한 여러 나라 기관은 고집이 더 센 듯하지만 말이다. 그래도 공무원, 위원회, 식품 업계 로비스트가 아무리 애를 써도 흐름을 멈출수는 없다. 존경받는 전문가들이 하나둘씩 변화를 촉구하는 진영에 가담하고 있기 때문이다.[9] 처음으로 나를 포함한 과학자들이 수십 년 동안 굳건하게 자리를 지킨 식품 신화에 공개적으로 도전하고도 조롱, 비방, 무시를 받지 않았다. 우리는 지금까지 대립영양소나 몇 가지 음식을 두고 벌어지는 논쟁에 정신이 팔렸다. 이제 큰 그림을 볼 때가 왔다.

나는 과학자이자 의사다. 지난 10년 동안, 내가 발견한 사실에 충격을 받았고 지금까지 진실을 드러내는 일에 매진하고 있다. 새로운 진실을 알아내면서 식품과 건강에 대한 입장 역시 대부분 바꾸었다. 내가 쓴 『다이어트 신화』에서 특정 식단을 둘러싼 거짓된 믿음을 조명하고 마이크로바이옴이라는 개념을 소개했다. 연구를 진행하면서 식품이라는 주제를 더 넓고 깊게 들여다볼 필요가 생겼다.

이 책을 쓴 이유는 기존의 식습관을 반성하고 수준 높은 질문을 던지고 과학과 매체에 더 까다로운 기준을 들이대야 한다고 생각하기 때문이다. 책을 읽으면서 알게 되겠지만, 영양학은 오늘날 몹시 빠르게 변화하는 과학이다. 이 책 역시 최신 과학을 다루는데, 나의 킹스칼리지런던 연구진과 전 세계 협력자들이 수행한 개척적인 연구 역시 여기에 해당한다. 우리가 먹는 식품을 선택하는 일은 환경과 분명 관련이 있다. 따라서 우리 자신은 물론이고 지구와 다음 세대를 위해서라도 식품을 신중하게 골라야 한다. 식품 과학은 다른 학문에 비해 뒤떨어지는 감이 있지만, 지금 시점에서는 가장 중요한 분야로 볼 수도 있다. 나는 지난 10년간 생각을 많이 바꾸었는데 책에 등장하는 대부분의 주제, 그러니까 다이어트 음료, 비거니즘, 생선, 카페인, 비타민 영양제, 임신 조언, 유기농 식품이 환경에 미치는 영향 등이 여기에 해당한다. 아마 여러분 역시 같은 변화를 겪을 것이다. 우리는 끼니때마다 엄청나게 넓은 선택지를 두고 고민에 빠진다. 현재 인구 절반이 비만이며 인구밀집도는 지나치게 높다. 이는 간단하게 해결할 수 있는 문제가 아니다. 하지만 우리가 어디에서 어떻게 속았는지 알면, 그나마 수월해진다. 따라서 매일 먹는 음식의 정체와 식품 과학을 빠르게 배워야 한다.[10] 그래야 내 눈을 가리는 수작질에 속지 않고 많은 정보를 근거로 현명한 선택을 내릴 수 있다.

차례

01

각양각색
모두에게 들어맞는 '마법의 식단'은 없다

⊘ 오개념:

권장 섭취량과 추천 식단은 모든 사람이 비슷하다

      사람은 복잡한 존재다. 따라서 건강에 영향을 미치는 인자도 다양하다. 나이나 유전자처럼 바꿀 수 없는 요소도 있고, 먹고 마시는 것처럼 제어할 수 있는 부분도 있다. 사람의 내장에는 수조 마리에 달하는 세균이 사는데, 이를 마이크로바이옴(Microbiome)이라고 한다. 이 세균 무리는 건강과 소화와 깊은 관계가 있다. 음식에 포함된 다양한 영양소는 몸이나 마이크로바이옴에 여러 가지 방식으로 영향을 미치므로 식습관, 신진대사, 건강 사이의 관계는 딱 꼬집어 말하기 어렵다.

      정부는 우리에게 건강이나 영양 관련 조언을 제공한다. 이러한 지침은 일반 대중뿐 아니라, 의사나 건강 전문가가 행하는 의료 서비스에도 영향을 미친다. 사람은 저마다 생활 습관과 신체 특성이 다르다. 그런데 똑같은 건강 조언으로 모두가 효과를 볼 수 있을까? 천편일률적인 접근법을 기반으로 한 의료정책이 과연 적절하냐는 말이다. 인간은 잡식을 하도록 진화했고 사는 지역에 따라 다양한 음식을 먹어 건강을 유지한다. 에스키모는 물론이고 아프리카 사냥꾼과 10억 명이 넘는 아시아 채식주의자도 나름의 식단이 있다. 하지만 시간이 흐르면서 문화와 민족이 섞이며 식문화의 경계가 흐려지는 추세다. 이런 상황에서 모든 사람에게 추천할 만한 단 하나의 식단이 존재한다고 생각하는가?

미국 농무부(USDA) 지침은 많은 나라에서 국민에게 건강 관련 조언을 제공할 때 참고하는 자료다. 2015~2020년의 미국 농무부 지침에는 건강한 식단의 이상적인 비율을 보여주는 판 모양 그림이 있다. 야채와 과일이 39퍼센트, 곡물(빵, 밥, 파스타, 감자 등)이 37퍼센트, 콩·알·고기·생선 같은 단백질 식품이 12퍼센트, 유제품과 우유가 8퍼센트, 지방과 설탕이 많은 음식이 4퍼센트다. 또한 매일 과일 주스나 스무디 한 잔을 포함해 5인분의 채소와 과일을 섭취하고 일주일에 2번은 생선을 먹으며 여성은 하루에 2,000칼로리, 남성은 하루에 2,500칼로리를 섭취하라고 조언한다.[1] 영국의 지침도 비슷하다. 미국에 더해, 반드시 아침 식사를 하고 매일 물이나 음료를 8잔 이상 마시라는 내용이 있다.[2] 영국은 적게 자주 먹는 식습관을 권장하며 저녁에 과식을 피할 것을 추천한다. 미국은 포화지방 섭취 관련 지침이 무척 엄격하다. 하루 열량 섭취량의 10퍼센트 이하로 제한하고 소금은 하루에 2.3그램(약 1티스푼) 이하만 먹는 식이다. 정부지침 대신 식단이나 건강 전문가의 말을 듣는 사람도 있다. 글루텐 프리, 키토제닉, 저탄수화물, 구석기 다이어트 혹은 간헐적 단식 등의 식이요법을 따르는 무리가 여기에 해당하며, 이 역시 같은 문제에 직면한다. 여러 사람에게 같은 지침을 추천해도 괜찮을까?

새로운 연구결과가 등장하면서 상황은 더 복잡해졌다. 영양 성분이 유사한 음식이라도 건강과 장내 마이크로바이옴에 완전히 다른 영향을 미칠 수 있다는 사실이 드러났기 때문이다. 미국에 있는 우리의 공동 연구자들은 34명의 건강한 자원자를 대상으로 17일간 섭취하는 모든 음식을 상세히 정리해달라고 요청했고, 해당 기록을 매일 대변에서 채취한 표본과 비교하여 미생물의 다양성을 관찰했다.[3] 예상대로 커피, 체더치즈, 닭고기, 당근처럼 겹치는 식품이 많았지만 독특한 음식을 섭취한 사람도 꽤 있었다. 피실험자의 기호는 고유의 마이크로바이옴을 형성하는 데 영향을 미쳤다. 특정 음식이 일부 박테리아의 성장을 억제하거나 증폭하는 현상을 보였다는 사실에서 내린 결론이다. 하지만 음식과 박테리아 사이의 일관성 있는 관계는 찾을 수 없었다. 예를 들어 콩은 한 피실험자의 특정 박테리아 비율을 높였지만, 나머지 사람에게는 영향이 미미했다.

관계가 가까운 식품(예를 들면 양배추와 케일)은 마이크로바이옴에 미치는 영향이 비슷했지만, 영양 성분이 유사하더라도 식품 간의 관계가 멀다면 마이크로바이옴에 작용하는 효과가 아예 달랐다. 다시 말해 기존의 영양 성분 표시는 해당 음식이 얼마나 '건강한지' 판단하는 척도로서 제 역할을 할 수 없다는 뜻이다. 마이크로바이옴은 현재 영양과 건강 분야에서 뜨거운 감자다. 과학자들은 인간과 공생하는 박테리아 친구들을 마음대로 주무를 수 있는 기술을 간절히 원하고 있다. 하지만 이것이 전부는 아니다.

킹스칼리지런던에 있는 우리 팀은 매사추세츠의 종합병원, 캘리포니아의 스탠퍼드대학교, 정밀 영양 기업인 조(ZOE)와 협력하여 연구를 시행한다.[4] 그 연구의 이름은 바로 프레딕트(PREDICT Study)다. 전 세계 최대 규모의 영양학 연구를 진행하며, 식품에 대한 개인의 독특한 반응을 유발하는 복합 상호작용 인자를 이해하는 데 목적이 있다. 특히 혈중 당분, 인슐린, 지방 수치가 자주 치솟는 현상을 위주로 조사한다. 모두 신진대사 스트레스, 장기적인 체중변동, 식욕과 연관성이 있는 문제다.

우리는 먼저 수백 명의 쌍둥이를 포함해 영국과 미국에서 2,000명의 지원자를 선별해 영양에 대한 개인의 반응을 살폈다. 2주 동안 피실험군에 따라 식단을 정해주거나 자유롭게 음식을 먹게 하고 혈당(포도당), 인슐린, 지방 수치(트리글리세라이드)를 포함한 여러 인자의 반응을 살폈다. 또한 활동, 수면, 배고픔, 식사 시기와 간격, 기분, 유전 정보, 마이크로바이옴에 관한 정보를 수집했으며 13만 번의 식사와 특수 생산한 3만 2,000개의 머핀을 먹는 동안 200만 개의 연속혈당측정기를 활용해 엄청나게 풍부한 자료를 확보했다. 국제 학술지인 「네이처메디슨」에 발표한 초기 결과는 상당히 큰 반향을 일으켰다.[5]

우리는 음식을 섭취했을 때 단백질, 지방, 탄수화물의 비율에 따라 모든 사람이 저마다 일정하게 반응한다는 사실을 알아차렸다. 하지만 편차가 무척 커서(최대 10배) '평균'이라는 단어로 뭉뚱그릴 수 없는 수준이었다. 심지어 유전자가 같고 성장 환경도 비슷한 일란성 쌍둥이 역시 차이가 발생했다. 사람마다 당질 반응이 다른 이유는 30퍼센트 미만이 유전자, 5퍼센트 미만이 지방 때문이다. 놀랍게도 옛날에는 두 가지 요소 사이에 관계가 거의 없다고 생각했다. 지방을 먹을 때 나쁜 반응이 나타난다고 해서, 설탕 섭취를 제한하는 일이 없었다는 이야기기다. 우리가 실험을 진행하면서 수천 명에게 같은 음식을 제공하는 동안 사람들은 설탕, 인슐린, 지방을 섭취했을 때 평균과 비슷한 반응을 보였다. 하지만 평균과 정확하게 똑같이 반응한 사람은 1퍼센트도 되지 않았다. 다시 말해 우리 중 99퍼센트는 평균에 부합하지 않는다는 뜻이다. 게다가 일란성 쌍둥이는 위장에 사는 미생물 종이 37퍼센트만 같다는 사실이 드러났다. 이정도면 아무 관련 없는 사람을 데려다 놓은 것보다 조금 높은 수준이다. 결국 유전자 영향은 거의 없다고 볼 수 있다. 우리는 식품 포장지 라벨의 조악한 성분표만 가지고는 신진대사 반응의 1/4 밖에 예측할 수 없다는 결론을 내렸다. 식품 반응 대부분은 마이크로바이옴이나 유전자와 같은 개개인의 독특한 특징에 기인하며 체내 시계, 운동, 수면과 같은 생체 리듬 관련 요소도 영향을 미친다. 아직 밝혀내지 못한 요인도 많은데, 우리가 앞으로 차차 알아내야 하는 부분이다.

프레딕트 연구는 전 세계 대규모 연구진에 풍부한 자료를 제공한다. 내가 도움을 주고 있는 기업 조(ZOE)에서 출시한 스마트폰 앱은 알고리즘과 개인정보를 기반으로 사용자가 특정 음식에 어떻게 반응할지 예측한다. 사람들이 건강한 선택을 하는 데 도움을 줄 것이다. 미국과 영국에서는 수천 명이 넘는 자원자를 모집해 대규모 가정 조사를 실시하고 있다. 연구 대상이 많을수록 많은 자료를 확보할 수 있으며, 이는 예측 성공률을 개선하는 결과로 이어진다. 초기 단계 성공률은 75퍼센트에 육박하는데, 이는 임상시험 평균 성공률보다 훨씬 높다.

내 세대의 의사가 으레 그렇듯, 나 역시 중년의 건강한 삶에 대한 공식 조언을 따랐다. 담배를 피우지 않았고 자주 운동을 하려고 노력했으며 지방 섭취량을 줄였다. 아침은 저지방 고탄수화물로 먹었다. 뮤즐리, 저지방 우유, 통밀 토스트, 오렌지 주스 한 잔에 차나 커피를 곁들이는 식이었다. 얼마 전에 프레딕트 연구의 일환으로 신형 연속혈당측정기를 사용해 오래전부터 먹은 '건강한' 아침 식단에 대한 내 포도당 반응을 확인했다. 혈당은 5.5에서 9.1밀리몰로 급격하게 상승했고 인슐린이 급증하면서 1시간 뒤에 혈당이 정상으로 돌아왔다. 나는 아내에게 함께 실험용 쥐가 되어 똑같이 아침 식사를 하자고 제안했다. 아내의 혈당은 원래 4밀리몰로 나보다 낮기는 했지만, 식사를 마친 뒤에 5.7밀리몰 이상으로 올라가는 일은 거의 없었다.

사람의 몸은 탄수화물에서 포도당을 흡수하도록 프로그래밍되어 있다. 즉시 사용할 수도 있고 나중을 위해 근육이나 지방 세포에 저장하기도 한다. 몇 분 이상 혈당 농도가 높으면 몸에 좋지 않으므로, 몸은 인슐린이라는 호르몬을 분비해 혈당을 빠르게 낮춘다. 혈당이 자주 높아지면서 인슐린을 분비할 일이 많아지면, 면역체계는 압박을 받아 지방 세포에 에너지를 저장하려고 한다.[6] 다시 말해 내 몸은 인슐린을 만들고 당을 처리하는 능력이 다른 사람보다 확연하게 떨어진다는 뜻이다. 내가 10년 동안 유지한 점심 식단을 먹고 병원에서 반응을 확인했는데(여러 차례), 생각보다 훨씬 나빴다. 메뉴는 건강해 보이는 갈색 빵에 참치와 스위트콘을 넣은 샌드위치였다. 내 혈당은 10~11밀리몰까지 올라갔지만, 아내는 이전과 마찬가지로 증가폭이 훨씬 적었다. 하지만 파스타나 바스마티 쌀로 만든 밥을 먹을 때는 혈당 증가폭이 아내보다 낮았다. 이는 내가 이탈리아 혹은 인도 음식을 점심으로 먹었다면 10킬로그램씩 체중이 느는 일은 없었다는 뜻이다. 또한 내가 즐겨 먹는 포도를 먹으면 다른 사람보다 혈당이 엄청나게 올라간다는 사실도 알아차렸다. 반면 딸기, 라즈베리, 블루베리는 혈당에 별 영향을 주지 않았다. 사과나 배는 혈당이 약간 올라갔고 바나나는 혈당 증가폭이 더 높았다. 와인과 맥주는 혈당을 크게 올리지 않았지만 오렌지 주스는 혈당을 엄청나게 올렸는데, 이는 코카콜라보다 심했다. 여러분이 나와 같은 식품을 먹는다고 해도 결과는 다르게 나올 것이다. 평균에 따라 정리한 음식의 GI 지수(혈당을 올리는 정도를 나타낸 수치)만 보아서는 개인의 혈당 반응을 정확하게 예측하기 어렵다는 뜻이다. 프리사이즈 옷이나 자동차 운전석이 모두에게 맞지 않는 것처럼, 나 역시(여러분도 마찬가지다) 평균에 해당하는 사람은 아닌 듯하다.

2018년에는 더 확실한 증거가 나왔다. 바로 스탠퍼드대학교 소속 내의 공동 연구자 크리스토퍼 가드너(Christopher Gardner)가 진행한 대규모 연구 '다이어트피츠(DIETFITS Study)'다. 이 연구에서는 과체중 혹은 비만 지원자 609명을 대상으로 1년 동안 건강한 저지방 혹은 저탄수화물 식단을 제공했지만[7] 두 집단 사이에서 의미 있는 차이는 나타나지 않았고, 매체에서는 "무승부!"라는 헤드라인으로 기사를 썼다. 각 집단에서 지방이나 탄수화물 섭취량을 30~40퍼센트 줄이자 평균 6킬로그램 정도 체중이 줄었다. 하지만 집단 평균이 아니라, 개인 수준으로 살펴보면 체중변화는 저마다 달랐다. 27킬로그램을 감량한 사람도 있었지만, 반대로 9킬로그램이나 살이 찐 사람도 있었다. 가공하지 않은 건강한 음식을 먹는다고 해도, 일부 사람에게는 탄수화물이나 지방을 줄이는 식의 식단 조정은 효과가 없었다는 뜻이다. 국가적인 지침에서 모두에게 같은 조언(예를 들어 저지방 식품을 먹으라든지)을 내놓는다는 사실을 생각하면, 많은 사람이 잘못된 식습관을 가지고 있다는 뜻이다.

연구결과는 여러분의 몸에 가장 적절한 음식을 찾으려면 일단 각자의 영양 반응부터 알아야 한다는 점을 시사한다. 온라인 유전자 검사 따위로는 확인할 수 없는 부분이다. 사람마다 입맛과 기호가 다르다. 그렇다면 개인의 신진대사와 음식에 대한 반응 역시 다르다고 보는 것이 이치에 맞다. 하지만 과학 연구는 모든 사람에게 이로운 마법의 식단은 없다는 사실을 증명하는 수준에 불과하며, 사람마다 식품에 대한 반응이 다르다는 주장을 뒷받침할 근거는 아직 부족하다.

물론 모두의 건강을 일반적으로 높이는 방법은 있다. 섬유질과 식물성 식품을 많이 섭취하거나 설탕과 초가공식품 섭취량을 줄이는 식이다. 하지만 무엇보다도 나는 이 책을 통해 모두에게 적절한 식단은 존재하지 않는다고 이야기하고 싶다. 인스타그램 전문가와 정부지침은 틀렸다.

02

아침 식사
공복이 모두에게 악영향을 끼치는 것은 아니다

⊘ 오개념:

하루 중 아침 식사가 가장 중요하다

"달걀로 하루를 시작하세요!"나 "아침은 왕처럼 먹어야 합니다!"라는 말을 들어본 적이 있을 것이다. 우리는 어렸을 때부터 아침 식사가 에너지를 충전하고 집중력을 높이며 기분을 고조하는 중요한 역할을 한다고 세뇌당했다. 지난 50년 동안 세간에는 다양한 가공 시리얼, 뮤즐리, 오트밀 포리지 따위의 음식을 아침으로 먹으면 건강에 엄청나게 좋다는 말이 떠돌았다. 그래서 아침 식사의 정의는 무엇인가? 계란 프라이, 소시지, 베이컨, 토마토, 버섯, 구운 빵, 베이크드빈스, 블랙 푸딩을 곁들인 영국식 아침인가, 아니면 카푸치노와 담배뿐인 이탈리아식 아침인가? 따지고 보면 카푸치노에도 우유와 설탕이 들어가니 중요한 3가지 다량영양소를 함유한 셈이다. 탄수화물, 지방, 단백질이 다 있지 않은가. 양의 차이만 있을 뿐, 공복을 깨어 신진대사를 높이는 아침 식사로서의 효과는 같다. 그러면 에스프레소나 설탕이 없는 차는 어떨까? 섬유질과 폴리페놀은 풍부하지만, 에너지는 부족하지 않을까? 아침 식사를 거른다고 응답한 사람 대다수는 기상 직후 우유가 들어간 차나 커피를 마신다. 다시 말해 꼭 식사의 형태가 아니라도 무엇인가를 입에 넣는다는 뜻이다.

아침 식사에 대한 정의가 정확하지 않다는 부분만 봐도, 지금까지 수행한 아침 식사에 대한 연구 대다수가 부실하다고 단언할 수 있다. 앵글로색슨 문화권에서 아침 식사는 삶의 일부다. 팔레오 다이어트를 포함해 현재 유행하는 식단은 오래전 유목 생활을 하던 조상들의 생활 방식을 모방하려는 시도에 불과하다는 말이다. 하지만 옛날에도 이런 식으로 아침을 챙겼는지 알아본 사람은 거의 없다. 나는 탄자니아에서 동아프리카의 마지막 수렵채집자인 하드자족과 함께 생활한 적이 있는데, 이들은 일정한 시간에 자고 일어났음에도 불구하고 아침 식사를 거의 챙기지 않았다. 게다가 '아침 식사'를 의미하는 단어 자체가 없었다. 남자는 보통 일어나서 아무것도 먹지 않고 사냥을 나선다. 몇 시간쯤 있다가 나무 열매나 조금 따먹는 정도다. 여자는 야영지 근처에 머물며 바오바브나무로 끓인 죽 같은 간단한 요리나 저장한 꿀을 먹는다. 하지만 10시 이전에 음식을 먹는 일은 거의 없었다. 수면 시간을 생각하면 14시간에서 15시간 공복 후에 식사를 한다는 뜻이다. 잠을 자는 8시간에서 10시간 정도만 공복을 가졌다가 식사를 재개하는 서양 문화와 분명한 차이가 있다.

식품 역사가들은 동의하지 않는 부분인데, 아침 식사를 하는 문화가 주류로 자리 잡은 시기는 빅토리아 시대 이후다. 그전에는 전날 저녁에 먹다 남은 음식을 처리하는 느낌이었다. 아침 식사의 독특한 점은, 세계 대부분 나라에서 정확히 똑같은 음식을 일 년 내내 먹어도 질린다고 생각하지 않는다는 데 있다. 오히려 자신만의 아침 메뉴를 하루라도 빼먹으면 허전하다고 느낀다. 서양에서는 플레인 토스트 두 장, 삶은 달걀, 포리지를 아침으로 챙기며 동양에서는 딤섬, 로티, 알루삭(인도 감자 요리의 일종)을 먹는다. 나는 의대생 때 나이로비에 있는 아시아 병원에서 일한 적이 있는데, 아침에 카레와 채소를 먹는 생활에 적응하느라 고초를 겪었다. 일본과 한국의 아침은 간단한 서양식 아침과 완전히 딴판이다. 보통 쌀밥, 채소, 된장국, 초절임, 양념한 김치, 메주를 이용한 요리를 즐겨 먹는다.

아침 식사는 인간의 본능이 아니라 문화와 역사의 산물에 가깝다. 밤새 음식을 보존하는 일이 까다롭고 아침에 요리하는 작업은 번거롭고 시간이 소요된다는 이유를 들 수 있다. 다시 말해 현대식 냉장고가 탄생하기 전에 아침을 즐길 수 있었던 사람은 하인을 부리는 부유층뿐이었다는 말이다. 이러한 양상은 보관기간이 길고 간단하게 먹을 수 있을 뿐 아니라 가격까지 저렴한 가공식품이 탄생하면서 완전히 달라졌다. 켈로그가 1894년에 내놓은 콘플레이크는 대기업이 처음으로 판매한 가공 시리얼이다. 원래는 건강보조식품으로 출시했으나, 지금은 하루에 수백만 명이 아침에 콘플레이크를 말아먹는다. 정제 옥수수로 만들어 GI 지수가 81로 높다. 감자가 78이라는 사실을 생각하면 상당히 높은 편이다. 콘플레이크 생산 과정은 다음과 같다. 옥수수에서 영양분이 많고 지방 함량이 높은 부분을 제거하고 남은 콘 그리트(Corn grit)를 압력쿠커에 넣고 몇 시간 동안 익힌다. 열처리가 끝나면 납작하게 밀어서 굽는다. 완성품은 엄밀히 말해 구운 녹말일 뿐, 영양분이 거의 없으므로 영양가치를 높이기 위해 여러 가지 화학물질과 비타민을 첨가한다. 아침 식사용 가공 시리얼의 이익률은 40퍼센트가 넘는다. 제조사는 수익의 25퍼센트를 광고에 투자해 어린이와 젊은이를 유혹하며, 공익 광고와 전문가의 의견에 영향력을 행사하여 시리얼의 영양 가치를 강조한다. 아침 식사용 시리얼은 대중성과 수익성이 좋은데, 덕분에 미국에만 약 5,000개의 시리얼 브랜드가 있다.

세간에서 진리로 생각하는 아침 식사에 대한 주장이 몇 가지 있다. 대부분은 이를 아예 의심조차 하지 않는다. 아침 식사는 우리의 신진대사에 '시동'을 걸어서 점심에 음식을 효율적으로 섭취할 수 있도록 만든다거나, 아침을 거르면 점심에 배가 고파서 과식을 하므로 체중이 늘어난다는 이야기를 예로 들 수 있다. 이런 주장은 근거가 부족하지만, 엄연히 과학적으로 증명된 사실인 것 마냥 대접받는다. 식품 업계가 영향력을 행사하는 기관인 영국 공중보건원(PHE) 소속 공무원이 작성한 영국 국민의료보험(NHS) 지침에도 비슷한 내용이 명시되어 있다. 미국 농무부의 식단지침과 현행 호주 영양지침(Australian Guidelines for Nutrition) 역시 마찬가지다. 여러 나라의 건강 지침에서 아침 식사의 중요성을 강조하는 내용을 볼 수 있다. 언론과 인터넷 사이트는 말할 것도 없다. 하지만 이 모든 것이 거짓이며, 또 다른 다이어트 신화라면?

2019년, 조식을 건너뛰었을 때 생기는 현상을 조사한 연구를 체계적으로 재검토하고 메타분석한 결과가 「브리티시메디컬저널」에 실렸다. 나 역시 견해를 내놓았다.[1] 연구진은 52개의 연구를 조사했는데, 대부분 무의미하다는 결론을 내렸다. 기준이 형편없고 무작위성이 떨어졌기 때문이었다(편향될 확률이 높았다). 저소득 국가에서 수행한 4개의 연구 역시 마찬가지였다. 의미가 있는 것으로 보이는 11개의 무작위 연구는 주로 영국과 미국에서 수행했는데, 일본에서 실시한 연구도 하나 있었다. 저마다 접근 방식은 물론 기간도 달랐는데, 짧으면 하루 길면 6주까지 이어졌다. 연구 중 7개는 신진대사율을 측정하면서 에너지 사용 양상뿐 아니라 체중변화까지 기록했다. 메타분석의 결론은 예전에 부족한 근거를 끌어모아 검토한 결과와 같았다. 아침 식사를 거른다고 해서 체중이 불어나지는 않으며 신진대사율이 줄어드는 일 역시 없다.[2] 오히려 자료는 정반대의 사실을 시사했다. 많은 연구에서 아침을 거르면 체중을 감량하는 데 도움이 된다는 결론이 나왔기 때문이다. 그렇다면 왜 옛날부터 아침에 대한 사실이 완전히 반대로 알려져 있었으며, 지금에 와서야 정확한 자료가 부족하다는 사실이 드러났을까? 여러 가지 가능성이 있지만, 전부 영양과 식품에 대한 전통적인 믿음과 연관이 있다.

최근에는 적게 자주 먹어야 좋다는 조언도 등장했다. 간단하게 설명하면, 음식을 '게걸스럽게' 탐하지 말고 '오물오물' 씹어먹으면 몸이 많은 음식을 소화하면서 받는 '스트레스'를 줄일 수 있다는 이론이다. 인슐린이 폭증하면서 인슐린 저항성이 상승하고 당뇨병에 걸리는 일을 예방하는 효과가 있다고 한다. 세간에 따르면, 오후에 특히 효과가 좋은데 혈당과 인슐린이 최고치에 달하고 신진대사율이 낮아지는 시기이기 때문이다. 이 조언은 인간을 대상으로 한 단기 연구와 작은 동물에 대한 몇 가지 조사에 근거를 두고 있다. 그중에서 가장 중요한 연구는 의학과 영양학의 판도를 바꿔놓았는데, 30여 년 전 권위 있는 학회지인 「뉴잉글랜드저널오브메디슨」에 실렸다. 연구진은 피실험자 남성에게 2주 동안 매일 17끼를 조금씩 제공했다. 그다음에는 휴식기를 가진 뒤에 전과 같은 음식을 매일 3끼로 나누어주었다. 조금씩 자주 먹은 집단은 혈중 인슐린이 27퍼센트, 스트레스 마커(코르티솔)가 20퍼센트 감소했다. 여기까지만 들으면 꽤 인상적이다. 하지만 이 연구는 단 7명을 대상으로 실험했다. 운이 작용했을 가능성을 무시할 수 없는 수준이므로 전 세계 모든

사람에게 확대 적용해서는 절대 안 된다.[3]

아침을 거르면 나중에 과식할 수 있다는 주장은 이론상 틀린 부분이 없다. 보통 아침을 챙기지 않는 사람은 점심을 많이 먹으며 활동량이 약간 적다. 몸의 신진대사를 유발하는 요소에는 식이성 열발생이라는 특이한 개념이 있다. 짧게 말해 음식을 섭취하면 일부가 체내에서 열로 변환된다는 말이다. 하지만 아침에 먹은 음식이 어느 정도 열로 빠져나간다는 사실을 고려해도 아예 먹지 않는 편이 체중감량 효과가 높다.

형편없는 과학을 기반으로 한 아침 식사 신화는 영양학의 오개념으로 단단히 자리 잡았고 심지어 전문가들까지 영향을 받았다. 영양학자, 의사, 식품 업계 전문가 역시 대중과 마찬가지로 몇 가지 관찰 연구의 헤드라인에 현혹당했다. 일반인을 대상으로 한 연구에서 아침을 거른 사람이 비만에 걸릴 확률이 높았다고 주장하는 사람 역시 여기에 해당한다. 아침 식사가 비만의 원인으로 나온 이유는 실험 과정에서 편향이 있었기 때문이다. 아침 식사를 거르는 사람은 그렇지 않은 사람보다 수입이 낮고 교육 수준이 떨어지며 건강이 나쁠 뿐 아니라 식단 자체의 질 역시 열악하다. 언급한 모든 사회적 요인은 비만을 유발한다. 따라서 비만은 아침을 먹는 행위 그 자체와는 아무 관련이 없다. 연구에 따르면 과체중인 사람은 체중을 줄이기 위해 아침을 먹기 시작했다가 폭식을 하는 자신의 모습을 보고 죄책감을 느낀 다음, 다시 식사를 거르는 경향이 높다고 한다.

근거로 한 연구에 명백한 결함이 있다는 사실이 드러나고 무작위대조시험에서 상반된 근거가 꾸준히 나오고 있지만, 아침 식사를 거르면 건강에 좋지 않다는 생각은 수십 년 동안 사라지지 않았다. 또한 아직도 영국 공중보건원에서 제시하는 국민의료보험의 건강한 삶을 위한 8가지 식단지침, 미국 농무부 식단지침, 호주 영양지침에는 아침 식사를 챙기라는 내용이 있다.[4] 내로라하는 식품 업계 대기업은 넉넉한 광고 예산을 기반으로 정부 관료에게 막대한 영향력을 행사하며 거짓 정보를 정부에서 인정한 건강지침으로 둔갑시킨다. 사람들이 아침을 거르기 시작했을 때 시리얼과 같은 수조 원 규모의 제품 시장이 어떤 피해를 볼지 생각하면 아침 식사에 대한 잘못된 속설이 왜 이렇게 널리, 그리고 끈질기게 퍼지는지 이해할 수 있다.

그래서 아침을 거르면 어떤 효과를 기대할 수 있을까? 아침을 먹지 않았을 때 건강상 이점 대부분은 공복 기간이 늘어나는 데서 온다. 음식을 섭취하는 시간을 제한하고 공복 기간을 12시간에서 14시간 이상 가지면 인슐린 수치를 낮추고 체중감소에 도움이 된다는 증거가 계속 나타나고 있다.[5] 최근에 발견한 이러한 사실도 기존의 통념과는 완전히 다르다. 하지만 장내 마이크로바이옴의 중요성을 고려하면 맥락이 맞아떨어진다. 소장에 모여 사는 100조 마리의 미생물은 우리의 건강 상태와 신진대사를 조절하는 장기 같은 역할을 한다.

수많은 미생물은 사람과 생체 주기가 비슷하며, 우리가 음식을 섭취하는 간격에 따라 구성과 기능이 완전히 달라진다.[6] 마이크로바이옴이 신생 연구 분야이기는 하다. 그래도 미생물 공동체가 오랜 시간 먹이를 공급받지 않으면 상태가 안 좋아지지만, 아침을 거르는 정도의 짧은 단식은 오히려 순영향으로 이어진다는 자료 일부는 주목할 가치가 있다. 4~6시간 정도 내장에 음식이 들어오지 않으면 일부 좋은 종이 자기 복제를 시작하며, 내장 내벽 점액에 있는 탄수화물을 먹으면서 위장을 청소하고 내장 벽을 건강하게 만든다. 미생물 집단 역시 사람처럼 생체 주기가 있으며, 이에 따라 규칙적으로 휴식하며 회복하는 시간이 필요하다. 위장 건강을 지키고 싶다면 반드시 명심해야 하는 사실이다.[7]

시리얼 회사의 광고 전략에서 잘못된 부분은 아침 식사가 비만을 예방하는 데 도움을 준다는 주장뿐만이 아니다. 어린이가 아침 식사를 하면 집중력이 높아진다는 이론 역시 마찬가지다. 아침 식사를 '부실'하게 한 아이들은 혈당 수치가 낮아진 탓에 교실에서 통제 불능에 가까운 수준으로 날뛰거나 학업 성취도가 떨어진다는 소문이 있다. 근거는 대부분 관찰 연구이며 성인을 대상으로 한 실험과 같은 방식으로 편향될 가능성이 있다.[8] 독립적으로 재검토한 일부 사례에서는 비슷한 연구를 여럿 조사했는데, 연구의 질이 상당히 떨어진다는 사실을 알아차렸다. 21개 단기 연구는 고작 조사 기간을 하루로 잡고 아침을 걸렀을 때 나타나는 결과를 살폈다. 그중 고작 8개의 연구에서 아침 식사를 거르면 주의력이 떨어진다는 결론이 나왔으며, 나머지는 영양실조에 걸린 남자아이로 구성된 소집단에서만 비슷한 결과가 나왔다. 기억력 검사에서도 상황은 비슷했으며 아침 식사 메뉴에 따라 일관된 결론이 나오지는 않았다. 모두 인위적인 환경에서 수행한 실험이므로 실생활에서도 같은 현상이 일어난다고 보기는 어렵다. 아침 식사가 학업 성취도에 미치는 장기적인 영향을 파헤친 11개의 연구로 넘어가자. 여기서는 의미 있는 수준의 집중력 향상이 나타난 비율은 8명 중 1명이며, 기억력 향상 효과를 본 비율은 5명 중 1명이었다. 따라서 평소에 영양을 충분히 섭취한다면 굳이 아침을 억지로 먹일 필요는 없다. 오후 늦게까지 굶어도 허기를 느끼지 않는 어린이와 청소년도 있다.

선진국에서는 많은 사람이 자주 아침을 거른다. 정확한 수치를 파악하기는 어렵다. 물론 시리얼과 포리지 회사가 후원한 연구결과에 따르면, 영국을 포함한 여러 나라에서 거의 50퍼센트에 달하는 '위험한 수준'으로 증가하고 있지만 말이다. 사람은 보통 나이가 들수록 아침을 생략하고 일상에 집중하는 경향이 있다. 나처럼 아침을 즐겨 먹는 예외도 존재한다. 내 말을 과체중인 모든 사람은 아침을 거르면 체중감량 효과를 볼 수 있다는 식으로 해석하면 곤란하다. 기상 후 빨리 음식을 찾아 먹도록 프로그래밍되어 있는 사람도 있고, 그렇지 않은 사람도 있다는 뜻이다. 이는 개인의 신진대사와 장내 미생물에 따라 달라지는 문제다.

다시 한번 말하지만 아침 식사가 반드시 몸에 좋다고 할 수는 없다. 아침 식사를 거른다고 건강이 나빠지는 일은 없다. 나는 여러분이 직접 실험을 통해 결정했으면 좋겠다. 아침을 거르면서 매일 기분이나 상태가 어떤지 관찰하고 한 달이 지난 뒤에는 체중변화가 있는지 확인하라. 힘들다면, 간헐적 단식도 좋다. 몸의 신진대사를 자극하고 밤새 이어진 공복 기간을 늘려서 장내 미생물에게 좋은 영향을 미치기 위함이다. 아침이 가장 중요한 끼니일 수는 있다. 일부에게는 말이다.

03

칼로리

열량 계산은 생각만큼 과학적이지 않다

✅ 오개념:

열량을 확인하면 음식을 먹었을 때 얼마나 살이 찌는지 알 수 있다

"섭취 열량 대비 소모 열량." 전 세계 수억 명이 사용하는 체중감소 전략의 근원이 되는 문장이다. 다이어트 산업은 이 단순한 개념에 뿌리를 두고 있다. 하지만 현대 연구는 우리가 건강한 생활 방식이라고 생각하던 부분이 실은 그렇지 않을 수 있으며, 심지어 몸에 해롭다는 사실을 시사한다. 열량 제한 식단의 핵심은 분명하다. 사용할 에너지만큼만 먹는다는 이론이다. 식품라벨마다 열량이 표시되어 있지만, 사실 열량의 정확한 개념을 아는 사람은 거의 없다. 나 같은 의사 역시 의학대학교에서 열량이니 킬로줄이니 하는 개념을 배우기는 했으나, 자세한 내용은 오래전에 잊었다. 흔한 오해 중 하나가 열량을 보면 음식을 먹었을 때 몸무게가 얼마나 늘어날지 알 수 있다는 것이다.

앙투안 라부아지에는 프랑스 혁명 당시 활동한 유명 과학자인데, 처음으로 사람이 음식을 '태워서' 에너지를 얻는다고 주장했다. 그는 봄베열량계를 발명하여 음식의 열량 단위를 측정했다. 봄베열량계는 물에 둘러싸인 작은 오븐처럼 생겼는데, 음식을 태워서 주변의 물에 내놓은 열을 기준으로 열량을 측정한다. 또한 라부아지에는 봄베열량계와 비슷한 장치를 만들어 다양한 음식을 먹인 기니피그를 산 채로 집어넣은 다음, 얼음으로 둘러싸서 기니피그가 내놓는 열에너지를 관찰했다. 19세기 후반으로 넘어가자, 윌버 애트워터라는 미국 과학자가 평생을 바쳐 4,000가지가 넘는 음식의 열량을 계산했다. 단순히 식품으로 낼 수 있는 에너지만 측정한 것이 아니었다. 자원봉사자에게 먹인 다음, 그 결과로 발생한 열, 소변, 대변까지 모았다. 그리고 채취한 대소변을 조심스럽게 태워 얼마나 많은 에너지를 함유하고 있는지 파악했다. 결국 지방이 탄수화물이나 단백질보다 2배나 많은 에너지를 낼 수 있다는 사실을 알아냈다. 우리가 건강과 영양 이야기를 나눌 때, 지방은 살을 찌우기 쉬운 성분이라고 당연하게 생각하는 이유가 이 실험 때문이다. 애트워터의 연구는 여전히 전 세계 식품라벨에서 흔적을 찾을 수 있으며, 열량을 에너지를 측정하는 정밀한 단위로 활용하는 데 큰 영향을 미쳤다.

얼핏 보면 완벽한 이론이다. 체중을 줄이고 싶다면 식품 열량을 확인하면서 얼마나 먹으면 좋을지 계산할 필요가 있다. 그렇게 하면, 짜잔! 살이 빠질 것이다. 이렇게 설명하니 체중감량의 원리는 꽤 간단해 보인다. 왜 보건 업계에서 열량을 중요하게 생각하는지 이해가 갈 것이다. 그러나 끼니의 열량을 정밀하게 측정하는 일과 별개로, 열량과 몸 사이에는 상당히 복잡한 관계가 있다. 내가 텔레비전 다큐멘터리 제작을 위해 워릭대학교의 현대식 열량계에 12시간 갇혀 있는 동안 깨달은 사실이다. 인간의 대사를 연구하는 톰 바버 (Tom Barber) 박사는 내가 생산하는 에너지의 총량을 알아내는 실험을 수행했다. 우리 몸에서 태우는 에너지를 12시간 동안 모으면, 80와트 전구도 밝힐 수 있다. 열량계로 들어서자 기밀실을 통해 잠수함으로 탑승하는 기분이 들었다. 물론 연구진이 나를 관찰하는 커다란 유리창이 하나 있었지만 말이다. 컨테이너는 앞에서 설명한 물이 아니라 센서로 둘러싸여 있었는데, 내가 소모한 산소와 배출한 이산화탄소의 비율을 측정했다. 안에는 간단한 침대, 의자, 책상 그리고 운동할 수 있는 계단이 있었다. 처음 몇 시간은 침대에서 낮잠을 자면서 휴식 대사율을 측정했다. 그리고 책상에 앉아 노트북으로 이 책의 원고를 썼다. 열량 소모 측면에서는 크게 다르지 않은 활동이다. 뇌는 휴식 활동에 총 소모 열량의 1/3을 쓴다. 그 뒤에 계단에서 15분 동안 운동했다. 심장 박동수를 올리고 산소를 얼마나 효과적으로 태우는지 확인하기 위해서였다. 음식은 기밀실을 통해 전달받았고, 나는 보답으로 칸막이 뒤에 마련한 작은 화장실에서 생산한 '샘플'을 주었다. 실험에서 풀려난 뒤 결과가 나왔는데 연구진은 내 기초대사율, 다시 말해 아무 운동도 하지 않는다고 가정할 때 몸무게를 유지하는 데 필요한 열량이 하루에 1,600킬로칼로리라고 알려주었다.

세계보건기구 WHO 지침에 따르면, 성인 남성은 하루 2,500킬로칼로리, 성인 여성은 하루에 2,000킬로칼로리 정도를 섭취하는 것이 적당하다. 다시 말해 내 몸이 잉여 열량을 지방으로 저장하지 못하게 하려면 매일 깨어 있는 16시간 동안 운동으로 900킬로칼로리를 태워야 한다는 뜻이다. 나는 꽤 활동적인 사람이며 매일 자전거를 타지만, 자전거를 한 시간 타봐야 240킬로칼로리밖에 태울 수 없다. 나머지는 이리저리 움직이거나, 걷거나, 치열하게 생각하는 식으로 소모해야 한다.

내가 보편적인 하루 권장 열량 기준에 오해의 여지가 있으며, 심지어 해롭기까지 하다고 생각하는 이유가 여기에 있다. 우리는 몸에 들어가는 에너지는 어느 정도 수치화할 수 있으나, 몸이 태우는 에너지는 정확하게 알 수 없다. 에너지 지출을 결정하는 요소가 무척 많을 뿐 아니라, 사람마다 크게 달라지기 때문이다. 기초대사량부터 시작해 근육량이나 건강 상태와 같은 요인도 저마다 가지각색이다. 기초대사량은 건강한 사람 기준으로 1,450~1,900킬로칼로리인데 여기서만 25퍼센트 가까이 차이가 난다. 운동으로 소모하는 에너지나 일상적인 움직임으로 태우는 에너지도 계산하기 어렵다. 얌전히 소파에 앉아 텔레비전을 보는 사람은 잠시도 가만히 있지 못하는 사람보다 10퍼센트 정도 에너지가 덜 필요할 것이다.[1] 마지막으로 신체활동뿐 아니라 음식을 섭취하고 소화하는 데도 약간의 에너지가 들어간다. 지금쯤이면 적정 체중을 유지하기 위해 필요한 열량을 계산하는 작업이 얼마나 어려운지 감이 와야 정상이다.

따라서 사람마다 생명 활동을 하는 데 필요한 음식 양이 전부 다르다는 사실을 고려했을 때, 하루 권장 열량의 근거가 상당히 의심스럽다는 결론을 내릴 수 있다. 열량 제한 식단의 과학적 타당성을 증명하는 몇 가지 측정 방식에도 의아한 부분이 있다. 지금까지 식품라벨에 열량을 표기하는 데 사용한 유서 깊은 애트워터 실험을 예로 들 수 있다. 애트워터는 당시 최첨단 과학을 사용해 실험을 진행했지만, 오차 범위는 평균 5퍼센트였다. 따라서 특정 음식의 에너지 가치를 정확하게 측정할 수 있다는 생각은 말도 안 되며, 312킬로칼로리 음식이 329킬로칼로리 음식보다 체중감량에 도움이 된다는 주장은 웃기지도 않는다.

식품의 다양한 성분을 더 정확하게 이해하고, 이들이 상호작용하는 원리를 자세히 파악하면서, 일부 식품의 열량 추정치가 부정확하거나 완전히 잘못되었다는 사실이 드러났다. 호두를 예로 들어보자. 우리는 호두의 지방 대부분이 몸에 흡수되지 않는다는 것을 알기 전까지, 호두의 열량을 거의 20퍼센트 이상 부풀려서 표기했다. 아몬드 역시 비슷한 이유로 31퍼센트 이상 높여서 계산했다.[2] 옥수수도 마찬가지다. 음식의 형태에 따라 에너지를 추출하고 저장하는 방식이 달라진다. 같은 옥수수라도 찐 옥수수는 에너지를 흡수하기가 무척 어렵지만, 옥수수빵이나 열을 가해 구워낸 콘플레이크는 그렇지 않다. 하지만 열량 섭취 이론에서는 재료만 동일하면 요리 방법이 달라도 같은 에너지를 얻는다고 본다. 음식은 요리과정에서 재료의 구조가 변하며 에너지 획득량도 달라진다. 레어 스테이크는 육회보다 열량이 높으며 웰던은 더 높다. 불의 발견, 다시 말해 요리의 탄생이 인간의 진화를 가속한 이유는 섭취하는 열량이 늘어나면서 먹는 일에 투자하는 시간이 줄어든 덕분에 사냥과 생각에 집중할 수 있었기 때문이다. 또한 음식을 날로 먹지 않고 익혀서 섭취하면서 장내 미생물 양상이 변했는데, 덕분에 인간은 다른 짐승과 다른 방향으로 진화할 수 있었다.[3]

여기서 음식이 상호작용하고 서로 섞이면서 열량이 달라진다는 점까지 생각하면 계산이 훨씬 복잡해진다. 그러니까 치즈 샌드위치의 에너지는 빵이나 치즈 같은 내용물의 에너지를 전부 합친 값과 다를 수 있다는 말이다. 더 중요한 문제는 현대의 초가공식품이 생산 과정에서 동식물의 복잡한 세포 구조가 파괴된 탓에 몸에 비정상적으로 빠르게 흡수된다는 데 있다. 정부 통계에 따르면 영국인은 1976년 대비 하루 섭취 열량이 적지만, 먹는 음식에서 초가공식품이 차지하는 비중은 훨씬 높다.[4] 미국을 포함한 일부 국가에서는 소비자가 건강한 선택을 할 수 있도록 카페와 식당에 열량 수치를 표기해야 한다는 규칙을 제정하고 엄격하게 시행하고 있다. 하지만 메뉴에 표기한 열량은 주먹구구식 계산법의 결과물이며, 1회 제공량의 개념 역시 천차만별이다. 연구에 따르면 식당에서 제공하는 음식의 실제 열량은 표기와 200퍼센트까지 차이가 날 수 있으며, 웬만한 식당에서는 열량을 낮게 표기한다고 한다. 물론 라벨이나 메뉴에 열량을 낮추어 적는 행태가 소비자의 체중감량에 도움이 된다는 증거는 아직 찾지 못했다.

열량 제한 식단의 기본 가정은 들어가는 연료가 같다면 모든 사람이 같은 방식으로, 같은 연비로 태운다는 것이다. 동료이자 영양학자인 사라 베리(Sarah Berry)는 이러한 오개념을 폭로하는 자료를 내게 제공했다. 앞서 언급한 아몬드 열량 연구는 18명의 피실험자를 동원했는데, 아몬드의 '평균' 열량은 개인의 신진대사율에 따라 최대 3배까지 달라졌다. 다시 말해 매일 한 줌씩 견과를 먹는 사람 중 일부는 자신도 모르게 일주일에 700칼로리씩 더 섭취하고 있다는 뜻이다. 열량을 태운다는 이론은 열량을 섭취하는 시간과 방식에 대한 부분을 다루지 않는다. 인간과 쥐를 대상으로 한 연구에 따르면, 같은 열량을 섭취한다는 가정하에 하루 내내 조금씩 여러 번 먹는 사람보다 8~10시간 안에 모든 식사를 마치는 사람이 체중이 적다.[5] 신진대사율이 사람마다 다르다는 사실은 이미 언급했다. 이제 다른 요인을 살펴볼 차례다. 장의 길이나 음식이 소화계에 머무르는 시간 역시 실제 흡수 열량을 결정하는 데 큰 영향을 미친다. 또한 유전자 구성이나 특정 유전자의 숫자에 따라 감자나 파스타 같은 고탄수화물 식품에서 에너지(당)를 흡수하는 효율이 달라진다. 녹말 분해 효소(아밀라아제)의 분비량은 사람마다 3배까지 차이가 나므로, 녹말을 분해하여 당으로 바꾸는 속도 역시 차이가 난다. 여러분의 소화계가 녹말을 얼마나 잘 처리하는지 알 수 있는 간단한 실험이 하나 있다. 별다른 첨가물이 없는 밀 크래커를 입에 넣고 단맛이 느껴질 때까지 걸리는 시간을 측정하면 된다. 우리는 프레딕트 연구에서 쌍둥이를 대상으로 같은 실험을 진행했는데, 오차를 줄이기 위해 3번 반복하고 평균을 계산했다. 실험 결과 대상 중 약 1/4이 30초 안에 당의 단맛을 감지했다. 이 사람들은 녹말을 당으로 분해하는 능력이 뛰어나다고 할 수 있다. 하지만 이러한 부분이 개인이 섭취하는 최종 열량에 또 어떤 영향을 미치는지는 정확히 알 수 없다.

소화 과정이 전부 다른 이유를 하나 더 꼽자면, 사람마다 가지각색인 장내 마이크로바이옴의 구성을 들 수 있다. 장에 사는 미생물은 음식을 소화하고 에너지로 바꾸는 화학 공장에 비유할 수 있는데, 능력은 개인에 따라 다르다. 인간의 소화와 열량 소모 과정에서 미생물이 중요한 역할을 한다는 사실은 얼마 전에야 밝혀졌다. 최근에 진행한 여러 연구에서는 자원자에게 강력한 항생제를 투여하고 대변의 열량을 측정했다. 사람의 몸은 기계와 마찬가지로 100퍼센트 효율로 에너지를 처리할 수 없다. 열량의 2~9퍼센트 정도는 화장실 변기로 사라진다. 이 독특한 연구는 (항생제로) 장내 미생물을 줄이면 버려지는 열량이 최대 9퍼센트까지 늘어난다는 결론을 내놓았는데, 변화폭이 상당한 셈이다. 사람마다 장에 사는 세균의 양과 효율이 천차만별이며, 이에 따라 열량 흡수량과 섭취 열량을 에너지로 전환하는 능력이 완전히 달라진다고 해석할 수 있다. 간단히 요약하면, 사람마다 특성이 제각각이므로 식단이나 체중감량 전략을 짤 때 열량은 참고할 가치가 없다.

우리는 모두 세뇌당했다. 전지전능하신 열량이 체중감량의 핵심이라고 생각했다. 다시 말해 타의로 인해 열량이 같아도 음식마다 신진대사에 미치는 영향이 전부 다르다는 진실을 알지 못했다는 뜻이다. 쥐와 원숭이를 대상으로 한 일부 연구에서는 식단의 지방과 탄수화물 비율을 바꾸면, 체중증가 수준이 달라진다는 결론이 나왔다. 그런데 최근에 사람을 대상으로 수행하던 연구 몇 가지가 마무리되면서 명확한 진리가 하나 드러났다. 지방과 탄수화물은 같은 열량만큼 섭취해도 우리 몸에 미치는 영향이 다르다는 결과다. 미국의 한 연구에서는 지원자 162명을 대상으로 20주 이상 고지방 식단을 제공하자, 고단백질 식단을 제공한 집단보다 대사율이 크게 올라갔다. 정확하게 말하면, 원래 체중을 유지하기 위해 섭취해야 하는 열량이 하루에 91킬로칼로리 더 늘었다.[6] 해당 수치는 대규모 실험에서 구한 평균값이며, 모든 피실험자가 같은 방식으로 반응하지 않았음은 유의할 필요가 있다. 일부 참가자는 오히려 신진대사가 떨어졌다. 2018년 미국에서 수행한 다이어트피츠 연구에서는 지원자 609명을 대상으로 12개월간 열량을 제한한 식단을 제공했다. 식단의 열량은 그대로 유지하고 탄수화물 비중을 늘렸다가 다시 지방 비중을 늘리는 식이었다. 일부는 지방 비중이 높은 식단보다 탄수화물 비중이 높은 식단을 섭취했을 때 체중감량 효과가 훨씬 좋았지만, 완전히 반대인 사람도 있었다.[7]

실전에서 발생하는 열량 문제가 하나 더 있다. 백번 양보해서 식품 제조사가 구닥다리 장비로 식품의 영양분을 측정하여 기록하는 라벨의 정보가 정확하다고 가정해도, 여러분이 섭취하는 열량을 완벽하게 계산하는 일은 불가능하다. 훈련된 영양사 중에서 일상생활이 힘들 정도로 강박증이 있는 사람만 선별해도, 총 섭취 열량의 10퍼센트 안으로만 측정할 수 있다. 열량을 한 치의 오차도 없이 계산하려면 모든 음식을 스스로 조리해야 할 뿐 아니라, 정확하게 무게를 잰 식자재를 딱 맞추어서 가열한 다음, 정밀하게 분배하여 입에 넣어야 한다. 대부분 사람은 다이어트에 돌입하면 먹을 음식의 열량을 하나씩 재든지, 이미 요리된 음식을 먹든지 양자택일을 한다. 하지만 측정 과정에서 발생하는 오차는 심각한 수준이므로 여러분이 아무리 숫자에 밝아도 생각대로 딱 맞게 식단을 짤 수는 없다.

차에 넣는 휘발유를 생각하면 몸과 열량의 관계를 이해하기 쉽다. 여러분의 몸처럼 연료계가 없는 차를 타고 일주일에 1번 320킬로미터를 여행하게 되었다고 생각해보자. 먼저 차가 320킬로미터를 달리면 평균적으로 연료를 얼마나 쓰는지 찾아보고 이에 맞게 기름을 넣을 가능성이 높다. 여행을 떠난 여러분은 지금 몰고 있는 차가 평균에 부합하며 평균적인 속도로 달리고 있으며 연비 역시 평균이기를 바라며, 도중에 기름이 떨어지지 않도록 하늘에 빌고 있을 것이다. 계산을 잘못해서 연료통(여러분의 지방 세포)을 너무 많이 가져왔다면, 차가 무거워지면서 본의 아니게 차의 연비를 떨어뜨리는 셈이 된다. 이제 주유기 앞에 서 있다고 상상하라. 여러 가지 연료를 보며 어떤 것이 엔진에 가장 좋을지 고민하고 있는 상황이다.

열량이라는 개념이 문제인 이유는 단순히 측정 그 자체에 있지 않다. 셀러리와 감자를 먹을 때 얻는 에너지 차이를 계산하는 행위는 조악해서 그렇지 위험한 수준은 아니다. 우리를 속여 안심하게 만들고 정확한 선택을 내릴 수 있다는 확신을 심는다는 사실이 더 중요하다. 식품 업계의 판도는 열량 개념을 도입한 뒤로 크게 달라졌다. '저열량' 식품과 과자의 매출이 치솟으며 광고에는 열량 이야기가 반드시 들어간다. 보건 당국은 자신이 얼마나 유능한지 윗선에 구체적으로 보여주기 위해 열량을 이용했다. 하지만 평범한 소비자에게 열량 도입은 재앙과도 같았다. 우리는 지금까지 식품의 라벨을 보며 원하는 만큼 열량을 조절해서 먹을 수 있다고 착각했으며, 허기를 달래지 못하는 저열량 다이어트 식품에 현혹당했다. 다이어트 식품은 단지 제대로 된 음식을 영양학적으로 빈 화학물질 덩어리로 바꾼 결과물일 뿐이다. 우리 몸에는 연료계가 없다. 사람은 자동차보다 훨씬 복잡하고 정교하다. '평균'이라는 탈에 현혹되어 추상적이고 부정확한 숫자 놀음을 믿고 입에 넣을 음식을 결정해서는 안 된다. 사람의 몸이 개개인마다 다르다는 사실을 이해한 다음, 우리에게 필요한 음식이 정확히 무엇인지 알아내야 한다.

04

지방

지방은 정말 억울하다

⊘ 오개념:

포화지방은 심장병의 주원인이다

약 20년 전에 나는 여러 가지 신빙성 있는 이유로 버터 대신 이탈리아 올리브오일로 제조한 저지방 스프레드를 먹기로 마음먹었다. 아내 역시 의사인데 나와 음식 문화가 많이 다른 나라에서 자라서 그런지(프랑스계 벨기에인), 의학 논문 몇 장에 휘둘려 조상 대대로 내려온 식단을 바꾸어서는 안 된다고 생각했다. 우리는 서로 다름을 인정했고, 냉장고에 버터와 마가린을 함께 넣었다. 그러다가 약 5년 전, '버터가 해로운 음식이라는 진리'에 의문을 던지는 자들이 나타나기 시작했다. 으레 그렇듯 이들은 대규모 반발에 부딪혔다. 2018년에는 성난 학자들이 100명도 넘게 모여 「브리티시메디컬저널」편집자에게 항의 편지를 보냈다. 이들은 학술지의 친-버터 성향에 문제가 있다고 주장하면서, 포화지방과 심장병의 관련성을 터무니없이 과장된 이야기로 일축하는 '편향된' 논평을 실었다고 비판했다. 또한 스타틴의 효과를 평가절하한 극단적인 사설에 무척 화를 냈다. 학술지 측은 반론을 제기했다.[1] 이성적인 과학 논쟁으로 풀어야 할 대립 양상은 논문 저자를 '광신에 가까운 근본주의자'라 고 비방하는 신문기사가 나오면서 파국으로 치닫기 시작했다. 결국 편향, 진실, 신념을 밝히는 대신 서로에게 인신공격을 퍼붓는 구도 로 전락하고 말았다.

지방을 둘러싸고 벌이는 전쟁은 확실히 종교전쟁과 유사한 부분 이 있다. 대부분 성스러운 영양지침 주도권 때문에 마찰이 발생한 다. 미국과 영국은 영양지침이 비슷하다. 약간 다른 점이 있기는 한 데, 그래도 열량을 적게 섭취하고 식물성 음식과 채소를 많이 먹고 최대한 덜 가공한 식품 위주로 식단을 구성하며 설탕이 적게 든 음 료를 마시라는 점에서는 유사하다.[2] 의견 일치가 일어나지 않는 부 분을 꼽자면 포화지방 섭취를 줄여야 하는지, 줄여야 한다면 어떤 성분으로 대체하는지 정도가 있겠다.

문제를 이해하려면 식단과 심장 사이의 관련성을 파악해야 하는 데, 그렇게 간단하지가 않다. 첫 이론은 1960년대에 대두했다. 식품 에 있는 콜레스테롤이 혈중 콜레스테롤 농도를 높이고 동맥을 좁혀 심장병을 유발한다는 내용이었다. 물론 예전에 반증이 끝났으며 오늘날에는 그 어떤 과학자도 믿지 않는 이론이다. 근거로 제시한 관찰 연구는 결함투성이에다가, 체내 콜레스테롤 대부분은 간에서 생산한 것이며 식품으로 섭취한 콜레스테롤은 혈중 콜레스테롤 농도를 전혀 바꾸지 않는다는 사실이 명확하기 때문이다. 우리가 건강하다고 생각하는 음식 대다수는 콜레스테롤 함량이 높은데, 콜레스테롤은 세포벽을 건강하게 유지하고 핵심 비타민을 생성하는 역할을 한다. 동물성 식품은 모두 콜레스테롤을 함유하고 있다. 적색육, 백색육, 기름기 많은 생선, 계란, 요구르트, 모두 콜레스테롤 함량이 높다. 계란을 필두로 한 몇 가지 동물성 식품이 관찰 연구를 통해 심장병과 관련이 있다는 사실이 신문 헤드라인을 장식할 때가 많다. 하지만 기름기가 많은 생선과 같은 일부 동물성 식품은 반대로 심장병을 예방하는 효과가 있다. 또한 동물성 식품이 심장병을 일으킨다는 주장의 증거는 빈약하며 제시하는 위험성은 하찮은 수준이다.[3] 식품 업계에서는 특정 제품이 혈중 콜레스테롤 농도를 낮추는 효과가 있다고 과장 광고를 하고 있다. 식물스테롤(파이토스테롤)을 오트밀 같은 음식에 첨가하는 행태를 예로 들 수 있는데, 이런 강화 제품은 권장량 복용해도 혈중 콜레스테롤 농도를 낮추거나 심장병을 예방하는 효과를 보기 어렵다. 기존의 "콜레스테롤은 나쁘다"라는 가설은 1980년대에 "모든 지방은 나쁘다"라는 가설로 대체되었다. 이러한 변화의 기저에는 같은 무게라면 지방이 탄수화물이나 단백질보다 열량이 높다는 사실과 지방이 혈관에 쌓이면 심장병이 발생한다는 이론이 있었다. 따라서 식품 업계는 비싼 유제품 대신 고도로 가공한 화학물질과 설탕을 넣어 만든 저지방 식품을 건강에 좋다는 광고 문구로 밀어주기 시작했고, 이러한 행각은 지금까지 이어지고 있다.

하지만 지방에도 여러 가지가 있다. 우리가 먹는 지방의 98퍼센트는 지방산 3개가 결합한 중성지방이다. 지방산마다 길이와 결합이 다양한데 이에 따라 성질이 달라진다. 지방산이 포화지방산, 불포화지방산, 고체지방산, 액체지방산으로 나누어지는 이유가 여기에 있다. 포화지방과 불포화지방은 식물성 식품에서 섭취하든 동물성 식품에서 섭취하든 성분은 같으나, 항상 혼합물로 존재한다. 올리브오일 한 숟가락은 양갈비구이 한 접시보다 중성지방이 많다. 하지만 두 식품 모두 몸에 미치는 영향이 저마다 다른 여러 형태의 지방(단일불포화지방, 다가불포화지방 같은)을 함유하고 있다. 우리는 간에서 거의 모든 지방을 합성할 수 있지만, 오메가3를 포함한 필수 다가불포화지방은 예외이므로 식단으로 섭취해야 한다.

지방의 여러 유형, 즉 좋은 지방, 나쁜 지방, 추악한 지방, 3가지를 전부 뭉뚱그려 총지방이라고 부른다. 2000년대까지 행한 임상시험은 식단에서 총지방을 줄여도 건강상의 효과를 볼 수 없다는 결론을 내놓았고, 미국에서는 "총지방은 나쁘다"라는 주장이 서서히 자취를 감추었다. 영국은 상황이 달랐다. 대부분 영양학자는 지방이 가득한 음식이 해롭다는 생각에 집착했고, 포화지방이 해롭다는 이론을 지지했다. 해당 이론은 서양인을 대상으로 한 관찰 실험 결과(그리고 몇 가지 유전자 실험)에 근거를 두고 있다. 연구에서 혈액을 돌아다니며 콜레스테롤을 운반하는 작은 입자인 저밀도 지질단백질의 숫자가 심장병과 관련이 있으며, 포화지방이 많은 식단을 먹을수록 저밀도 지질단백질이 크고 강해졌다는 사실을 확인했기 때문이다. 이 자료는 어떤 식품에서 얻든 모든 지방을 다 똑같이 취급했으며 최근까지 정확하다고 여겨졌다. 서양과 환경이 다른 개발도상국에서 대규모 관찰 연구를 수행하기 전까지는 말이다. 18개국에서 13만 5,000명을 7년 이상 조사하는 '퓨어 연구(PURE Study)'에서는 유제품과 포화지방을 많이 섭취하는 사람이 탄수화물 위주의 식단을 먹는 사람보다 사망률이 낮다는 사실이 드러났다.[4]

핵심은 여러 차례 시도하는 동안 단 한 번도 평범한 식단 혹은 고지방 식단에서 저지방이나 저포화지방 식단으로 전환하면, 심장병 발병률이나 사망률이 감소한다는 증거를 찾지 못했다는 것이다. 스페인 자원자 7,000명을 저지방 식단을 섭취한 집단과 고지방 식단을 섭취한 집단으로 나누어 관찰한 '프레디메드 연구(PREDIMED Study)'를 포함한 대규모 실험에서는 완전히 반대되는 결과가 나왔는데, 고지방 식단을 섭취한 집단의 심장병 발병률과 사망률이 1/3로 줄었다. 물론 포화지방이 아니라 총지방을 기준으로 잡았지만 말이다.[5] 최신 연구에서 정반대 결론을 내놓고 기반이 되는 증거가 흔들리고 있음에도 불구하고, 포화지방을 함유한 음식은 무조건 몸에 해롭다고 지나치게 단순화하는 환원주의 사상은 여전히 지침에서 사라지지 않고 있다. 포화지방과 심장병의 연관성이 단순히 건강하지 못한 생활 습관 탓일 가능성을 제시한 미국의 관찰 연구결과는 거의 무시당하고 있다. 영국과 미국에서 튀긴 음식을 자주 먹으면 건강을 해칠 수 있는 것은 사실이다. 이탈리아와 스페인에서도 기름에 튀겨 포화지방이 듬뿍 들어간 해산물을 많이 먹지만, 보통 샐러드를 함께 곁들인다. 샐러드에는 지방과 반응하여 심장을 보호하는 물질(리졸빈)을 만드는 성분이 있다.[6]

포화지방 함량 때문에 영웅에서 악당으로, 그리고 다시 영웅으로 귀환한 음식이 바로 계란이다. 계란은 성인 일일권장량의 11퍼센트에 해당하는 지방을 함유한 식품인데, 대부분 콜레스테롤이지만 포화지방도 조금 있다. 일정 기간 많은 사람을 관찰하는 식으로 진행한 연구에서는 하루에 한 개 정도 먹는다고 해서 큰 문제가 생기는 일은 없다는 결론을 내놓았다. 미국을 제외한 다른 나라에서 수행한 연구에서는 계란이 오히려 건강에 좋다고 발표했다.[7] 웬만한 나라에서는 콜레스테롤 제한 식단 정책과 일관성을 유지하기 위해 계란을 자주 먹지 말라고 조언한다. 미국은 얼마 전에 적당히만 먹으면 안전하다고 입장을 바꿨지만, 고기를 포함한 다른 지방이 풍부한 음식은 줄여야 한다고 언급했다. 어쩌면 미국 계란위원회에서 로비를 받았기 때문에, 이처럼 앞뒤가 맞지 않는 이야기를 늘어놓는 것일지도 모른다.

몇 가지 지방에 위험하다는 꼬리표를 붙였을 때 발생하는 또 다른 문제가 있다. 건강하다는 인식이 있는 식품에 같은 지방이 들어 있을 때, 해당 식품을 좋은 쪽에 넣어야 할지 나쁜 쪽으로 넣어야 할지 애매해진다는 데 있다. 오늘날의 영양지침을 보면, 포화지방을 함유한 음식을 줄이고 탄수화물이나 불포화지방을 함유한 음식을 많이 먹으라는 내용이 있다. 한마디로 버터 대신 저지방 스프레드(마가린의 새로운 이름)를 섭취하라는 말이다. 모두에게 적용할 수 있도록 정보를 지나치게 단순화하려는 생각이 문제다. 이러한 환원주의식 접근법은 식품의 복잡성과 질을 무시하는 처사이며 개인의 식습관을 완전히 간과한다. 또한 사람의 다양성 역시 고려하지 않는 셈이다.[8] 식품 연구의 방향은 빠르게 변하고 있다. 단순히 다량영양소와 열량만 생각하는 대신, 지방이 풍부한 음식에 존재하는 수백 가지 화학물질이 수조 마리에 이르는 장내 미생물과 이루는 상호작용까지 계산한다. 모두 사람마다 천차만별로 다른 부분이다.

개인의 차이가 없다고 가정한다고 해도 마찬가지다. 15개국의 63만 5,000명을 대상으로 한 자료를 독립 연구자가 종합한 결과, 포화지방 함량이 높은 버터를 먹는 행위가 평균적으로 전혀 건강에 해롭지 않다는 사실이 드러났다.[9] 이상하게도 스프레드는 버터처럼 건강에 미치는 영향을 장기간 조사한 자료가 없다. 아마도 '건강한' 지방이 있으니 스프레드는 취조할 필요가 없다고 생각한 듯하다. 1980년대와 1990년대에 많이 먹도록 장려한 마가린이 실제로는 몹시 해로운 음식이었다는 사실에도 불구하고 말이다. 식품 업계는 원래 마가린에 트랜스지방을 넣었다. 실온에서 지방이 고체 상태를 유지하도록 화학적으로 손을 보는 과정에서 탄생한 물질이 트랜스지방이다. 사람의 신체는 자연에 존재하지 않는 구조의 트랜스지방을 제대로 처리할 수 없다. 트랜스지방은 심장병 발병률을 3배 끌어올리고 매년 25만 명의 미국인을 죽였다. 식품 업계는 여론이 바뀌기 전까지 거의 10년 동안 대부분 서양 국가에서 로비 활동을 펼치면서 트랜스지방의 해악을 숨겼다.

불행히도 과거의 교훈은 기억 너머로 사라졌다. 버터 대신 저포화지방 스프레드를 먹으라는 조언은 결국 잘 알지도 못하는 신종 인공 지방은 물론이고 부수한 첨가물이 산뜩 들어간 고도로 가공된 제품을 저렴하게 먹으라는 강요와 같다. 대부분 나라는 비스킷, 과자, 스프레드에 들어가는 트랜스지방을 에스터 교환(Inter-esterification)이라는 복잡한 과정으로 생산한 지방으로 대체했다. 에스터 교환은 지방 분자의 지방산을 섞는 기술인데, 식품 업계는 이 공정을 통해 고포화지방(스테아르산이나 팔미트산 따위)을 불포화유에 혼합하여 다용도로 활용하기 적합한 녹는점의 지방을 생산한다. 안전하다고 여겨지기는 하지만, 최적의 조합식을 업계에서 계속 손대는데도 불구하고 제대로 된 장기적인 인체 실험 없이 우리의 식탁을 서서히 잠식해나가고 있다.

가공을 최소화하고 고품질의 식물성 원료를 사용한 스프레드는

68

다가불포화지방이 풍부하므로 일부 사람에게는 건강에 좋을 수 있다. 하지만 사람들은 나라를 가리지 않고 공식 지침을 의심하며, 심지어 무시하기까지 한다. 시장 선두주자인 유니레버는 유행을 따라 스프레드 제품을 내놓았는데, '천연' 버터가 '인공' 저지방 스프레드보다 잘 팔린다고 한다. 심지어 일반인보다 지방과 식단을 더 잘 알아야 할 의사조차 지침을 따르지 않는다. 나는 「브리티시메디컬저널」에 사설을 쓰고 얼마 뒤에 일반의 2,000명을 대상으로 버터 대신 저포화지방 마가린을 먹으라는 영국 지침을 따르고 있는지 확인하는 온라인 설문조사를 한 적이 있는데, 83퍼센트가 그렇지 않다고 대답했다. 조언해도 안 듣는다는 뜻이다.

건강과 식단을 개선하려면 두 가지를 명심해야 한다. 첫째, 한 가지 식품군이(특히 지방이 많은 식품군) 무조건 나쁘다고 생각해서는 안 된다. 식품은 다양한 포화지방산, 단일불포화지방산, 다가불포화지방산을 여러 비율로 함유하며 한 가지 지방산만 존재하는 일은 없다. 다시 말해 좋은 지방과 나쁜 지방이 동시에 몸에 들어올 수 있다는 뜻이다. 지방이 몸에 미치는 영향은 소화 과정을 거치고 혈관에 떠다니는 지방 입자가 어떻게 작용하느냐에 따라 달라진다. 둘째, '평균적인 사람'이라는 개념은 잊어라. 음식을 먹었을 때 나타나는 반응은 상상 이상으로 사람에 따라 다르다. 2018년 캘리포니아 스탠퍼드대학교 소속 동료가 수행한 다이어트피츠 연구에서는 과체중 성인 609명을 저지방 고탄수화물 식단을 섭취하는 집단과 고지방 저탄수화물 식단을 섭취하는 집단으로 나누어 1년간 관찰했는데, 체중을 감량한 사람 수는 두 집단 모두 같았다.[10] 똑같이 고지방 식단을 먹었지만 많은 사람이 체중감량에 성공하면서도, 일부는 전혀 살이 빠지지 않았다. 단언하건대 지방이 모든 사람에게 나쁘다는 주장은 틀렸다. 저마다 지방에 반응하는 방식이 다르므로, 모두에게 들어맞는 식단 조언 따위는 존재하지 않는다.

지침을 비판하거나 통념으로 자리 잡은 식품 지식에 의문을 제기하는 의사와 과학자를 무조건 공격해서도 안 된다. 얼마 전만 해도 오랫동안 정답이라고 믿었던 주장이 무참하게 깨진 사례가 한둘이 아니었다. 아스피린의 심장병 예방 효과, 비타민D 보충제의 골절 예방 효과, 저염식의 심부전 예방 효과, 오메가3 영양제의 당뇨 치료 효과에 대한 주장을 예로 들 수 있겠다. 이제 우리는 곰팡내 나는 딱딱한 지침이 아니라, 비판과 토론이 필요하다.

다시 내 이야기로 돌아가자. 나는 7년 전에 아내가 옳았다는 사실을 깨달았다. 물론 언제는 틀렸다는 의미는 절대 아니다. 아내는 버터 괴담에 단 한 번도 귀를 기울이지 않았다. 나 역시 저질 올리브오일, 방부제, 식용황색색소를 집어넣고 행복한 이탈리아 농부 사진을 붙인 다가불포화지방산 식물성 스프레드를 버리고 족보 있는 고품질 버터로 돌아왔다. 이제 선택은 여러분의 몫이다.

05

영양제
한 알의 영양제로 편하게 건강하려는 욕심

⊘ 오개념:

비타민 영양제를 먹으면 건강해지고 병에 걸리지 않는다

전 세계에 약쟁이가 판을 치고 있다. 미국인과 영국인 절반이 매일 영양제를 먹으며, 전 세계 기준으로 정기적으로 영양제를 복용하는 사람은 약 10억 명에 달한다. 비타민이 세상에 나온 지도 벌써 1세기가 지났지만, 비타민을 향한 사랑은 식을 줄을 모른다. 속설에 따르면, 비타민은 암을 치료하고 탈모를 막으며 숙취를 해독하고 기력을 북돋는다고 한다. 2025년이면 전 세계 비타민 영양제 매출은 218조 9,585억 원에 이를 것으로 보인다. 비타민 영양제 회사는 대형 제약회사만큼 부자가 될 듯하다. 요즘 부유층은 매일 비타민 정맥주사를 맞으면서 필요한 비타민을 공급받는다.

우리는 비타민D, 칼슘, 엽산, 비타민 B, 철분을 음식에 넣으면 '영양만점'이 된다고 세뇌당했다. 우유, 시리얼, 빵을 포함한 대다수 초가공식품이 대표적이다. 보건부는 이러한 강화식품이 '자연스럽고' 저렴한 방식으로 '약 없이' 국민의 건강 증진에 도움을 준다고 주장한다. 하지만 사람들은 영양제의 효능을 과대평가하고 위험성을 평가절하한다. 영양제의 효과는 제대로 검증된 적이 없으며, 여러 가지 증거는 오히려 몸에 해롭다는 사실을 시사하고 있다.

식품에 비타민이나 영양 성분을 첨가할 필요가 있다는 생각은 1930년대 전 세계가 영양 결핍에 시달리던 시절에 대두했지만, 정크푸드로 인한 영양 과다가 문제인 지금까지 이어지고 있다. 비타민이 식품을 '건강하게' 만든다는 이론은 연구결과 근거가 빈약한 것으로 드러났다. 하지만 식품회사는 우리에게 비타민과 미네랄을 첨가한 초가공식품이 무슨 이유인지는 몰라도 어쨌든 몸에 좋다고 세뇌했다. 켈로그 콘푸로스트 같은 설탕 덩어리 시리얼에 강화 처리를 하면 '비타민D의 보고'와 같은 건강상 이점을 알리는 문구를 넣어도 법에 저촉되지 않는다. 따라서 작은 사발에 담긴 시리얼 한 그릇에 어린이 일일 권장 섭취량의 절반이 넘는 설탕이 있다는 사실을 교묘하게 숨길 수 있다.

대중에게 영양제에 대한 잘못된 정보를 퍼뜨리는 주원인을 몇 가지 꼽자면 영악한 광고 전략, 영양제로 병을 고쳤다는 이야기, 향간의 근거 없는 소문 따위가 있다. 예를 들어 비타민C를 섭취하면 면역력이 올라간다는 잘못된 믿음을 불어넣은 사람은 노벨 수상자 라이너스 폴링이다. 폴링은 1960년대 초반에 비타민C 영양제로 감기를 예방할 수 있다고 주장했다. 신빙성 있는 여러 연구가 폴링의 이론이 틀렸다는 사실을 시사했음에도 굴하지 않았다. 몇몇 연구에서 비타민C와 함께 아연을 섭취하면 감기 증상이 나타나는 시간을 6시간에서 12시간 정도 감소시킬 수 있다는 결론을 내기는 했다. 하지만 오렌지 주스 한 잔을 마시거나 키위를 먹어도 비슷한 효과를 볼 수 있다. 다시 말해 돈을 제대로 투자해서 수행한 연구가 아니라는 뜻이다.[1]

건강하고 균형 잡힌 식사를 하라는 말은, 색이 밝은 과일과 채소를 많이 섭취하고 생선, 유제품, 고급 육류를 적당히 곁들이라는 뜻이다. 여기에 매일 태양 빛까지 쬐어주면 우리에게 필요한 비타민과 미네랄을 99퍼센트 얻을 수 있다. 우리 내장에 사는 미생물도 비타민을 생산하는데 비타민B 계열, 엽산, 비타민K 정도를 예로 들 수 있겠다. 영국의 과일과 채소 섭취량은 지난 10년 동안 거의 변하지 않았다. 정부가 하루에 5회 이상 과일과 채소를 섭취하라고 조언했지만, 남녀노소를 불문하고 일관성 있게 지키지 않고 있다. 미국인 90퍼센트는 과일과 채소를 매일 4~5회 먹으면 질병을 예방할 수 있다는 강력한 증거에도 불구하고 연방의 지침을 따르지 않는다. 사람들은 과일, 채소, 기름기 많은 생선처럼 연구를 통해 건강에 좋다는 사실이 밝혀진 식품에서 핵심 성분만 추출하여 영양제로 복용하면 실제 식품을 먹는 것과 같은 효과를 볼 수 있다고 생각한다. 하지만 대규모 임상 연구는 다른 이야기를 하고 있다.

나도 한때 비타민D와 오메가3 어유를 포함한 영양제를 챙기던 시절이 있었다. 생각을 바꾼 시기는 약 6년 전이다. 비타민D와 칼슘을 주제로 한 학술문헌을 30편 넘게 쓰고 책을 집필하며 출판하는 과정에서 편향 없이 올바른 방법으로 수행한 프로젝트는, 영양제가 효과가 없을 뿐 아니라 대다수의 경우 오히려 몸에 해롭다는 사실을 증명했다. 몸을 좋게 하려고 먹는 영양제가 반대로 해를 끼치고 있다는 증거가 계속 나오고 있음에도 불구하고, 여전히 정부와 보건 체제는 영양제의 효과를 홍보하는 과대광고를 좌시하고 있다. 사람들은 비타민이 단지 화학물질에 불과하다는 사실을 잊은 듯하다. 영국 정부는 다양한 음식에 영양분을 첨가하는 작업을 열심히 수행하고 있다. 최근에는 비타민D가 몸에 좋다는 확실한 증거가 나왔기 때문에 6,000만 명에 달하는 영국인 전원이 반년 동안 매일 영양제를 복용해야 한다고 주장했다.

미국에서 건강보조식품은 의약품과 달리 식품의약국 FDA의 규제를 거의 받지 않는다. 다시 말해 미국의 약국 선반을 가득 채운 건강보조식품이 안정성과 효능은 물론이고 성분 표기가 맞는지 확인하는 검사도 받지 않는다는 뜻이다. 1991년에는 문제의 심각성이 커지면서 법률을 제정해야 한다는 목소리가 있었다. 하지만 건강보조식품 업계는 의회에 로비를 했고, 그 결과 1994년에 논란의 건강보조식품법(Dietary Supplement Health and Education Act)이 탄생했다. 업계가 개인의 자유에 대한 광고를 제작하는 방법까지 동원한 성과였다. 이 기괴한 법은 식품의약국 FDA가 자체적으로 비싼 돈을 들여 연구를 진행하지 않고서는 시중에서 판매하는 8만 5,000가지 건강보조식품에 관한 자료, 성분, 주장에 이의를 제기할 수 없다는 내용을 담고 있다. 결국 무법 지대나 다름없는 시장이 조성되고 말았다. 유럽과 호주 역시 상황은 크게 다르지 않다. 건강보조식품을 판매하기 위해 안전검사 따위는 받을 필요도 없으며, 심지어 라벨에 경고문을 표기하지 않아도 무방하다. 세인스존스워트처럼 흔하게 처방하는 약물과 함께 복용했을 때 치료에 방해가 되는 영양제 역시 예외가 아니다.

전 세계 기업은 과장되거나 오해의 소지가 있는 주장을 해도 별 제재를 받지 않는다. 한때 가내 공업으로 시작한 회사가 지금은 세계적인 대기업이 되었다. 유럽의 규제는 그나마 엄격한 편이다. 하지만 아주 다르지는 않다. 예를 들어 회사는 40년 전에 수행한 연구를 근거로 극미량의 아연을 함유한 제품에 '자양강장'이라는 문구를 넣을 수 있다. 비타민 영양제는 원래 크기가 작은데, 대부분 알약이나 캡슐에 벌킹제, 방부제, 별 의미 없는 수준의 다른 성분이나 정체불명의 물질을 집어넣고 크게 만들어서 판매한다. 종합비타민제는 종종 표기하지 않은 성분을 숨기고 있으며 분쇄한 비아그라나 아나볼릭 스테로이드를 '멀티비타민 토닉'에 첨가한 사례도 있다.

약 50만 명을 대상으로 수행한 관찰 연구에서, 규제받지 않은 멀티 비타민제를 복용했을 때 암이나 심장병 발병률이 높아진다는 결과가 나왔다.[2]

선샤인 비타민이라고도 하는 비타민D는 '영양제' 하면 가장 먼저 떠오르는 성분이다. 많은 사람이 비타민D 영양제는 몸에 좋다는 증거가 확실하다고 생각한다. 나는 25년간 비타민D를 조사했다. 연구진을 이끌고 비타민D에 영향을 주는 유전자를 찾은 적도 있으며, 비타민D를 주제로 쓴 학술 문헌만 20개가 넘어간다. 그중에는 평범한 갱년기 여성을 대상으로 수행한 위약대조 임상시험도 있었다. 나는 비타민D가 질병을 예방한다고 믿었고 많은 사람이 더 많은 비타민D를 섭취해야 한다고 생각했다. 빅토리아 시대에는 구루병을 치료하기 위해 도시 빈곤층 아동에게 비타민D 영양제를 제공했다. 요즘은 골절을 예방하려는 목적으로 수백만 명이 비타민D 영양제를 복용한다. 나도 뼈나 관절 문제가 있는 환자에게 비타민D 섭취를 늘리라고 조언했다. 수백 건의 관찰 연구에서 비타민D는 뼈뿐만 아니라 자가면역질환, 심장병, 우울증, 암을 포함해 흔하게 발생하는 질병을 예방하는 것처럼 보였다.[3] 하지만 지금은 생각이 다르다. 나는 비타민D 영양제가 대부분 사람(사정상 침대를 벗어나지 못하는 사람이나 다발성경화증 환자와 같은 극소수 예외를 제외하면)에게 효과가 없으며 득보다 실이 크다고 믿는다.

언급한 관찰 연구는 전부 편향되었다. 보통 병에 걸리면 어떤 성분이든 결핍이 나타날 확률이 높은데, 낮아진 혈중 비타민D 수치가 병의 결과가 아닌 원인이라고 착각했다는 말이다. 또한 고품질의 무작위대조시험들을 요약한 결과에서도 비타민D 영양제의 효능을 검증하지 못했다. 역대 최대 규모의 임상 연구 자료에서도 비슷한 내용을 찾아볼 수 있다. 여러 나라의 23개 집단에서 50만 명이 넘는 사람이 겪은 18만 8,000건의 골절상을 조사한 결과, 혈중 비타민D 농도는 유전자의 영향을 받는다는 결론이 나왔다.[4] 따라서 비타민D나 우유를 섭취하여 골절을 막을 수 있다고 보기는 어렵다. 칼슘 역시 골절을 예방하는 효과는 없다.

비타민D는 사실 비타민이 아니다. 우리는 햇빛을 받아서 비타민D를 합성할 수 있기 때문이다. 따라서 '스테로이드 호르몬D'라고 불러야 정확하다. 물론 이름을 이렇게 바꾸면 찾는 사람이 훨씬 줄어들 것이다. 지용성이므로 비타민 A, E, K처럼 지방 조직에 저장되면서 몸에 독소를 축적할 수 있다. 비타민D 영양제의 권장 복용량은 보통 무난하다. 그러나 인터넷으로 고농축 영양제를 구매하는 사람을 포함한 대다수는 과다복용하기 마련이다. 비타민D는 웬만하면 독으로 작용하지 않으며 기껏해야 혈중 칼슘 농도를 높일 뿐이다. 하지만 심장, 신장, 뇌에 심각한 영향을 미칠 수도 있으며, 심하면 이로 인해 수개월 동안 치료를 받는 상황으로 이어지기도 한다. 영양제가 인터넷으로 팔리기 시작하고 사람들이 강화 음식을 찾으면서 비타민D가 독성으로 작용하는 사례가 몇 년 동안 계속 증가했으며, 앞으로도 이런 사례가 계속 발생할 것으로 보인다.[5] 통념이나 광고와는 다르게, 매일 15분만 햇빛을 받으면 비타민D를 충분히 얻을 수 있다. 아니면 연어처럼 기름기가 많은 생선을 먹거나 비타민D가 풍부한 버섯을 한 줌 섭취해도 좋다.

미국은 물론이고 영국과 호주에서도 우유, 치즈, 요구르트, 시리얼, 과일 주스, 심지어 물까지 비타민D, 철분, 칼슘, 엽산으로 강화한 식품이 늘어나고 있다. 이런 제품은 일부러 피하기도 어려우며 과다 복용 사례가 계속 잦아지고 있다. 미국은 철분 과다복용으로 골머리를 썩이고 있다. 파스타나 시리얼을 포함한 여러 음식에 집어넣는 문화 때문인데, 원소철 같은 저품질 제품을 사용한다. 엽산은 임신을 원하는 여성에게 발휘하는 효과 덕분에 최근 몇 년간 최고로 성공한 비타민으로 손꼽힌다. 엽산 섭취로 선천성 결함이 발생할 확률을 70퍼센트까지 줄일 수 있다는 사실이 밝혀지면서 여러 나라에서 음식에 엽산을 첨가하기 시작했다. 프랑스는 위험성을 무시할 수 없다는 이유로 이러한 유행에 반기를 들었고, 지금까지 무분별하게 식품을 강화하는 일을 허용하지 않는다. 현재 프랑스의 선택이 옳았다는 근거가 우후죽순으로 등장하고 있는데, 엽산을 과하게 섭취하면 건강을 해치고 암을 유발한다는 근거가 차고도 넘친다. 대다수 비타민은 사람에게 미치는 효과가 크지 않다는 특성상 식단으로 섭취량을 조정하기 쉽지만, 첨가물의 형태로 먹기 시작하면 이야기가 달라진다. 사람들은 비타민을 만드는 장소가 시골에 있는 친환경 소규모 작업장이라고 생각하지만, 사실 엄청나게 거대한 공장이다. 웬만한 생산 시설은 중국에 있다. 100대 비타민 브랜드 모두 14개 세계적 대기업의 소유인데 네슬레, P&G, 바이엘 역시 여기에 해당한다.

몇 차례의 실험 결과 비타민D 영양제를 남용하면 골밀도가 낮아지면서 넘어졌을 때 뼈가 쉽게 부러진다는 사실이 드러났다.[6] 또한 여러 조사와 유전 연구에서는 칼슘 영양제가 심장병과 뇌졸중을 높인다는 결과를 내놓았는데, 칼슘이 주요 동맥을 막고 파괴하기 때문으로 보인다.[7] 사람의 신체는 천연식품에서 얻은 영양소는 처리할 수 있지만, 화학 영양제의 형태로 대량 들어오는 영양소는 감당하지 못한다.

지금 유행하는 단백질 보충제와 고농축 수용성 비타민 같은 경우, 둘 다 필요 이상으로 섭취하면 몸 밖으로 그냥 빠져나간다. 다시 말해 욕심부려봐야 결국 화장실 변기행이라는 뜻이다. 단백질 보충제는 18조 1,440억 원 규모의 스포츠 식품 시장에서 엄청난 비중을 차지한다. 2016년 조사에서는 미국인의 40퍼센트, 영국인의 25퍼센트가 단백질 보충제를 먹는다고 응답했다. 건강한 서양인이라면 대부분 단백질이 전혀 부족하지 않으며, 오히려 하루 권장 단백질 섭취량을 초과하는 편이다. 하지만 광고에서는 완전히 다른 말을 늘어놓는다. 식품 업계 역시 대세에 편승하여 초콜릿바나 그래놀라바에 단백질을 몇 그램 넣어놓고는 한때 열량 폭탄 취급이나 받던 제품을 '고단백질' 간식으로 포장하면서 체육관에 가기 전에 반드시 챙겨야 할 물건이라고 선전하고 있다.

단백질 보충제가 우람한 이두근을 만들고 벌크업을 하는 데 도움을 준다는 사실을 모르는 사람은 거의 없다. 단백질 영양제를 가루나 음료의 형태로 바꾸고 가격을 뻥튀기해서 팔 수 있는 이유다. 하지만 스트롱맨(파워 리프팅을 비롯한 근력 위주의 시합에 참여하는 선수)이 소파에 누워만 있는 여러분보다 단백질이 많이 필요하기는 하지만, 큰 차이는 없다. 하루 섭취량으로 따지면 겨우 50그램에 불과하며 닭가슴살 한 덩어리나 베이크드빈스 통조림 한 개로 보충할 수 있는 수준이다. 또한 식물 단백질과 동물 단백질의 근육을 키우는 효과는 같다. 따라서 굳이 스테이크나 계란을 찾을 이유가 없다. 식품이나 다이어트 업계에서 후원하는 소규모 연구를 포함한 일부 조사에서는 운동이 끝난 뒤 45분 동안 소위 기회의 창이 열리며, 이때 단백질이 풍부한 간식이나 음료를 섭취하면 근육 회복이 빨라진다는 주장을 내놓았다. 하지만 이후에 수행한 더 신뢰성 높은 연구에 따르면, 운동 전에 단백질을 먹어도 효과는 비슷하다.[8] 이는 체육관에 가기 전이나 운동을 마친 뒤에 우유 한 잔 혹은 견과류 한 줌을 섭취하면 비싼 보충제를 먹는 사람과 같은 효과를 누릴 수 있다는 말이다.

단백질을 장기적으로 과도하게 섭취하지 않는 이상 신장에 무리가 가지는 않겠지만, 시중에서 잘 팔리는 단백질 보충제에는 제대로 검증 받지 않은 첨가제, 화학물질, 향미료가 들어있다는 사실을 간과하면 안 된다.[9] 평소에 운동을 마치고 유청 단백질이나 대두 단백질 보충제를 마시는 습관이 있다면, 그냥 집에서 밀크셰이크나 단백질이 풍부한 재료를 넣고 볶음 요리를 만들어서 먹는 편이 훨씬 낫다. 운동선수가 아닌 이상, 단백질이 풍부한 식품을 매일 식단에 섞어주면 운동 때문에 올라간 단백질 요구치를 충분히 채울 수 있다.

왜 다들 고용량 영양제가 진짜 음식보다 낫다고 생각할까? 소박한 토마토를 예로 들어보자. 토마토는 심장병을 예방하는 강력한 항산화제인 리코펜이 풍부하다. 하지만 많은 사람이 토마토는 먹지 않고 고용량 리코펜 영양제를 인터넷으로 사서 복용한다. 30가지 이상의 연구를 검토한 결과, 이 사람들이 돈을 버리고 있다는 사실이 드러났다. 토마토가 리코펜 영양제보다 대부분 효과가 더 좋았는데, 리코펜 말고도 수백 가지에 이르는 화학물질을 함유하고 있기 때문으로 보인다. 토마토 말고도 브로콜리를 포함한 여러 채소를 대상으로 수행한 연구도 있다.[10]

실제로 보충제가 질병 발병률을 높이는지 확인하기 위해 대규모 실험을 진행한 사례가 있다. 2014년의 수행한 대규모 연구에서는 비타민E와 셀레늄 보충제가 전립선암을 유발한다는 결과가 나왔다.[11] 나 역시 다른 사람과 마찬가지로 오랫동안 오메가3지방산을 함유한 어유 캡슐이 몸에 좋다고 믿었다. 관절염, 심장병, 치매 예방에 좋다는 선전에 현혹되었기 때문이다. 미국심장협회(American Heart

Association)와 같은 기관이 오메가3 영양제를 복용하면 관상동맥 질환 환자에게 좋다고 주장하면서 이러한 믿음은 오랫동안 이어졌다. 대중의 순진함, 후원, 광고, 간단한 방법으로 병을 치료하려는 개인의 바람, 이 4박자가 들어맞으면서 발생한 상황이다. 미국에서만 매년 1조 1,339억 원 이상의 어유 보충제가 팔린다. 총 11만 2,000명이 참여한 79건의 무작위 연구를 종합한 최근의 검토 결과는, 긴사슬 오메가3(어유, EPA, DHA) 보충제는 심장 건강에 도움을 주지 않으며 뇌졸중 발병률이나 사망률을 낮추는 효과 역시 없다고 밝혔다.[12] 2019년에 미국인 2만 5,000명을 대상으로 한 대규모 실험에서는 어유가 심장병이나 암을 예방한다는 증거를 찾을 수 없었다.[13] 또 다른 신빙성 있는 조사에서는 어유가 실명, 알츠하이머, 전립선암을 막지 못한다는 사실이 드러났다. 오메가9 보충제 같은 파생 제품 역시 대규모 사기극이다. 거의 모든 식품으로 섭취할 수 있는 지방이므로 쓸데없이 돈 주고 살 이유가 없다. 잊지 말자. 아는 것이 힘이다.

정부, 공중보건기구, 식품회사의 주장은 틀렸다. 건강한 사람이라면 영양제가 필요 없다. 신선한 음식을 다양하게 먹고 매일 햇볕을 쬐어준다면, 99퍼센트 확률로 비타민과 미네랄을 충분히 얻을 수 있기 때문이다.

여기까지 읽은 독자라면 어떤 영양제를 얼마나 먹고 있는지 한번 돌아보도록 하자. 과다복용은 몸에 해롭다. 모든 비타민과 미네랄 영양제는 적절한 방법으로 수행한 무작위 연구에서 효능이 입증되지 않았으며 반대로 위험성만 대두되고 있다는 사실을 명심하라.[14] 이러한 화학 성분을 영양제라고 부르며 감싸고 돌지 않았다면 진작에 금지 식품 명단에 올랐을 것이다. 식품회사는 매년 더 많은 가공 식품을 강화하고 있다. 저렴한 재료로 건강하다는 이미지를 심어 주머니를 불릴 심산이다.

우리는 질병을 빠르게 고치고 기적처럼 건강을 회복하기를 바랐기 때문에 비타민의 환상에 빠지고 말았다. 매일 비타민 미네랄 영양제를 먹으면 병을 완벽하게 예방할 수 있다고 생각할지도 모르겠다. 모든 사람은 '자신을 위해 좋은 일을 하는 기분'을 좋아한다. 하지만 알약에 의존하는 습관은 나쁜 식단을 섭취하는 행위와 다를 바가 없으며, 영양제 이면에 있는 과학 역시 식품의 유사과학보다 더하면 더했지 덜하지는 않다.

06

설탕

인공감미료가 설탕을 대체할 것이라는 환상의 진실

✓ 오개념:

슈가 프리 식품이나 음료를 이용하면 안전하게 체중을 감량할 수 있다

여러 나라에서 설탕세가 등장하고 설탕 함량이 높은 음료가 몸에 좋지 않다는 인식이 대중적으로 자리 잡으면서 인공감미료를 넣은 식음료의 수요가 증가하고 있다. 대부분 국가의 지침에서는 마실 것 중에는 물이 가장 좋다고 조언하지만, 인공감미료를 넣은 음료(ASBs)도 괜찮은 대안으로 본다. 이러한 음료는 열량이 0에 가까우므로 흔히 '다이어트 탄산음료'라고 부르며, 보건 기관에서는 인공감미료 음료를 홍보하며 안전하게 체중을 감량할 수 있는 식품이라고 주장한다. 비슷한 맥락에서 기업은 다른 부분을 포기하는 한이 있어도 열량을 줄인다는 생각으로 개발한 제품이라는 식의 광고로 소비자를 현혹하여, 설탕 대신 인공감미료를 가득 넣은 저열량 초가공식품이나 디저트를 판매하고 있다.

나라마다 다르기는 하지만 코카콜라, 펩시, 스프라이트, 환타는 캔 기준으로 8~12티스푼의 설탕을 함유하며 140 정도의 '깡통' 열량을 제공한다. 하루에 2캔을 마신다면 음료만으로 하루 권장 섭취 열량의 10퍼센트를 가뿐히 넘기는 셈이다. 2013년에 미국의 탄산음료 소비량은 1명당 약 160리터였다. 쉽게 말해 하루에 1캔꼴로 마셨다는 뜻이다. 영국의 탄산음료 소비량은 미국의 절반이다. 2013년에 영국인은 1명당 약 81리터의 탄산음료를 해치웠다. 탄산음료를 통해 엄청난 설탕과 열량을 섭취한다는 사실을 고려하면, 기존 탄산음료를 제로칼로리 제품으로 대체했을 때 체중을 감량하고 건강 문제를 예방할 수 있다는 주장은 꽤 그럴듯하다. 많은 사람(영국에서는 3명당 1명, 미국에서는 4명당 1명)이 제로칼로리 탄산음료로 넘어간 이유가 여기에 있다.

그런데 인공감미료를 넣은 탄산음료가 기존 탄산음료보다 정말 몸에 좋을까? 2019년에 56개의 연구를 요약한 메타분석 결과, 17개 무작위대조시험 중 대다수 연구가 의미 없을 정도로 규모가 작거나 질이 형편없다는 사실이 드러났다. 하지만 함께 분석하면서 연구의 규모와 질을 손보자, 인공감미료로 만든 탄산음료는 평범한 탄산음료에 비해 뚜렷한 체중감소 효과가 없다는 결론이 나왔다.[1] 대체 무슨 소리인가? 그렇다면 열량이 0에 가까운 물질로 만든 음료가 설탕이 들어간 음료보다 나은 점이 충치 예방밖에 없다는 말인가?

수크랄로스와 아스파탐은 세계적으로 흔하게 사용하는 인공감미료다. 보통 아세설팜칼륨이라는 화합물과 함께 사용한다. 시중에서 판매하는 탄산음료 중 최소 1/3은 이 3가지 화학물질이 들어간 제품이다. 껌, 비스킷, 비타민, 약, 치약과 같은 저설탕 '건강' 식품이나 요구르트를 포함한 가공식품에서도 찾을 수 있다. 고가공식품을 만들 때 인공감미료를 사용하면 저렴하고 효율적으로 다양한 제품을 생산할 수 있을 뿐 아니라, 보존기간을 늘리고 달콤한 맛까지 낼 수 있다. 가공식품이나 달콤한 간식을 만들 때 설탕보다 200~600배 달콤한 수크랄로스와 아스파탐을 설탕과 함께 사용하는 사례가 많아지고 있다.[2] 특히 어린이는 인공감미료를 꾸준히 섭취하는데, 이런 제품을 계속 먹으면 더 자극적인 단맛을 찾게 되고 다 자란 뒤에도 달콤한 음식에 대한 가벼운 중독이 생길 수도 있다. 식품 업계는 인공감미료를 활용해 열량을 줄이는 데서 만족하지 않고 소비자 행동까지 가지고 놀기 시작했다. 궐련, 시가릴로(cigarillos, 담배잎을 감아서 만드는 것으로 시가보다 작고 담배보다 크다), 씹는 담배에 인공감미료를 첨가하면 중독성이 훨씬 강해지고 많이 팔 수 있다. 수십 년간 중독을 이용해 매출을 올린 담배 업계가 인공감미료를 선택했다면, 식품 업계 역시 인공감미료를 비슷한 방법으로 이용할 수 있다는 뜻이다. 미래 고객을 노리는 전략은 마케팅의 기본이다. 인공감미료 제품의 경우에는 어린이가 대상이다.

1970년대 이후, 소비자 사이에서 인공감미료가 암을 유발한다는 소문이 돌기 시작했다. 이야기의 발단은 약 100년 전에 수행한 조사인데, 콜타르로 만든 사카린이나 시클라메이트를 포함한 초기 인공감미료가 쥐에게 방광암을 유발한다는 결론을 내놓았다. 하지만 이후 연구에서는 비슷한 결과가 나오지 않았으며 인간에게 문제를 유발한 사례도 없다. 그리고 문제의 실험에서 쥐가 섭취한 사카린 양은 사람으로 따지면 하루에 다이어트 음료 수백 캔을 마시는 것과 같았다. 음료 제조사는 달갑지 않은 실험에 짜증을 냈으나, 다행히 인공감미료는 암과 무관하다는 사실이 밝혀지면서 누명을 벗었다. 인공감미료가 암을 유발한다는 확실한 증거는 전혀 없었지만, 소문은 사라지지 않으며 소비자를 두려움에 빠뜨렸다. 하지만 이 괴소문은 오히려 연막 역할을 하면서 업계에 전화위복으로 작용했다. 규제 기관은 새로운 인공감미료를 검증할 때 설치류에게 희소암을 유발하는 물질이 있는지에 초점을 맞추었는데, 대부분 위험성이 없는 것으로 드러났다. 사람들은 인공감미료와 암 사이의 관련성에 집중하느라 감미료가 당뇨병이나 비만을 포함한 다른 병을 유발할지도 모른다는 생각은 거의 하지 못했다.

음료 업계는 강력한 연막을 치는 동시에 영양학 연구진과 전문가의 견해를 왜곡하고 조작했다. 최근 세상에 드러난 폭로 이메일을 보면 업계가 학계의 의견을 왜곡하는 데 얼마나 많은 돈을 쓰는지 알 수 있다. 코카콜라 미국 본사가 2010년에서 2017년까지 연구비로 지원한 금액은 1,579억 9,000만 원에 달한다. 코카콜라와 펩시콜라가 95개의 미국 보건 단체에 준 돈은 더 많다. 여기서 16곳은 의료 기관이다.[3] 음료 업계의 방해 공작으로 학회는 진실을 밝히는 대신 설탕이나 인공감미료를 넣은 제품이 안전하다는 증거를 보여주기 위한 논문을 쓰느라 바빴으며, 비만의 주원인은 단맛의 음료가 아니라 운동 부족이라는 주장을 들이밀었다. 2015년 영국 「브리티시메디컬저널」은 설탕 업계가 주요 영양학 기관에 지원금을 제공하여 비슷한 영향력을 행사한 정황을 포착했다.[4] 이러한 연구 후원 관행은 다른 나라에서도 흔하게 볼 수 있다. 웬만한 영양학 부서라면, 정부 기관이나 자선단체에서 받는 지원금보다 업계에서 '보조금' 명목으로 받는 돈이 훨씬 많다.

학자가 경력을 쌓기 위해 이러한 소규모 연구에 참여하는 일은 드물지 않다. 음료 업계의 지원금을 받은 식음료 연구는 그렇지 않은 연구보다 후원 기업에 유리한 결과를 낼 확률이 20배 높다. 또한 업계는 '독립' 기관을 지원하면서 자료 요약을 의뢰하는데, 돈이 아깝지 않을 만큼 바람직한 결과를 얻을 수 있다. 인공감미료를 대상으로 한 400개가량의 연구 중 최소 30퍼센트는 음료 업계에서 자금 지원을 받는다. 예외야 있겠지만, 이러한 연구 대부분은 규모가 의미 없을 정도로 작으며 보통 설치류를 대상으로 실험하므로 명확한 결론을 얻을 수 없다.

이는 음료 업계가 발휘하는 영향력의 아주 작은 부분에 불과하다. 멕시코와 남미는 손에 꼽힐 만큼 규모가 크고 수익성이 좋은 음료 시장이어서 판돈 자체가 차원이 다르다. 설탕을 반대하는 캠페인 주동자는 용역 폭력배에게 신체 훼손 위협을 당하며, 정치인은 다음 선거 운동 자금을 받는 대가로 업계에 불리한 법이 만들어지는 일을 막는다. 음료 업계, 때로는 나라 전체가 연구원, 규제 기관, 언론을 마음대로 주무른다. 사람들이 인공감미료를 넣은 탄산음료가 평범한 탄산음료에 비해 체중감량 효과가 별반 다르지 않다는 사실을 깨닫는 데 이토록 오래 걸린 이유가 여기에 있다. 현재 인공감미료 음료를 다이어트 음료로 부르면 안 된다고 주장하는 사람이 없는 이유도 마찬가지다.

그렇다면 열량이 거의 없는 인공감미료 음료가 체중감량에 도움이 되지 않는 이유는 무엇일까? 음료 업계는 인공감미료의 합성 분자가 우리의 미각 수용체를 자극하여 설탕처럼 단맛을 느끼게 하지만, 제품에 열량이 없기에 신진대사에 영향을 주지 않고 닌자처럼 은밀하게 몸으로 들어왔다가 사라진다고 설명한다. 하지만 이러한 주장이 말도 안 되는 헛소리라면? 나는 직접 식단 실험의 대상자가 되어 혈당 측정기를 착용한 채 역겨울 정도로 달콤한 수크랄로스와 물을 섞어 시럽을 만들고 쭉 들이켰다. 총 3번 섭취하는 동안 혈당 수치를 두 차례 확인했다. 혈당은 수크랄로스 섭취 30분 뒤에 30~40퍼센트 치솟았다가 정상으로 돌아왔다. 실험 중 하나는 메타볼릭 체임버의 엄격하게 통제된 환경에서 수행했는데, 30분 뒤에 혈당이 잠깐 올라가는 모습을 확인했다. 수크랄로스가 뇌와 미각 수용체를 속이는 것은 물론이고, 음료 업계의 주장과는 달리 내 위장에도 영향을 미치고 있음이 확실했다.

메커니즘의 실마리를 찾은 연구 2개가 있다. 하나는 인공감미료가 뇌에 미치는 영향을, 다른 하나는 위장에 미치는 영향을 조사했다. 첫 번째 연구는 2017년에 수행했다. 평균 체중의 지원자 15명을 모집한 뒤, 5가지의 음료를 며칠 동안 제공하고 특별한 뇌 스캐너에 눕혀서 활성화되는 뇌 부위를 관찰했다. 편향을 줄이기 위해 뇌 스캐너를 거짓말 탐지기와 비슷한 방식으로 활용했다. 또한 5가지 음료의 인공감미료 성분과 열량을 전부 다르게 설정하고, 자원봉사자는 이 사실을 모르게 했다.[5] 연구진은 열량이 있는 음료보다 수크랄로스를 함유한 달콤한 음료를 마셨을 때 뇌의 보상 센터가 더 밝아진다는 사실을 확인했다(열량이 없거나 적은 음료 역시 마찬가지였다). 따라서 단맛은 느껴지지만 열량은 부족한 상황이 뇌를 혼란스럽게 하고, 신체에 잘못된 신진대사 메시지를 전달한다는 결론을 내렸다. 뇌가 속았음을 깨닫고 에너지가 들어오지 않으리라는 사실을 알아차리면, 지방을 저장하거나 활동을 줄여서 손해를 만회하려 한다는 뜻이다. 아직 정확한 부분은 밝혀진 바가 없는데, 화학물질마다 서로 다른 방식으로 작용하므로 전체 맥락을 이해하려면 훨씬 복잡한 검증 절차를 거쳐야 할 것으로 보인다.[6]

두 번째 연구는 2014년 이스라엘에서 했다. 내장 미생물이 비만과 당뇨의 악영향과 연관이 있는지 알아보는 것이 목표였다. 먼저 다양한 인공감미료 음료를 쥐에게 먹이고 장내 미생물의 변화를 관찰했다. 그 결과 흔하게 사용하는 인공감미료(수크랄로스, 아스파탐, 사카린)가 쥐의 장내 미생물 구성을 변화시켜 혈당 수치를 비정상적으로 바꾼다는 사실이 드러났다. 인공감미료를 먹인 쥐의 장에서 미생물을 빼내어 무균 상태에서 기른 동물에게 이식하자, 미생물은 새로운 숙주의 혈당 수치를 높였다. 항생제를 투여하여 장내 미생물 대다수를 죽이자 비정상적으로 높아지는 혈당 반응이 사라졌으며, 이를 통해 미생물이 혈당 수치 증가를 유발하는 핵심 원인임을 증명할 수 있었다. 그 후 7명의 지원자에게 사카린을 제공했다. 그러자 4명은 혈당이 최고점에 도달했으나 3명은 아무 반응이 없었다. 그다음으로 혈당이 올라간 피실험자의 장내 미생물을 무균 상태에서 기른 쥐에게 이식했다. 그러자 마찬가지로 혈당이 높아지는 반응이 나타나면서 미생물과 혈당 수치 사이에 분명한 관계가 있다는 사실이 드러났다.[7] 여러 차례에 걸쳐 사카린, 수크랄로스, 당알코올, 자일리톨을 이용해 연구를 수행했으나 모두 결과는 비슷했다. 대부분 연구가 쥐를 대상으로 했으며 투여 방식이나 품질 측면에서 의문이 드는 부분이 있기는 했다.[8] 돼지는 쥐보다 인간과 더 비슷한 동물이다. 돼지 농장에서는 사카린과 같은 인공감미료를 이용해 새끼 돼지의 장내 마이크로바이옴을 바꾸어 성장 속도를 높인다.[9] 농장의 돼지는 빨리 자라야 농부에게 득이 되지만, 사람은 그렇지 않다. 당연한 말이지만, 음료 업계는 언급한 인공감미료 음료와 마이크로바이옴의 관계를 주제로 한 새로운 연구를 눈엣가시처럼 여기며 과학계와 대중의 부정적인 시각을 걱정하고 있다.

사람을 대상으로 실험한 자료는 아직 부족한 상황이다. 하지만 프레딕트 연구의 일환으로 쌍둥이에게 수크랄로스와 아스파탐 음료를 제공하는 실험을 진행하면서 자료를 모으고 있다.[10] 인공감미료에 대한 반응은 사람마다 가지각색이다. 아마 장내 미생물이 다르기 때문으로 보인다. 실험 후 6명 중 1명은 설명할 수 없는 혈당 최고점이 나타났으나, 대부분은 혈당 변화가 미미하거나 아예 없었다. 나는 아스파탐이나 아세설팜칼륨을 복용했을 때 뚜렷한 혈당 반응이 나타나지 않았다. 하지만 확인할 수 없는 방법으로 내 몸에 영향을 끼칠지도 모른다.

인공감미료는 실험실에서만 만들 수 있는 화학물질로, 어느 화학자가 연구 중 손가락을 빨다가 단맛이 난다는 사실을 알아차리면서 탄생했다. 작용하는 방식은 종류에 따라 천차만별이다. 수크랄로스를 포함한 일부는 혈액에 흡수되지 않고 내장에 머무르며, 아세설팜칼륨 같은 종류는 혈류에 순식간에 스며든다. 2019년에 진행한 연구에서 154명을 12주간 관찰한 결과, 많이 사용하는 인공감미료는 저마다 체중변화를 유발하는 수준이 달랐다. 사카린은 설탕과 비슷했고, 아스파탐은 체중을 근소하게 불렸으며, 수크랄로스는 체중을 조금 낮추었다. 하지만 사람마다 반응하는 방식이 크게 다르므로 확대해석해서는 안 된다.[11] 인공감미료가 달지 않고 쓴맛이 난다고 상상해보자. 아마 지금처럼 무분별하게 남용하는 일 없이 독약처럼 취급하면서 철저한 임상시험을 거쳐 사용했을 것이다.

업계가 부인함에도 불구하고 모든 증거는 인공감미료 음료가 안전하지 않으며, 음료를 포함한 가공제품에서 설탕의 건강한 대용품으로 볼 수 없다는 사실을 가리키고 있다. 물론 사람마다 인공감미료에 대한 반응은 전부 다르다. 하지만 여러분의 체중을 불릴 가능성은 크다고 할 수 있다. 신진대사와 인슐린 작용 경로를 교란하므로 당뇨병에 걸릴 확률이 올라가기 때문이다. 우려스러운 부분은 여러 가지 인공감미료를 함께 사용하거나 폴리올스, 자일리톨, 만니톨, 이소말트와 같은 당알코올을 섞는 경우가 많은데, 이들은 설탕(슈크로스)보다 단맛이 덜하고 열량이 적다. 이렇게 화학물질을 복잡하게 섞은 식품을 먹으면 몸이 생소한 조합을 받아들이지 못해, 몸과 장내 미생물이 교란 상태에 빠지면서 신진대사와 행동에 변화가 생길 가능성이 있다.

설탕은 원래 식물에서 추출하는 성분이다. 그렇다면 실험실에서 나온 인공감미료를 버리고 자연에서 대체물을 찾을 수는 없을까? 남미 식물에서 얻는 감미료인 '스테비아'는 '다이어트' 음료 업계의 구세주로 불리는 성분이다. 설탕보다 300배 이상 달고, 2008년에 미국의 안전검사를 통과한 바 있다. 코카콜라는 '화학물질' 음료의 '천연' 버전을 개발하고 '코크 라이프'라는 이름을 붙여 판매했다. 안타깝게도 감초 냄새와 쓴 뒷맛으로 엄청난 혹평을 받았고 결국 역사의 뒤안길로 사라졌다. 이런 반응이 나온 이유는 단맛 수용기와 쓴맛 수용기를 동시에 자극하기 때문인데, 이런 식품을 먹으면 대부분 불쾌한 기분을 느낀다. 설탕 함량이 낮은 음료와 섞으면 해결되는 문제다. 특유의 뒷맛을 없애고 저열량을 유지할 수 있다. 싫다면 식물에서 쓴맛을 내는 성분을 버리고 단맛을 내는 성분만 사용하면 된다. 하지만 일부를 폐기하는 식으로 생산법을 바꾸면 더 많은 스테비아가 필요하므로 비용 문제가 발생한다. 일부 기업에서는 스테비아 잎을 알코올과 이스트를 넣은 거대한 통에 넣고 발효하는 방법을 채택했다. 미생물이 더 달고 귀한 화학물질(Reb M)을 대량으로 생산하는 덕분에 형편없는 뒷맛이 나타나지 않는다.[12]

발효하거나 다른 방식으로 손을 본 스테비아는 완전무결한 감미료처럼 보이지만, 실은 숨겨진 단점이 있다. 사람이 12주간 스테비아를 섭취했을 때 나타나는 현상을 관찰한 연구에서 아스파탐보다는 덜하지만, 스테비아 역시 체중증가를 유발한다는 결론을 내렸다.[13] 스테비아는 균을 죽이는 능력이 있으므로 리스테리아나 살모넬라 같은 세균이 음식을 오염시키는 일을 예방한다. 하지만 동시에 우리의 친구인 장내 미생물에 피해를 준다.[14] 다른 인공감미료처럼 쥐의 암을 유발하는 원인으로 지목받지는 않았지만, 스테비아가 인간의 내장에 미치는 영향을 제대로 검증한 연구 또한 없다. 반-설탕 집단의 목소리가 커지면서 거의 모든 가공식품에 스테비아가 설탕의 대체재로 들어갈 것이다. 당연히 스테비아에 엄청난 금액의 투자가 쏟아지고 있다. 스테비아는 식물에서 채취한 천연 성분이다. 하지만 독버섯도 천연식품이라는 사실을 잊지 말아야 한다. '독' 취급을 받는 설탕을 안전하게 대체하려면 확신이 들 때까지 실험을 신중하게 진행해야 한다. 예전에 섣불리 인공감미료와 화학첨가물을 세상에 내보냈다가 무고한 사람을 비만으로 만들었던 과오를 되풀이하지 않기 위해서다.

인공감미료가 들어간 다이어트 음료는 일주일에 한 번 정도 섭취한다면 몸에 크게 해롭지 않다. 하지만 음료를 좋아하는 사람은 보통 하루에 2캔 넘게 마신다. 일부 다이어트 음료 중독자는 하루에 20캔도 마신다. 인공감미료를 일부러 피하기도 어렵다. 저열량 즉석식품, 케이크, 비스킷, 과일 요구르트, 디저트 같은 식품에도 들어 있기 때문이다. 나 역시 자전거를 탄 뒤에 단맛이 나는 스포츠음료를 마시던 도중에 방금 넘긴 액체가 설탕과 수크랄로스라는 사실을 깨달았다. 앞면 라벨에는 인공감미료를 함유한 제품이라는 표기가 없었다. 우리 주변에는 위험할 수 있는 화학물질 범벅의 가공 음식과 음료가 가득하다. 이런 식품에 대해 경각심을 가질 필요가 있다. 가장 먼저 '다이어트' 혹은 '저열량'이라는 단어의 사용부터 금지해야 마땅하다. 단지 마케팅 용어에 불과할 뿐 아니라, 인공감미료가 들어간 식음료가 여러분의 살을 찌운다는 사실을 감추기 때문이다.[15]

07

식품라벨
포장지에 표기되지 않은 것을 생각해야 한다

☑ 오개념:

식품라벨을 참고하면 건강한 음식을 고르는 데 도움이 된다

　　　　　식품의 라벨을 참고하면 건강한 식품을 찾을 수 있다고들 한다. 하지만 미국인은 1/3, 영국인은 1/4이 겨우 라벨을 읽는다. 식품에 라벨을 붙이는 관행은 1970년대에 시작했다. 특정 음식을 섭취했을 때 이상 증상이 나타나는 사람들은 '특별한 식단'이 필요하기 때문이었는데, 열량이나 나트륨 함량 따위를 표기했다. 당시에는 보통 기본적인 재료만 사다가 집에서 밥을 먹었다. 바꿔 말하면, 식품의 영양 정보를 군이 알 필요가 없었다는 뜻이다. 요즘은 그렇지 않다. 하루에 약 40퍼센트의 미국인이 패스트푸드로 끼니를 때우며, 이 중에서 1/5이 차에서 식사를 한다. 또한 영국인이 선택하는 식품은 절반 이상이 초가공식품이다. 이러한 즉석식품에 대한 의존성은 식단과 건강을 향한 관심과 맞물리면서 영양 정보를 표기하는 관행을 낳았다. 2015년에 전 세계 3만 명을 대상으로 설문조사를 수행한 결과, 88퍼센트가 기능성 식품, GMO 프리, 유기농 식품과 같은 '건강한' 음식에 더 많은 돈을 지불할 용의가 있다고 답했다. 하지만 식품 업계는 과학과 영양학을 교묘하게 조작하여 초가공식품을 건강하게 포장해 판매한다.

식품에 라벨을 붙이는 행위는 우리의 건강을 개선하는 데 전혀 도움이 되지 않는다. 선진국에서 비만과 당뇨 환자가 계속 늘어난다는 사실만 생각해도 알 수 있다. 식품라벨을 계속 붙이는 편이 좋다는 결과를 내놓은 양질의 연구는 거의 없다(아예 없다고 해도 무방하다). 대부분 연구는 식음료 업계의 후원으로 편향되거나 아예 질 자체가 좋지 않다. 나는 재료와 원산지를 더 투명하게 표기한 식품라벨이 필요하다고 생각하지만, 여러 독립 연구에서는 현재 식품라벨에 표기하는 정보가 지나치게 많아 오히려 소비자를 혼란스럽게 한다는 결과를 내놓았다.[1] 식품 업계는 우리가 영양에 계속 관심을 가져야 한다고 주장했고, 얼마 지나지 않아 '포화지방을 획기적으로 줄인 제품'과 같은 애매모호한 표현이 식품라벨과 광고에 등장했다. 시중에는 '유기농' 혹은 '슈퍼푸드'라고 자칭하는 식품이 넘쳐난다. 이러한 단어는 명확한 정의나 규정이 없으며 광고 효과가 높기 때문이다. 예를 들어 '유기농 슈퍼푸드'로 일컫는 구기자 같은 경우, 평범한 딸기보다 10배 이상 비싸다. 하지만 둘의 성분은 비슷하다.

켈로그는 합법적으로 체제를 조작한 최초의 식품 대기업 중 하나다. 미국 국립암연구소(National Cancer Institute)와 손을 잡은 뒤, 1984년 시리얼 포장지에 콘플레이크가 암을 예방하는 고섬유질 식품이라는 문구를 넣었다. 미국 FDA는 켈로그 광고에 간섭하지 않았으며 전 세계 여러 회사가 켈로그의 전철을 밟았다.[2] 지금은 그나마 규제가 엄격한 편이지만, 소비자가 현혹당하는 상황은 예나 지금이나 다르지 않다. 예를 들어 시리얼바 회사는 웬만한 제품이라면 '고섬유질' 문구를 넣어 판매할 수 있다. 중량이 20그램인 기준으로 섬유질이 1.2그램만 들어가면 괜찮다(섬유질의 하루 권장 섭취량은 30그램이다). 사워도우가 1퍼센트도 안 들어간 빵도 '건강한 사워도우' 빵이라고 부를 수 있으며, 설탕으로 범벅을 한 초콜릿바도 단백질 함유량이 20퍼센트가 넘으면 '고단백질'로 표기할 수 있다. 한심할 정도로 자비로운 지침 덕분에 식품 업계는 진짜 우리 몸에 좋은 성분을 쓰지 않고도 돈을 벌어들인다. 또 다른 유명한 속임수가 '후광' 효과다. 쉽게 말해 '칼슘의 보고' 같은 문구로 몇 가지 영양 성분을 강조하는 식이다. 엄청난 포화지방, 설탕, 소금이 들어 있다는 사실에도 불구하고 해당 식품이 몸에 좋다고 받아들이도록 유도하는 전략인 것이다. 기업은 여러분이 고칼슘이라고 적힌 설탕 덩어리 밀크셰이크를 건강한 식품이라고 생각하면서 먹기를 바란다. 굳이 칼슘을 섭취할 필요가 없는 사람도 있겠지만 회사는 상관하지 않는다. 많은 소비자가 식품라벨을 읽으며 첨가물이나 코드번호가 'E'로 시작하는 '위험한' 화학물질이 있는지 확인한다. 하지만 제조업체는 인식이 좋지 않은 식품첨가물을 넣을 때는 당근 농축물 혹은 로즈메리 추출물과 같은 자연스러운 명칭으로 표기한다. 똑같이 정제 및 가공 과정을 거친 결과물이지만 훨씬 그럴듯하게 들린다. 코드번호가 E로 시작한다고 해서 경계할 필요는 없다. 700가지가 넘는 식품첨가물을 규제하고 분류하는 체제의 일부일 뿐이다. 전부 유럽 식품 표준에 따라 안전성을 검증받았으며, 일상에서 흔히 섭취하는 음식에도 코드번호가 E로 시작하는 식품이 들어 있다. 예를 들어 E160c는 파프리카이며 E100은 강황이다. 변성전분이라고 하면 별로 위험하게 들리지 않는다. 웬만한 가공식품이라면 함유한 성분이기도 하다. 하지만 변성전분은 구조가 복잡할 뿐 아니라 여러 가지 식품을 섞는 용도로 쓰인다. 또한 산과 설탕에 몹시 복잡한 화학 처리를 하는 식으로 생산한다. 식품 규제는 무척 느슨하며, 포장지에 여러분의 건강에 도움이 된다고 적어놓은 제품이 실제로는 몸에 가장 해로운 경우가 많다. 라벨만 보면 대부분 포근한 시골 농장에서 만든 제품처럼 느껴진다. 하지만 전부 새빨간 거짓말이다. 절대 식품 라벨을 믿어서는 안 된다.

미국 FDA의 경우 식품라벨에 대한 규정이 과학계의 견해 변화에도 불구하고 30년째 변하지 않았다. FDA는 열량 함량을 더 굵고 선명하게 표기하는 새로운 식품라벨을 제안했다. 물론 기존 라벨보다 소비자에게 더 많은 도움을 줄 수 있다는 근거는 부족하다. 그리고 계속 식품라벨에 콜레스테롤 함량을 표기하고 있는데, 현재 식이 콜레스테롤이 건강에 미치는 영향이 거의 없다는 주장이 정설로 받아들여지는 추세임에도 바꾸려 하지 않는다.[3] 또한 현재 식품라벨은 미국인의 하루 권장 섭취량인 2,000킬로칼로리를 기준으로 한다. 하지만 미국인은 권장 섭취량의 거의 2배를 먹는다(3,600킬로칼로리).[4] 영국은 업계가 발 빠르게 로비를 한 덕분에 식품라벨에 대한 규제가 훨씬 느슨했는데, 2016년이 되어서야 영양 정보를 반드시 표기해야 한다는 규정을 제정했다. 라벨에는 유럽연합에서 기준으로 정한 식품 정보가 있어야 하는데 식품의 이름, 식품 알레르기를 유발할 수 있는 성분, 중량이나 부피, 재료, 유통기한, 보관 요령, 요리 설명서, 제조사 정보 따위를 밝힌다. 애매한 이유로 알코올을 함유한 음료는 신선식품처럼 라벨을 붙이지 않아도 상관없다. 식당에서 재가열해 판매하는 빵 역시 마찬가지다. 또한 0.1퍼센트보다 적게 함유한 성분 역시 표기할 의무가 없다. 효과가 강력하거나 농축한 물질이라도 마찬가지다. 앞날을 예측하는 일이 원래 어렵기는 하지만, 식품라벨의 난해한 지침이 어떻게 변할지 예상할 수 있는 사람은 아무도 없을 듯하다.

2013년에 유럽은 전면에도 식품라벨을 붙일 수 있도록 허용했다. 대략 절반의 국가가 비슷한 제도를 도입했으나 통일성은 없었다.[5] 전면 라벨에는 100그램/밀리리터당 열량, 1회 섭취량당 열량, 지방, 포화지방, 당, 나트륨, 1회 섭취량, 하루 권장 섭취량 기준 영양소 비율을 표기한다. 라벨은 신호등처럼 빨간색, 노란색, 초록색으로 나타내는데, 제품의 지방 함량이 높은지(빨간색) 평범한지(노란색) 낮은지(초록색) 쉽게 알아볼 수 있도록 하기 위해서다. 여기에는 초록색이나 노란색 제품을 주로 고르고 빨간색은 피하라는 의도가 숨어 있지만, 라벨이 빨갛다고 해서 못 먹는 음식이라는 뜻은 아니다. 지침에는 "빨간색 식품을 자주 혹은 많이 섭취하지 않도록 주의하기 바랍니다"라는 말이 있지만, '자주'나 '많이'의 정확한 정의는 없다. 하지만 영국 공중보건원은 라벨 정보가 소비자의 건강한 선택에 도움을 준다고 뿌듯해하고 있다. 영국의 결함투성이 체제에 따르면 그릭 요구르트, 치즈, 올리브오일 드레싱, 견과류 대부분은 빨간색과 노란색 라벨이므로 섭취 빈도를 제한하거나 피해야 한다. 물론 모두 몸에 좋은 재료이며, 전 세계에서 건강하기로는 몇 손가락 안에 꼽히는 지중해식 식단에서 빠져서는 안 되는 식품인데도 말이다.[6]

호주의 전면 라벨은 자발적이고 훨씬 간단하다. 몸에 좋은 정도를 별점으로 매기는 체제다. 0.5개부터 시작해 5개까지 별을 주는데, 해당 식품의 장단점을 고려하여 점수를 매기는 알고리즘이다. 제조자와 소매업자는 실제보다 더 건강하게 보이도록 조작하는 일 없이 정직하게 표기할 책임이 있다. 그러나 이처럼 '단순한' 채점 체제 역시 소비자에게 혼란을 줄 수 있다. 5가지 색으로 나타내는 프랑스의 훨씬 간단한 방식 역시 마찬가지다.[7] 어쩌면 칠레에 정답이 있을지도 모르겠다. 학생 4명 중 1명이 비만 환자인 나라다. 2016년 칠레 정부는 정크푸드를 규제하는 간단명료한 체제를 도입했다. 모든 초가공식품, 건강에 해로운 음식, 설탕이 많은 제품의 포장지 전면에 검은색 경고판을 집어넣은 것이다. 소비자가 건강한 먹거리와 그렇지 않은 먹거리를 쉽게 구별할 수 있는 제도다. 또한 검은색 경고판이 있는 식품은 학교에서 팔거나 교내에서 홍보할 수 없으며, 14세 미만 아동을 대상으로 한 광고도 금지다. 도입 초기부터 어머니들이 자녀의 입에 들어갈 음식을 고를 때 이러한 제품을 피했다는 점에서 성공이라고 할 수 있다. 하지만 식품 업계는 이러한 주장에 반발하며, 제품 얼굴과도 같은 전면에 경고판을 박아 넣는 행위는 가혹한 수준을 넘어 소비자의 자유를 침해하는 처사라고 주장했다. 그러나 조사결과 88퍼센트 소비자가 제품 전면의 경고판이 제품을 현명하게 고르는 데 도움이 되었다고 응답했다.[8] 메시지가 단순할수록, 식품 업계가 행사하는 영향력이 약할수록 제도의 효과는 뛰어나다.

정부는 역시 식품라벨 제도를 지지한다. 대중에게 정보를 전달하되, 식품 업계가 돈을 버는 일을 막지 않도록 '조심스럽게' 찬성할 뿐이다. 식품 업계는 자신이 '결백하다'고 주장한다. 또한 정부는 식품라벨이 효과를 발휘하는 원리를 지나치게 단순하게 생각하고 있다. 라벨만 있으면 소비자가 도넛의 열량을 확인하거나 피자 한 조각에 지방이 몇 그램 있는지 슬쩍 본 다음, 알아서 적당히 먹겠거니

하는 식이다. 이런 논리면 과일도 소량이나마 지방이 있으니 라벨을 붙여야 마땅하다. 애초에 모든 음식은 다량영양소와 미량영양소의 혼합이다. 하지만 정부와 식품 업계는 모든 식품은 간단하고 구체적인 숫자로 표현할 수 있다는 생각을 우리에게 주입했다. 이러한 주장은 과학적으로 말도 안 되며, 틀렸음을 입증하는 증거도 예전부터 꾸준히 나왔다. 여러분이 정말 도넛이 먹고 싶다면, 그리고 저렴한 도넛이 눈앞에 있다면, 십중팔구는 열량이나 지방을 확인도 안 하고 입에 넣을 것이다.

여러 연구의 메타분석은 라벨을 붙이면 소비자의 열량 섭취량이 아주 미세하게나마 줄어든다는 사실을 보여주었다.[9] 반면 일부 연구는 사람들이 라벨을 더 먹어도 좋다는 일종의 허가증처럼 받아들인다면, 라벨이 오히려 부정적인 영향력을 행사할 수 있다는 결론을 내놓았다. 미국인 2만 3,000명을 대상으로 한 연구에 따르면, 과체중이나 비만한 사람이 '저열량' 다이어트 음료를 적정 체중인 사람보다 많이 마실 뿐 아니라, 음식 역시 많이 섭취한다.[10] 아마 평범한 음료 대신 다이어트 음료를 마시면서 섭취하는 열량이 줄었으니 그만큼 더 먹어도 괜찮다고 판단했기 때문으로 보인다. 미국의 프랜차이즈 식당과 푸드 아울렛은 메뉴에 반드시 열량을 표기해야 한다. 영국 정부는 아동 비만 문제를 해결하기 위해 미국의 의미 없는 전략을 따라할 계획을 세우고 있다. 프랜차이즈 식당에 요리의 열량 함량을 알아서 표기하라고 할 바에는, 차라리 마피아에게 카지노를

맡기고 공명정대하게 운영하기를 바라는 편이 낫다. 식당은 당연히 열량을 낮게 표기하고 열량 표시에 장난을 쳐서 요리가 실제보다 더 건강해 보이도록 만들 것이다. 미국 프랜차이즈 레스토랑 104곳을 대상으로 25만 가지 요리를 조사한 대규모 연구에서, 음식의 열량을 4퍼센트 정도 낮게 표기한다는 결과가 나왔다.[11] 뉴욕 패스트 푸드점에 대한 또 다른 연구에서는, 열량 권장량 표기 지침이 오히려 열량 섭취를 늘리는 결과로 이어졌다는 사실이 드러났다.[12]

정리하면, 열량으로 음식의 질을 결정하는 행동은 현명하지 못하다. 거의 모든 정크푸드는 설탕, 소금, 싸구려 지방 함량이 높으며 자극적인 맛을 내고 유통기한을 늘리기 위해 화학물질을 첨가하고 가공한다. 식품회사는 우리가 이런 사실을 알지 못하도록 제품을 '저칼로리'로 판매하는 연막작전을 펼친다. 견과류는 1회 권장 섭취량만큼 먹으면 147킬로칼로리인데, 충분한 지방을 함께 얻을 수 있다. 킷캣 초콜릿 하나는 106킬로칼로리다. 견과류보다 킷캣이 열량이 낮지만, 그렇다고 건강한 선택이라고 하기는 어렵다. 원재료 대부분을 형태를 알아보기 어려울 정도로 가공하며 정제 지방과 설탕을 무더기로 퍼부은 다음, 극미량의 섬유질을 집어넣어서 만들기 때문이다. 반면 견과는 자연에서 수확한 모습 그대로이며 유익한 다가불포화지방, 넉넉한 섬유질, 섭섭하지 않을 정도의 식물 단백질을 함유하고 있다. 또한 견과는 몸에 흡수되지 않는 지방과 장내 미생물에게 영양을 공급하는 폴리페놀은 물론이고, 비타민E와 마그네슘 같은 미세영양소까지 챙겨준다. 현대 지침은 과학을 지나치게 단순화한 결과물이다. 열량이 같아도 몸에 미치는 영향이 다를 수 있으며, 지방이라고 다 같은 지방이 아니다. 나쁜 지방도 있지만 좋은 지방도 많다. 현재 사용하는 그 어떤 라벨 체제도 식품의 품질, 영양가치, 다양성, 소화의 핵심 기관인 마이크로바이옴에 미치는 영향을 고려하지 않는다. 섬유질은 건강에 도움을 주는 성분으로 유명하다. 하지만 대다수 국가에서 식품의 섬유질 함량 표기는 선택 사항이다. 또한 건강한 식물성 화학물질(폴리페놀)은 질병에 걸릴 확률을 낮추지만 대부분 사람은 효능을 잘 모르고 있다. 에너지, 지방, 설탕, 소금은 포장지의 '1회 섭취량'에 따라 표기하지만, 우리는 보통 1회 섭취량의 2배를 먹는다. 시리얼을 예로 들어보자. 시리얼 상자를 보면 대부분 1회 제공량을 30그램으로 잡는데, 정말 작은 그릇에나 맞는 양이다. 아마 우리는 식품회사에서 제시하는 1회 제공량의 2배는 먹을 것이다.

현재의 형편없는 식품라벨을 어떻게 개선해야 좋을까? 식품의 영양분을 전체적으로 평가하는 체제도 훌륭하다. 칠레의 검은색 경고판처럼 제품 전면에 경고라벨을 붙여서 해당 제품이 얼마나 가공되었는지, 혹은 건강에 얼마나 해로운지 나타내도 괜찮을 듯하다. 아니면 어디서 생산했는지 혹은 얼마나 보관했는지 따위의 정보를 제공하고, 의미 없이 음식물 쓰레기나 늘리는 소비기한이나 품질유지기한 같은 개념은 없애는 쪽으로 가도 상관없다. 어쨌든 라벨 제도를 유지할 생각이라면, 반드시 이해하기 쉽게 만들어야 한다. 탄산음료를 예로 들면, 100밀리리터당 설탕 함유량을 표시하는 대신에 한 병에 든 설탕을 티스푼 기준으로 표기하는 식이다. 그러면 소비자가 올바른 선택을 하는 데 도움을 줄 수 있다. 정치인이 체제를 바꾸기 전까지, 우리가 할 수 있는 최선은 품질과 재료의 다양성을 기준으로 식품을 판단하는 것이다. 라벨의 열량 혹은 지방이나 미심쩍은 주장에 흔들려서는 안 된다. 물론 예외는 있다. 들어가는 재료가 적으면 보통 제품에 장난을 쳤을 확률이 낮기 때문이다. 엄청나게 많은 화학물질과 첨가물이 들어간 식품은 자주 먹지 않는 편이 좋다. 공교육에서 음식에 대한 지식을 제대로 가르친다면, 식품 라벨 따위는 애초에 필요가 없을지도 모른다.

08

패스트푸드 혐오증
'가공'도 제품마다 격이 다르다

⊘ 오개념:

가공식품은 모두 몸에 해롭다

2019년에 패스트푸드 시장은 643조 2,450억 원의 매출을 올렸다. 웬만한 국가의 국내총생산보다 규모가 큰 셈이다. 가공식품은 보통 평판이 좋지 않은데, 크게 이상한 부분도 아니다. 건강한 먹거리 지침에는 가공식품을 너무 많이 먹으면 건강에 해롭다고 명시되어 있다. 열량, 지방, 설탕 함량이 높으며 영양분이 부족하기 때문이다. 너무 많이 먹으면 비만에 걸리며 심장병과 당뇨병에 걸릴 확률이 올라간다는 말도 빠지지 않는다. 깨끗한 먹거리 운동에 따르면, 모든 가공식품은 몸에 해로우며 햄버거 절반을 먹으면 제대로 된 식물성 식단을 한 달 동안 섭취했을 때 얻을 수 있는 이득 전부가 사라진다. '가공식품'이라는 말을 들으면 핫도그, 햄버거, 냉동 피자, 감자 칩, 컵라면, 과자, 달콤한 간식, 설탕이나 인공감미료를 넣은 음료가 떠오를 것이다. 그런데 치즈, 냉동 야채, 빵은 어떤가? 똑같이 가공 과정을 거쳐 탄생하는 식품이지 않은가. 그렇다면 이 중에서 무엇이 좋고 나쁜지 어떻게 판단할 수 있을까?

냉동, 통조림, 굽기, 말리기처럼 간단한 식품 가공 방법도 있다. 전자레인지로 조리하는 냉동 라자냐나 슈퍼마켓에서 판매하는 식빵과 전문 제빵사가 구운 사워도우 빵은 하늘과 땅 차이다. 따라서 최근에는 초가공식품이라는 단어를 도입하여 공장제 식품을 따로 분류한다. 하지만 첨가물을 넣었다고 해서 모두 초가공식품은 아니다. 식품 업계는 이러한 혼란 속에서 이득을 누리며 평범한 소비자가 초가공식품을 분류하는 데 어려움을 겪는다는 사실을 이용하고 있다. 열량, 다량영양소, 건강 관련 메시지를 담은 복잡한 식품라벨은 머리만 아프게 할 뿐이다. '노바(NOVA)'라는 이름의 또 다른 분류 체제는 식품 업계가 푼 독을 치료할 해독제로, 식품 가공 정도를 기준으로 가공식품을 구분한다.[1]

노바 체제는 식품을 4가지로 나눈다. 첫 번째 분류는 과일, 채소, 곡물, 콩, 어류, 육류, 계란, 우유처럼 거의 혹은 아예 가공하지 않은 식품이다. 식단의 기초에 해당한다. 두 번째 분류는 가공한 요리 재료다. 첫 번째 분류의 향미를 높이는 역할을 한다. 허브, 향신료, 발사믹식초, 마늘, 각종 오일이 여기에 속한다. 세 번째 분류는 가공식품이다. 오일, 설탕, 소금과 같은 재료를 넣어서 강화하거나 변형을 가한 식품이다. 생선 통조림, 훈제 고기, 치즈, 신선한 빵 등이 있다. 이러한 음식은 가공을 거쳤으나 해롭다고 하기는 어렵다. 마지막 네 번째 분류는 초가공식품이다. 공장제 혼합물이라고 표현해도 무방하다. 한 가지 식품을 전부 원료로 쓰는 일은 거의 없으며 추출하거나 합성하여 재료를 만든다. 보통 제품 하나에 5~20가지 재료가 들어간다. 튀기거나, 고압에서 찌거나, 성형하거나, 갈거나, 라벨에 표기하지 않는 효소나 화학성분으로 처리하는 등 몇 가지 가공 과정을 거친다. 모양을 내거나 오감을 자극할 목적으로 첨가한 성분이 많으며 맛이 뛰어나고 중독성이 강하여 한 번 먹고 안 먹는 사람은 거의 없다. 노바 분류 체제도 완벽하지 않다. 하지만 비판의 목소리를 내는 쪽은 대부분 식품 업계 관계자거나 식품 업계에서 돈을 받은 사람이다.

일부 초가공식품은 '건강', '유기농', '저지방' 따위의 문구로 마케팅을 하기도 한다. 하지만 이런 단어는 원재료에나 해당하는 이야기이며 생산 과정에 대한 이야기는 일절 없다. 많은 식품회사에서 천연 식물성 기름, 천연 향신료, 통곡물처럼 소비자에게 '건강한' 느낌을 주는 원재료를 추가하는 식으로 더 영양가 있는 것처럼 보이도록 조리법을 바꾸고 있다. 그래도 설탕, 지방, 소금은 물론이고 근본 없는 화학물질이 잔뜩 들어간 초가공식품이라는 사실은 변하지 않는다. 영국은 유럽 19개국 중 초가공식품을 가장 많이 소비하는 국가이며, 소비자가 구매하는 식품의 절반은 초가공식품이다.[2] 반면에 포르투갈은 총 구매 식품에서 초가공식품이 차지하는 비율이 10퍼센트에 불과한데, 영국보다 부유한 나라가 아니라는 점을 생각하면 이례적이다.

하지만 영국은 미국에 비교하면 아무것도 아니다. 미국에서 소비하는 식품의 2/3가 초가공식품이며 패스트푸드 매출액은 매년 282조 1,250억 원에 달한다.[3] 칼로리만 높고 영양소는 열악한 패스트푸드만 먹고 사는 사람도 많다. 사회경제적 위치가 낮을수록 패스트푸드 소비량이 많으며 이는 비만으로 직결된다.[4] 초가공식품이 간식 시장에서 차지하는 비중은 꾸준히 증가했으며 현재 우리가 섭취하는 에너지의 20~30퍼센트가 초가공식품이다. 간식을 먹는 문화가 정착하면서 규칙적으로 식사를 하는 사람이 줄어들었다. 이 흐름은 전 세계적으로 빠르게 퍼지고 있는데, 중국(15년 전에는 과자라는 개념 자체가 없던)을 포함한 여러 국가는 값싸고 구하기 쉬운 초가공식품을 식사와 동일한 수준으로 소비하는 지경에 이르렀다. 간식 시장은 폭발적인 규모로 증가하는 추세이며, 중국의 경우 시장 규모가 9조 280억 원에 달한다. 초가공식품을 많이 소비하기로 손꼽히는 국가에서 유통하는 식품의 75퍼센트는 겨우 네다섯 개의 가공식품 대기업과 슈퍼마켓이 관리한다. 절대 우연으로 볼 수 없는 부분이다.

확실한 증거에 따르면 초가공식품은 허리둘레를 바꾸어놓는 데서 그치지 않고 장내 미생물, 심장, 뇌, 신진대사에도 악영향을 미친다.[5] 여러분이 집어든 뮤즐리나 그래놀라바가 함유한 다량영양소나 설탕은 '건강한' 수준일지 몰라도, 다른 화학첨가물이나 효소가 건강을 해칠 수 있다는 말이다. 우리는 엄청난 양의 보존제, 유화제, 효소, 인공감미료를 섭취하고 있다. 하지만 이러한 첨가물을 장기적으로 섭취했을 때 일어나는 변화는 거의 밝혀진 바가 없다. 특히 여러 가지를 함께 먹었을 때 무슨 일이 벌어질지는 아무도 모른다. 인공 화학물질 사용에 관한 규정은 낡을 대로 낡았다. 덕분에 인간의 장내 마이크로바이옴에 미치는 영향을 밝히는 일에는 관심이 없고, 설치류에게 먹였을 때 암을 유발하는지만 확인한다.

내가 지난번 책을 쓰기 위해 조사를 하던 시기에 아들 톰은 22살 학생이었다. 그는 열흘 동안 패스트푸드점에서 판매하는 햄버거와 너깃만 먹는 실험에 '자원'했는데, 덕분에 놀라운 결과를 얻을 수 있었다. 겨우 열흘 만에 장내 미생물 종류가 대폭 감소했기 때문인데, 확인할 수 있는 종의 약 40퍼센트가 사라졌다. 저소득층 대다수는 패스트푸드를 주식으로 먹고사는데, 당연히 섭취하는 음식의 종류가 한정되어 있을 수밖에 없다. 초가공식품 80퍼센트는 단 4가지 재료로 만든다. 옥수수, 밀, 콩, 고기다. 첨가물은 차고 넘치지만 섬유질은 거의 없다. 아들의 미생물 수치와 다양성은 몇 년 동안 처참한 수준에서 벗어나지 못했다. 섬유질을 먹이로 삼는 기존 미생물이 전부 아사하는 바람에, 과일과 채소를 먹어도 손상된 미생물 생태계가 금방 복구되지 않았기 때문으로 보인다. 아들은 잊을 만하면 이 이야기를 내게 하는데, 약간 즐기는 것 같기도 하다. 2014년 비만 프랑스인 45명을 대상으로 수행한 연구에서, 채소가 적은 정크푸드를 주식으로 먹으면 체지방에 상관없이 미생물 다양성이 떨어지고 혈중 염증지표가 증가하면서 다양한 병에 걸릴 확률이 높아진다는 사실을 확인한 바 있다.[6]

식품 업계는 초가공식품으로 엄청난 돈을 벌어들인다. 원재료가 저렴하고 수익성이 높으며 대부분 대량으로 생산하는 데다가 보조금까지 받을 수 있기 때문이다. 지난 20년간 초가공식품(정크푸드)의 원가는 계속 하락했지만, 과일과 채소 가격은 상승했다. 대부분 정부는 초가공식품의 질을 낮추고 가격을 더 저렴하게 만들어서 대중을 행복하게 만들려고 애를 쓴다. 대신 식품 업계를 구슬려 설탕, 소금, 지방 함량을 조금 줄여놓고 대중의 건강을 신경 쓰는 척한다. 식품 업계는 정부의 이런 방식을 좋아하는데, 성분을 바꾸는 과정에서 다른 화학물질을 집어넣고 "설탕, 소금, 지방을 줄였습니다"라고 광고할 수 있기 때문이다. 음식을 설탕, 소금, 지방의 합으로 평가하는 구식 기준은 완전히 엉터리다. 정크푸드를 자주 먹으면 빠르게 살이 오르며 질병에 걸릴 확률이 높아진다는 증거는 차고 넘친다.[7]

식품 업계에서 가공식품 개발에 착수했을 당시에는 미생물을 죽여서 선반에 오래 둘 수 있는 상품을 만들어내는 데 집중했다. 특히 미국처럼 넓은 나라에서는 유통 문제 때문에 꼭 필요한 부분이었다. 요구르트나 사우어크라우트 혹은 피클(세균이 있는)과 같은 발효 식품은 미생물이 있으면 신선도를 유지하기 쉬웠지만, 케이크, 비스킷, 과자는 반대였다. 연구를 거듭한 결과, 설탕을 충분히 넣으면 세균을 억제할 수 있다는 결론을 내렸다. 또한 지방 함량을 높이면 수분 함량이 줄어들면서 세균과 곰팡이가 제대로 자라지 못했다. 마침내 지방과 설탕, 여기에 소금까지 첨가하면서 거룩한 삼위일체를 달성하는 쾌거를 이뤄냈다. 소금 역시 미생물을 억제하고 식품의 보존기간을 늘리는 효과가 있었다. 3가지 첨가물은 비만율을 대폭 끌어올리는 업적을 달성한다.

현재 많은 정크푸드가 이미지 세탁을 하고 팔리는데, 이런 식품을 건강하다고 마케팅하는 사례가 계속 늘어나고 있다. 가장 좋은 예시가 과일 요구르트다. 30년 만에 매출이 많이 늘어난 제품인데, 설탕, 인공감미료, 과일맛 합성착향료로 가득하다. 요구르트를 '건강한' 제품으로 만들기 위해 제조사는 지방을 제거하고 대신 설탕이나 인공감미료를 넣어 '저지방' 식품으로 광고한다. 물론 건강에는 좋지 않다. 오레오와 다이제스티브는 엄청난 인기를 누리는 제품이다. 100여 년 전 처음 출시했을 때와는 달리, 지금은 초가공식품에 속한다. 소금, 전화당 시럽, 팜유를 포함해 10가지 이상의 첨가물이 들어가기 때문이다. 나는 이런 비스킷을 가끔 먹는 편이지만, 차나 커피를 마실 때마다 곁들이는 사람도 많다. 건강식품 탈을 쓴 또 다른 정크푸드로는 글루텐 프리 혹은 락토오스 프리 딱지를 붙이기 위해 가공한 식품이 있다. '건강식품' 라벨을 두른 채 사람들을 현혹하는 경우가 많다. 어린이용 주스는 보통 몸에 좋다는 식으로 광고하지만, 어디까지나 초가공식품이며 콜라보다 설탕이 많은 제품이 대부분이다. 예를 들어 주스 브랜드 리베나는 '진짜 과일 주스'라고 광고를 내보내는데 설탕 비율이 10퍼센트가 넘는다. 함량으로 따지면 어린이 하루 권장 설탕 섭취량의 2배가 넘으며, 오레오 쿠키 11개와 비슷한 수준이다.

그러나 당장 집에 있는 모든 가공식품을 버리기 전에, 알아야 할 사실이 하나 있다. 가공식품이라고 해서 무조건 몸에 해롭지는 않다. 건강한 가공식품으로는 과일이나 채소 통조림, 베이크드빈스, 치즈, 우유 정도가 있다. 과일 통조림이 왜 '건강한 식품'인지 이해가 되지 않을 수도 있겠다. 우리는 지금까지 '신선한 음식이 최고다'라는 이야기를 듣고 살았다. 배나 감귤 통조림을 먹을 때는 찬장이나 과일 바구니가 텅 비었을 때뿐이다. 하지만 과일이나 채소 통조림은 대부분 수확 직후에 제품화하므로 생과일과 영양 가치가 크게 다르지 않다. 먼저 수확한 과일을 증기로 익히거나 알칼리성 세정제로 껍질이 쉽게 벗겨지도록 만든 다음, 껍질을 제거하고 썰어서 캔에 넣는다. 여기에 설탕 시럽, 과즙, 소금물을 부어 밀봉한다(이때 들어간 첨가물은 개봉 후 물로 헹구면서 사라진다). 이제 증기로 살균했다가 식히면 완성이다.

과일이나 채소 통조림에 대한 우리의 인식이 부정적인 이유는 가

열과정에서 비타민C가 사라지기 때문이다. 보통 1/3 정도 감소하는 것은 사실이지만 식물이 자기방어를 위해 분비하는 화학물질인 폴리페놀은 오히려 늘어나며, 심지어 통조림 처리 후 몇 달이 지나도 남아 있다. 영국에서는 매년 10억 개의 베이크드빈스 통조림이 팔려나간다. 영어권에서는 영국의 베이크드빈스 사랑을 따라올 나라가 없다. 그러나 마찬가지로 건강에 좋지 않다는 인식이 있다. 이것은 오해다. 자주 먹는 가공식품 중에서는 꽤 몸에 좋은 편이며 콩은 원래 영양가가 높다. 반 캔만 먹어도 단백질 7그램에 섬유질 8그램을 섭취할 수 있으며, 이는 통밀빵 4조각이나 콘플레이크 6그릇에 해당한다. 오랫동안 많은 나라에서 베이크드빈스 통조림에 설탕을 많이 넣어서 만들었는데, 영국과 유럽에서는 설탕 함량을 티스푼 2개 반 정도로 줄였고 저당 제품도 내놓았다.

가공식품의 이미지가 저렴해지면서, 냉동처리를 하거나 통조림으로 만든 과일과 채소를 무척 싸게 구할 수 있게 되었다. 냉동 딸기 같은 경우 신선제품의 1/3 정도 가격으로 먹을 수 있다. 하지만 과일이나 채소는 얼려도 미량영양소가 파괴되지 않는다. 채소는 대부분, 과일은 일부만 냉동하기 전에 몇 분 정도 뜨거운 물에 데친다. 효소를 죽여야 색, 향, 맛이 불쾌하게 변하거나 영양 가치가 떨어지지 않기 때문이다. 과일과 채소는 냉동을 해서 먹든지, 그냥 먹든지 섭취할 수 있는 미량영양소가 비슷하다. 특히 콩은 급속냉동을 한다면 신선식품보다 더 많은 비타민C를 얻을 수 있다.[8] 반조리된 통조림 콩은 웬만하면 싸게 구할 수 있으며, 창고에 오래 보관하는 경향이 있는 말린 콩보다 영양가가 높다. 사람들은 막 껍질을 벗긴 신선한 토마토가 토마토 통조림보다 좋다고 생각한다. 하지만 실제로 영양분 차이는 거의 없다. 기름이 많은 생선 통조림도 마찬가지다. 대다수는 통조림 처리를 하지 않은 식품과 영양분 함량이 비슷하며, 건강에도 좋다. 통조림 연어는 오히려 신선한 연어보다 칼슘이 더 많다. 통조림으로 만드는 과정에서 칼슘이 풍부한 작은 가시가 먹을 수 있을 정도로 부드러워지기 때문이다.

사람들이 완전무결한 '슈퍼푸드'라고 생각하는 견과류 역시 슈퍼마켓 진열대에 오르기 전에 몇 단계의 가공을 거친다. 캐슈너트 같은 경우, 먼저 증기로 익혀 겉껍질(신체에 해로운 산성 기름을 함유하고 있다)을 분리하기 쉽게 만든다. 그리고 겉껍질을 잘라낸 다음, 알맹이에서 하얀색 견과를 떼어낸다. 그다음 오븐에 구워서 바삭거리는 식감을 살리고 포장하여 매장으로 보낸다. 냉동 건조 과일과 채소 역시 고가공식품이지만 건강에 좋다. 동결 건조 방식을 사용하면 다른 건조 방식과 다르게 형태와 색을 망가뜨리지 않으면서 고품질 제품을 생산할 수 있다. 표고버섯과 구기자에 주로 사용하는 가공 방법인데, 먼저 얼린 다음, 압력을 낮추면서 얼음을 제거하는 식이다. 20분 정도 물에 불리거나 끓이면 원래 모습으로 돌아온다.

사실상 우리가 소비하는 모든 유제품은 어떤 식으로든 '가공' 과정을 거친다. 우유 제조 공정의 핵심인 저온 살균은 우유에 열을 가하여 병원균을 제거하고 보관기관을 늘리는 역할을 한다. 다른 우유보다 더 심하게 가공하는 우유도 있다. 초고온살균 우유가 여기에 해당하는데, 곽에 포장하며 상온에서 대략 1년까지 보관할 수 있다. 두유나 아몬드우유와 같은 대체우유는 몸에 좋다고 광고하는 제품이지만, 보통 많은 첨가물을 집어넣고 초가공하는 경우가 대부분이다. 요구르트나 치즈처럼 예전부터 우유에서 만들었던 식품 역시 요즘은 가공을 거쳐서 나온다. 물론 최고의 장인 역시 젓고 가열하고 압착하고 레닌, 소금, 향료 따위의 첨가물을 섞는 과정을 통해 치즈를 생산한다. 하지만 장인이 만든 치즈와 식품인 기업 크래프트의 초가공 슬라이스치즈는 둘 다 가공식품이지만, 어마어마한 차이가 있다.

우리는 음식을 고를 때 속물처럼 굴어서는 안 된다. 싸다고 해서 반드시 몸에 해롭지는 않다. 물론 신선하고 가공을 거치지 않은 과일, 채소, 통곡물, 콩, 생선, 고기를 먹으면 건강에 좋다. 하지만 이제 마음을 열고 베이크드빈스 통조림이나 냉동 콩으로도 훌륭하게 균형 잡힌 식단을 구성할 수 있다는 사실을 받아들여야 한다. 가공식품과 초가공식품은 분명하게 다르다. 식품을 명확하게 정의하고 많이 알아야, 초가공식품이 범람하는 세상에서 현명한 선택을 내릴 수 있다.

초가공식품이 제약회사에서 만든 약이고 비만은 질병이라고 생각해보자. 아마 초가공식품의 효과와 위험성을 충분히 검증하는 과정을 거칠 것이다. 하지만 우리는 이런 절차를 밟지 않는다. 그러니 식품을 살 때 원산지와 재료를 자세히 살펴야 한다. 나무에서 딴 그대로의 사과와 고도로 가공한 사과 소스는 영양가나 건강에 미치는 영향이 하늘과 땅만큼 다르다. 풀을 먹고 자란 소로 만든 스테이크와 냉동 햄버거 패티 역시 마찬가지다. 가공식품에 들어간 재료의 원산지를 알 수 없거나 원재료가 무엇이었는지 전혀 감이 잡히지 않는다면, 입에 넣지 않는 편이 좋다.

사람들은 점점 더 많은 초가공식품을 섭취한다. 외식하거나 배달로 집에서 즐기는 식이다. 이런 음식은 보통 열량, 지방, 소금, 설탕이 풍부하지만, 영양분이 부족하다. 좋아하는 가공식품이 있다면, 직접 만드는 편이 그나마 몸에 좋다. 치킨너겟, 피자, 아이스크림 정도면 도전해볼 수 있다. 모든 다이어트 전문가, 책, 식단 계획에서 찾을 수 있는 하나의 진리는 초가공식품과 패스트푸드를 자주 먹으면 건강에 좋지 않다는 것이다. 우리는 이 사실을 잘 알고 있지만, 가난하고 교육 수준이 낮으며 취약한 계층의 사람들이 초가공식품과 패스트푸드에 의존하도록 내버려두고 있다. 서양에서 재미를 본 초가공식품회사는 이제 개발도상국에 집중하며 엄청난 성공을 거두고 있다. 아무것도 하지 않는다면, 10년 뒤에 탐욕스러운 식품 기업이 초가공식품으로 사람들의 건강을 해친다는 사실을 알면서도 말리지 않은 우리의 선택을 후회할 것이다.

09

육식

고기의 위험성을 둘러싼 갑론을박

✓ 오개념:

모든 고기는 건강에 해롭다

수 세기 동안 고기는 소수의 사람만 즐기는 귀한 식품이었다. 하지만 지금은 근육을 만들고 건강을 유지하기 위해 꼭 섭취해야 하는 단백질 공급원이자 주식이다. 1961년에 고기를 자주 먹는 나라는 북미와 북유럽의 고도로 산업화한 국가에 불과했으나, 오늘날 이들의 고기 섭취율은 다른 나라보다 약간 더 높은 정도다.[1] 나머지 나라의 1인당 고기 섭취량은 4배로 증가했는데, 이는 소득 및 GDP와 강한 관계가 있다. 물론 인도처럼 채식 전통이 있는 나라는 예외다.

육류 소비량이 늘어나면서 고기에 관한 안 좋은 소문이 돌았다.

우리는 무시무시한 적색육이 암을 유발하며 지구를 망친다는 주장을 귀에 딱지가 앉을 때까지 들었다. 최근에 WHO가 적색육과 가공육을 발암물질로 분류하고 위험 수준을 담배와 비슷한 수준으로 평가했는데, 덕분에 농축산업계에서 엄청난 비난을 받았다.[2] 많은 사람이 공포에 사로잡혀 햄버거에서 고기 패티를 빼고 꽃양배추나 비트를 넣어 먹었다. 식물 위주의 식단과 비건 고기는 규모가 큰 사업으로 부상했으며, 대체육류 업계는 매년 15퍼센트씩 성장하고 있다. 물론 규모가 수천억 원에 달하는 육류 시장에 비하면 아직 갈 길이 멀지만 말이다. 하지만 상황은 얼마든지 변할 수 있다. 대체육을 판매하는 미국의 소기업 비욘드미트(Byond Meat)는, 빌 게이츠와 타이슨푸드(Tyson Foods)에서 투자를 받아 2019년 말에 9조 280억 원에 달하는 가치의 회사로 성장했다. 경쟁 회사인 임파서블버거(Impossible Burgers)는 구글벤처스(Google Ventures)를 포함한 여러 실리콘밸리 회사에서 투자를 받아 비욘드미트의 뒤를 바짝 쫓고 있다. 네슬레 같은 거대 식품회사는 자체적으로 대체육 브랜드를 만들기 시작했다.[3] 2018년 기준 영국인 5명 중 1명은 고기 섭취량을 줄이고 있다고 응답했으며, 유명 연예인의 주도로 '미트 프리 먼데이'나 '비거너리' 같은 날이 생기면서 세계적으로 고기를 적게 먹는 유행이 생겼다. 이러한 흐름은 육류 업계에 연쇄 작용을 일으켜 2016년에 영국의 소고기, 돼지고기, 양고기 판매량은 4퍼센트, 미국의 육류 소비량은 10년 사이에 15퍼센트나 떨어졌다. 중국은 인구의

98퍼센트가 육식을 하는 나라다. 하지만 2017년 조사에서는 도시 거주 인구 36퍼센트가 돼지고기 섭취를 줄이고 있다고 응답했다. 영국은 유럽에서 고기를 소비하는 인구 비중이 적기로 유명하다. 6명 중 1명이 육식을 하지 않으며, 50명 중 1명 꼴로 비건일 정도다. 이는 프랑스의 4배, 고기를 좋아하는 미국의 8배에 달하는 수준이다. 사람들이 고기를 먹지 않는 이유는 다양하다. 흔하게 대는 이유를 꼽자면 동물 복지, 환경파괴, 고기를 먹지 않으면 얻을 수 있는 건강상의 이점 정도가 있겠다.

하지만 고기는 생각보다 몸에 나쁘지 않다. 고기의 성분은 수분, 단백질, 지방, 미량의 탄수화물, 철분, 아연, 비타민B다. 고기에 있는 단백질은 결국 동물이 움직일 때 필요한 근육이다. 적색육이 붉은 색을 띠는 이유는 철분이 풍부한 미오글로빈 단백질을 다량 함유하기 때문이다. 또한 적색육을 섭취하면 셀레늄, 아연, 비타민B와 같은 영양소도 함께 얻을 수 있다. 닭이나 칠면조 같은 백색육은 미오글로빈, 철, 아연 함량이 더 낮고 식감이 부드러우며 지방이 적다. 오랫동안 뛰도록 진화한 사람은 적색근 비중이 높다. 반대로 먼 거리를 뛰어다녀야 할 일이 없는 돼지는 백색근이 많다. 닭은 백색근과 적색근이 골고루 발달했다. 꾸준히 사용하는 다리는 근육이 어두운 색이며, 가끔 움직이는 가슴과 날개는 근육 색이 밝다.

고기의 위험성을 둘러싸고 갑론을박이 벌어지는 이유는, 식이 지방과 심장병 사이에 관계가 있다는 고정관념 때문이다. 4장에서 이미 보았듯이 지방이 위험하다는 생각은 1960년대에 처음 대두했다. 당시에는 식이 콜레스테롤이 심장병을 유발한다고 생각했지만, 나중에 아니라는 사실이 밝혀졌다. 관찰 연구가 지목한 다음 희생자는 포화지방이었다. 서양인을 대상으로 수행한 단기 임상시험 역시 비슷한 결론을 내놓았는데, 심장 질환 표지자인 LDL 콜레스테롤이 포화지방 섭취와 관련이 있다는 내용이었다. 유제품과 고기는 실제로 포화지방이 풍부하므로(견과류, 올리브유, 코코넛 기름을 포함한 소위 '건강식품' 역시 마찬가지지만) 우리는 선입견을 가지게 되었다. 하지만 최근 더 가난한 나라의 13만 5,000명을 대상으로 진행한 관찰한 연구(PURE Study)에서 고기와 유제품으로 포화지방을 많이 섭취하는 사람이 탄수화물을 주로 섭취하는 사람보다 사망률이 낮다는 사실을 발견했다.[4] 바꾸어 말해 무조건 육식이 나쁘다고 우기는 대신에 맥락을 고려해 생각해야 한다는 뜻이다. 해당 연구에서 사람들이 섭취한 고기와 유제품은 서양인이 흔히 먹는 양보다 훨씬 적기는 했다. 또한 육식은 소득과도 관련이 있다. 조정이 있기는 하지만, 사망률과 관련해 결과를 편향시킬 수 있는 부분이다. 언급한 한계에도 불구하고, 연구는 우리의 고정관념을 깰 때가 왔다는 사실을 나타내고 있었다. 영국과 미국의 식단지침에서는 여전히 포화지방 섭취를 줄이도록 권장한다. 포화지방을 하루 에너지 섭취량의 20퍼센트 미만으로 제한하고, 적색육을 닭이나 칠면조와 같은 담백한 고기로 대체하며, 소시지나 다진 고기를 구매할 때는 지방이 적은 제품을 선택하라는 식이다. 불행히도 육류 소비량과 포화지방 연구 대다수는 고기, 즉 포화지방을 섭취할 때 함께 먹는 다른 식품은 전혀 생각하지 않았다. 예를 들어 미트파이를 먹을 때는 고기뿐 아니라 페이스트리 반죽도 같이 입에 넣게 된다. 하지만 적색육을 많이 먹으면 심장병이 생긴다는 속설은 여전히 영양학 지침에서 진리로 남아 있다.

으레 그렇듯, 근거를 더 자세히 들여다보면 더 복잡한 사정이 있다. 미국, 유럽, 아시아에서 100만 명이 넘는 사람을 대상으로 수행한 관찰 연구에 따르면, 적색육을 자주 먹었을 때 사망률과 심장병 발병률이 소폭 증가한다. 하루 권장 섭취량을 초과하는 사람은 10~15퍼센트 증가했으며, 가공육을 먹었을 때는 30퍼센트까지 올랐다.[5] 암 발병률 역시 15퍼센트 정도 올랐다. 고기의 위험성은 미국을 대상으로 한 실험에서 더 일관성 있게 나타났다. 아마 미국인이 고기를 훨씬 많이 먹기 때문인 것 같다(미국인은 매년 127킬로그램, 영국인은 매년 84킬로그램의 고기를 먹는다). 이 자료에 따르면, 유럽인의 고기 섭취량을 반으로 낮추거나 미국인의 고기 섭취량을 1/3로 제한하면 때 이른 죽음을 맞는 사람이 8퍼센트가량 줄어든다. 하지만 2019년에 또 다른 메타분석이 헤드라인을 장식했다. 이전 네 차례의 조사와 마찬가지로 방금 언급한 자료를 똑같이 분석했으나, 결론은 완전히 달랐다. 캐나다 연구진은 적색육이나 가공육을 먹어서 건강이 나빠진다는 주장의 근거가 명확하지 않다고 언급했다.[6] 나는 캐나다 연구진이 내놓은 결과와 이후 벌어진 논쟁에 적지 않게 놀랐다.[7] 나중에 요청에 따라 미국인 동료인 크리스토퍼 가드너와 함께 「브리티시메디컬저널」에 해당 연구에 대한 입장을 밝히는 과정에서, 캐나다 연구진이 역학 연구와 단기 연구 대부분을 일부러 제외하고 고기가 병을 유발하지 않는다는 결과가 나온 소수의 연구에만 주목했다는 점을 알아차렸다. 또한 수석 저자가 식품, 음료, 축산업계가 강력한 영향을 끼치는 ILSI(International Life Sciences Institute, 국제생명과학협회)와 텍사스대학교에서 연구비를 지원받았으며, 예전에도 설탕의 안전성에 대한 비슷한 결론을 내린 적이 있다는 사실을 확인했다.[8]

육류 소비를 줄여야 한다는 주장 역시 미심쩍은 부분이 있다. 유럽과 아시아인의 특성을 고려해 엄밀하게 살펴보면, 단순히 적색육이 심장병을 유발하여 사망률을 높인다고 생각하기 어렵다. 아시아에는 고기와 함께 건강한 식물성 식품을 먹는 문화가 있기 때문이다. 서양 국가보다 고기 소비량이 훨씬 적은 한국, 중국, 일본에 사는 30만 명을 대상으로 한 연구는 적색육이 남성의 심장병, 여성의 암을 예방하면서 오히려 사망률을 낮춘다는 결론을 내놓았다.[9]

또한 연구 과정에서 식단 변화를 유발한 몇 가지 무작위임상시험에도 주목할 필요가 있다. 1,000명을 대상으로 8년간 진행한 대장암 예방 연구와 8년 동안 3만 8,000명의 여성을 관찰하여 저지방 식단의 암 예방 효과를 검증한 조사가 좋은 예다.[10] 피실험자 전원은 식단을 바꾸면서 고기 섭취량을 20퍼센트 가까이 줄였다. 하지만 두 연구 모두 적색육 섭취량을 줄이면 암 발병률이나 사망률이 감소한다는 결론을 도출하지는 못했다.

2011년, 영국 정부는 적색육과 가공육이 대장암을 유발한다는 보고를 근거로 두 식품의 섭취량을 70그램으로 줄일 것을 권장했다. 2015년 역시 축산 업계에 피바람이 불었던 해다. 22명의 과학자로 구성된 WHO 조사위원회가 800개 이상의 연구를 검토하며 작성한 적색육과 가공육에 대한 보고서는 전 세계 많은 사람을 화나게 했다.[11] 보고에 따르면 모든 역학 및 독성학 증거가 적색육이 발암물질일 '가능성'을 시사하며, 가공육은 '명백한' 발암물질로 하루에 베이컨 2장을 먹으면 대장암에 걸릴 확률이 18퍼센트 증가한다는 내용이었다. 여기에는 영양학 연구에서 많이 저지르는 문제가 몇 가지 있었다. 첫째, 원인과 결과를 정확히 구분할 수 없으며 신뢰성 역시 확실하지 않은 역학 관찰 자료를 기반으로 했다. 둘째, 암 예방 시험에서 고기를 끊은 사람에 대한 의미 있는(그리고 보고서의 결론과 반대인) 임상시험 자료는 고려하지 않았다. 최근 100만 명 이상의 관찰 연구에 대한 또 다른 메타분석 결과는 완전히 달랐다. 적색육과 암은 관련이 없으며 가공육을 섭취했을 때 암 발병률이 소폭 상승했다는 결론을 내놓았기 때문이다.[12] 셋째, 연구 위원회는 독립적으로 움직이지 않았으며 편향이 있었다. 대다수 연구원이 적색육 연구를 진행한 경력이 있는 채식주의자였다. 마지막으로 연구진은 처음 약속한 대로 보고서 전문을 공개하지 않았으며 동료 평가(peer review) 또한 없었다. 따라서 과학계의 정당한 검증을 받지 않았다고 볼 수 있다.

적색육을 담배와 플루토늄과 같은 선상에 두면서 대중은 공포에 질렸다. 가끔 먹는 햄버거가 담배 한 갑과 위험성이 비슷하다는 주장은 명백하게 틀렸다. 핵심은 섭취량이다. 연구 위원회와 조사결과를 발표하는 언론인 대부분은 우리에게 문맥을 제공해야 한다는 사실을 잊어버리고 말았다. 물론 늘 그래왔지만 말이다. 이들을 대신해 정확히 설명하자면, 베이컨으로 흡연자와 암 발생률이 같아지려면 하루에 100장을 먹어야 하며, 육식을 즐기는 이탈리아인의 암 발생률은 일 년에 담배를 3대 피우는 사람과 같다. WHO는 고기의 품질과 종류도 구분하지 않았다. 소금, 포화지방, 첨가물을 듬뿍 넣은 쿼터파운드 치즈버거와 친환경 방식으로 풀을 먹여 키운 소로 만든 스테이크는 분명히 다르다. 후자는 심장에 좋은 오메가3지방산을 풍부하게 함유하고 있다.[13] 따라서 "베이컨이 암을 유발한다"라는 헤드라인은 엄청나게 과장된 셈이다.

이제 육류 섭취가 암을 유발한다는 주장을 회의적인 시선으로 바라봐야 한다고 치자. 그렇다면 환경 문제는? 우리가 식물을 위주로 먹어야 지구를 살리고 세계를 구할 수 있다는 주장이 점점 지지를 얻고 있다. 2019년 초 국제학회의 이트란셋 위원회(The Eat-Lancet Commission on Food, Planet, Health) 발표에 따르면, 건강을 챙기고 온실가스 배출량을 낮추려면 육류와 유제품 소비를 대폭 줄여야 한다.[14] 연구진은 사상 최초로 전 세계인을 위한 식품 권장량을 발표했는데, 균형 잡힌 영양 섭취를 유도하고 지구를 지키는 데 그 목적이 있다. '지구 건강을 위한 식단'을 요약하면 매일 계란 13그램(보통 한 알에 50그램이다)과 소고기, 양고기, 돼지고기(작은 스테이크가 85~100그램이다) 14그램을 곡물, 과일, 채소, 유제품과 함께 엄격한 지침에 따라 먹으라는 내용이다. 컴퓨터 알고리즘으로 설계한 식단인 탓에, 계란을 1/3 떼어내거나 스테이크를 1/10 잘라내는 정교한 기술이 필요하다. 또한 고기의 질은 생각하지 않고 양에만 집중했다. 게다가 식품 업계를 누르고 소비자에게 영향력을 행사하려는 자선단체에서 지원금을 받은 과학자 다수가 연구에 참여했으며, 결과를 홍보하기 위해 광고 회사까지 동원했다.

해당 발표는 최근에 나온 3가지 연구의 영향을 받았다. 첫 번째는 2018년에 수행한 연구인데, 4만여 개의 농장을 조사하여 온실가스 발생과 지구 온난화 현상을 가장 효과적으로 막는 방법이 문제의 25~30퍼센트를 차지하는 축사 용지를 줄이는 것이라는 결론을 내놓았다. 고기와 유제품을 생산하는 가축에게 투자하는 땅은 전체 축사 용지에서 83퍼센트를 차지하는데, 이는 미국, 유럽, 중국, 오스트랄라시아를 전부 합친 면적에 해당한다. 지구에 존재하는 포유류의 95퍼센트는 인간이 기르는 가축이며 종 역시 많지 않다. 그중에서 고기를 얻기 위해 기르는 소는 단백질 생산량과 온실가스 배출 면에서 가장 효율이 낮다. 보통(세계적으로 따졌을 때) 돼지보다 환경 효율이 7배, 닭보다 10배 떨어지며 견과나 두부와 비교하면 단백질 함량 기준 30배 정도 비효율적이다.[15] 물론 농장에 따라 환경에 미치는 영향은 최대 5배까지 달라질 수 있다. 그러나 가장 지속 가능한 형태의 소 농장도 가장 효율이 낮은 견과나 콩 생산 시설과 비교하면 토지 이용 효율이 4배 이상 떨어진다. 지속 불가능한 농장을 운영하는 축산업자에게 고기를 사지 않는 것만으로 전 세계 축사 용지 면적을 3/4까지 줄일 수 있다. 이 중에서 악질은 매일 브라질 열대우림을 맨해튼 크기만큼 줄여나가는 짓을 후원하는 세계적인 대기업이다. 전부 소를 먹일 방목장을 만들거나 소에게 먹일 콩이나 옥수수 사료를 만들기 위한 행각이다.

두 번째는 식단으로 기후 변화를 막고 가축이 생산하는 온실가스를 반으로 줄이려면, 소고기 소비량을 75퍼센트 줄이고(미국은 90퍼센트) 계란은 지금의 절반만 먹으며, 콩은 3배, 견과류와 씨앗은 4배 더 섭취해야 한다고 주장한 연구다.[16] 세 번째는 적색육과 가공육에 세금을 부과했을 때 보건과 경제에 나타날 결과를 살펴보는 모델링 연구다.[17] 연구에 따르면 육류 소비로 발생하는 질병 때문에 매년 240만 명이 죽으며 치료비로 321조 6,225억 원이 들어가므로, 적색육에 세금을 부과하면 매년 22만 2,000명을 살릴 수 있다. 연구진은 미국은 가공육에 163퍼센트, 적색육에 34퍼센트의 세금을, 영국은 가공육에 79퍼센트, 적색육에 14퍼센트의 세금을 부과해야 한다고 주장했다. 격렬한 반응이 잇달았다. 당시 영국 환경부 장관이던 마이클 고브는 "유모처럼 사소한 것에 간섭하는 나라를 만드는 제도"라고 말했다. 하지만 술이나 담배에 붙는 세금에 반발하는 사람은 없다는 점도 생각해야 한다. 현재 다른 나라에서도 육류세를 놓고 갑론을박이 벌어지고 있는데, 독일은 소시지에 세금을 부과하려다가 대중의 반발로 철회했다.

미국축산동맹(US Animal Agricultural Alliance)과 캘리포니아대학교 데이비스 캠퍼스 동물과학과(UC Davis Department of Animal Science)는 이트란셋 위원회가 고기의 영양 가치를 무시하고, 건강에 미치는 악영향을 과장하며, 지역 육류 산업의 효율성을 평가절하했다고 강하게 비판했다. 소고기 업계, 특히 미국의 소고기 업계는 지난 수십 년 동안 단백질 생산 효율을 1/3 이상 높이고 환경 파괴를 줄이는 데 성공했다. 하지만 이러한 '효율'을 개선하는 과정에서 동물 복지를 무시하거나 우리가 모르는 또 다른 환경 문제가 발생했을 가능성 역시 존재한다.[18]

WHO와 이트란셋 위원회는 육류 소비를 크게 줄인다고 해서 건강이 나빠지는 일은 없다고 주장한다. 하지만 서양인의 식단에서 적색육은 단백질이나 비타민 그리고 철이나 아연 같은 미네랄을 풍부하게 제공하는 역할을 한다. 신중한 계획이나 적절한 대체재 없이 적색육처럼 큰 식품군을 싹둑 잘라냈다가는 영양 결핍에 걸릴지도 모른다.

영국의 10대 소녀 거의 절반은 철분 수치가 권장 섭취량 밑바닥에서 헤매고 있으며 5퍼센트는 철결핍빈혈에 시달린다.[19] 또한 채식 위주의 식단을 먹고 자란 유아와 아동은 철분 결핍이 발생할 가능성이 크다. 철분을 풍부하게 제공하는 적색육을 식단에서 제외하면, 앞에서 언급한 문제가 발생할 확률은 올라갈 수밖에 없다. 물론 채식 위주의 식단에서도 철분이나 다른 영양소를 충분히 섭취할 수는 있다. 특히 미국에서는 대부분 음식에 강화 처리를 하므로 더 쉬운 일이다. 하지만 식물성 식품은 고기와는 달리 철분을 흡수하기 어려울 뿐 아니라, 강화식품은 대개 몸에 잘 흡수되지 않는 원소철(철가루 같은)을 함유하므로 실제 철분 섭취량을 확인하려면 전문가의 조언이나 영양학 지식이 필요하다. 고기에 있는 비타민B12, 아연, 셀레늄과 같은 영양소는 식물에 희박하므로 채식주의자나 비건은 영양 결핍 문제에 직면할 수밖에 없으며, 이에 따라 대다수가 영양제에 의존한다. 나 역시 잠깐 엄격하게 채식을 한 적이 있는데, 6주간 채식주의 식단을 지키다가 건강검진을 받으러 가서 비타민B12(뇌 건강에 필요한 영양소로, 동물 식품에서만 자연적으로 섭취할 수 있다)의 혈중 농도가 낮다는 사실을 알아차리고 그만두었다. 나는 건강에 문제가 있다는 것을 알기 전까지 영양제와 비타민 주사에 의존했는데, 결국 인공 영양제에 의존하는 식습관은 내가 갈구하던 건강한 생활 방식이 아니라는 결론을 내렸다. 지금은 한 달에 두어 번 정도 고급 적색육을 먹으며, 현재 내 혈중 비타민B12 수치는 정상이다.

고급 고기를 적당히 먹으면 오히려 건강이 좋아진다.[20] 최근 연구는 적색육을 소량 먹으면 우울증이나 불안장애와 같은 정신질환을 예방한다는 결론을 내놓았다. 호주 여성 1,046명을 대상으로 수행한 연구에서는 적색육 섭취를 줄이면 우울증과 불안장애에 걸릴 확률이 2배로 증가할 뿐 아니라, 호주에서 권장하는 적색육 섭취량 미만을 먹으면(매일 65그램) 정신질환이나 불안장애가 나타날 가능성이 높아진다는 결론을 내놓았다.[21] 반복해서 검증할 필요는 있지만, 연구진은 적색육이 전반적인 식단의 질과는 별개로 정신건강을 지키는 데 중요한 역할을 한다고 주장했다. 고기의 종류 역시 정신에 영향을 미친다. 미국에서 흔하게 구할 수 있는 곡물사육(Grain-fed) 소고기는 목초사육(Grass-fed) 소고기보다 영양가가 떨어진다. 풀을 먹인 소에서 나온 고기는 정신건강에 도움을 주는 오메가3지방산이 훨씬 더 풍부하다.[22]

고기를 요리하는 방식 역시 중요하다. 조리법에 따라 재료의 구조가 변하며 추출 가능한 에너지가 달라진다는 사실을 모르는 사람은 없다. 예를 들어 적색육은 오래 가열할수록 열량이 늘어나지만, 유익한 항산화제는 줄어든다. 아크릴아마이드는 소시지 같은 음식을 태워 먹을 때 발생하는 화학물질인데, 신문 헤드라인에서 자주 볼 수 있다. 이것은 아미노산의 하나인 아스파라진이 일부 천연 탄수화물과 결합하면서 생기는 성분이다. 무엇이든 지나치게 익히면 아크릴아마이드가 발생하는데, 이는 토스트는 물론이고 소시지와 스테이크에서도 찾을 수 있다. 2017년 영국 식품규범청은 주요 언론 캠페인을 통해 취약계층의 시민에게 태운 소시지를 먹지 말라고 경고한 바 있다. 이렇게까지 위험성을 알리는 이유는 WHO 산하 국제암연구소(IARC) 위원회에서 아크릴아마이드를 '발암물질'로 분류했기 때문이다. 이 무시무시한 이야기는 태운 소시지와 비교도 할 수 없을 만큼 엄청난 양의 아크릴아마이드를 퍼부은 동물 실험 몇 가지와 스위스의 어느 터널 근처에서 풀을 뜯는 소 떼에 알 수 없는 질병이 발생한 사건을 조사하던 중, 근처 강에서 아크릴아마이드를 다량 검출한 사실을 근거로 하고 있다. 무서운 이야기지만, 사람을 대상으로 한 그럴듯한 연구에서는 아크릴아마이드가 암을 유발한다는 증거를 확인하지 못했다.[23]

직화 요리를 할 때 발생하는 다환방향족탄화수소 역시 마찬가지다. 다환방향족탄화수소가 암을 유발한다는 주장은 실험실에만 진행한 분석과 연기를 많이 마시는 소방관의 암 발병률이 높다는 최근 관측 결과에 근거를 두고 있다.[24] 해당 주장은 신뢰성이 없으며 증거가 빈약하다. 하루에도 몇 번씩 바비큐 그릴 위에다 고기를 올리고 소각에 가까운 수준으로 익혀 먹지 않는 이상, 걱정할 필요가 없다. 우리는 매일 수백 가지의 고약한 화학물질에 노출되지만, 이들이 건강 문제를 일으키는 경우는 다양한 화학물질을 한 번에 대량으로 받아들였을 때뿐이다. 물론 내 말을 매일 태운 고기를 먹어도 괜찮다는 의미로 받아들여서는 안 된다. 탄 고기를 자주 섭취하면 안 되는 이유는 암을 유발해서가 아니라 맛이 없기 때문이며, 조금 먹었다고 해서 걱정할 필요는 없다.

육류 소비의 위험성을 다루는 기사는 대개 적색육에 초점을 맞추는 경향이 있다. 그러면 다른 육류는 괜찮을까? 사실 적색육이 백색육이나 생선(뒤에서 자세히 살펴보겠다)보다 해롭다는 증거는 거의 없다. 또한 적색육이라는 단어에는 명확한 정의가 없다. 돼지고기의 경우 영양학적으로는 적색육이 맞지만, 식감으로 따지면 백색육에 해당한다. 많은 사람이 소나 양 대신 저렴하고 기름기가 적은 닭, 칠면조, 돼지와 같은 백색육으로 넘어가고 있지만, 이를 건강한 흐름이라고 단언하기는 어렵다. 미국을 포함한 일부 국가의 2011년 이후 돼지고기 판매량은 계속 상승하고 있다. 물론 돼지고기가 소고기보다 몸에 좋다는 확실한 증거는 없다. 전부는 아니지만 대부분의 관찰 연구에 따르면 닭고기 같은 백색육이나 생선을 먹으면 사망률이 5~7퍼센트 정도 소폭 감소하지만, 가공육의 형태로 섭취하면(치킨너겟이나 새우튀김) 오히려 사망률이 증가한다. 백색육과 적색육에 관한 자료를 봐도 둘의 차이를 찾기가 어려운데, 연구 자체도 과장되었을 가능성이 크다. 일부 연구에서 백색육과 적색육이 건강에 미치는 영향이 다르다는 결론을 내놓은 이유는 아마 자료를 수집하는 방식이 부정확했으며 사람들이 먹은 다른 음식을 간과했기 때문으로 보인다.[25] 2019년에는 4주 동안 미국인 113명에게 닭고기와 소고기를 제공하며 건강 상태를 확인하는 임상시험을 진행했는데, 지방 수치를 고려하면 두 집단의 심장병 위험 표지자 자체는 차이가 없었다.[26]

백색육의 단점은 더 있다. 면역력이 약한 돼지를 비좁은 공간에 몰아서 대량 사육한 탓에 아시아 전역에서 아프리카돼지열병(ASF)이 발병했다. 2020년까지 중국에서만 돼지 3억 5,000만 마리가 폐사할 것으로 추정되며, 돼지고기는 수요를 따라가지 못해 가격이 폭등했다. 밀집 사육 방식으로 닭을 사육하면 영양분과 품질을 포기하는 대신, 싸고 많은 고기를 얻을 수 있다. 슈퍼마켓에서 저렴하게 판매하는 닭은 세균 감염이 일상인 좁은 사육장에서 자랐을 가능성이 크다. 당연히 사육자는 화학물질이나 살충제를 퍼붓듯이 사용한다. 영국에서는 브렉시트가 초래한 불확실성과 무역 전쟁이 일으킨 파문이 식량 공급으로 퍼지면서, 염소로 처리한 미국산 닭고기에 불똥이 튀었다. 염소 처리 방식은 닭고기의 해로운 세균을 제거할 수 있다. 그러나 안전 문제 때문에 1997년 유럽연합에서 금지했으며 이에 따라 미국산 닭고기 수입을 사실상 중단했다. 유럽식품안전국(European Food Safety Authority)은 여러 증거를 고려했을 때 염소 세척 방식은 몸에 해롭지 않다고 인정했다.[27] 하지만 고기에 염소 처리를 하는 일이 가금류 산업에서 일상적으로 행하는 잘못된 관행 중 하나라는 점이 중요하다. 대부분 농부는 키우는 닭의 감염률 따위에는 신경 쓰지 않으며 염소에만 의존한다. 이전에는 항생제를 남용하여 감염을 억제하고 가축의 성장 속도를 높였다. 그렇지만 이 때문에 가금류에서 기록적인 수준의 항생제 내성이 나타났고 전 세계 사람에게 전이되면서 엄청난 항생제 위기가 발발했다. 결국 2018년 유럽연합은 가축에 대한 예방적 항생제 사용을 금지하는 조처를 내렸다.[28] 하지만 뉴질랜드, 인도, 중국을 포함하여 많은 나라에서 여전히 항생제를 널리 이용하고 있다. 미국에서는 항생제 사용 비율이 계속 떨어지는 추세다. 물론 2018년 조사에서는 50퍼센트의 농가가 자주 항생제를 투여한다고 응답했지만 말이다. 영국도 나을 게 없다. 영국의 밀집 사육 닭장은 닭이 기생충에 걸리지 않도록 합법적 항생제인 이오노포어를 수시로 사용하고 있으며, 거의 모든 영국산 닭고기는 포장지에서 살모넬라와 캄필로박터균을 찾을 수 있다. 이들은 매년 약 30만 명에게 식중독을 일으키는 원흉이다.[29]

적색육과 가공육 문제를 생각했을 때, 플렉시테리언(Flexitarian, 주로 채식을 하지만 가끔 고기나 생선도 먹는 채식주의자)으로 전향하는 일을 진지하게 고민해볼 필요가 있다. 건강도 건강이지만, 지구 온난화를 줄이기 위해서다. 여러분이 육류 섭취를 줄이기로 했다면, 특히 곡물사육 소고기처럼 품질이 낮고 지속 불가능한 환경에서 생산한 육류를 적게 먹기로 마음먹었다면, 지구를 위해 할 수 있는 최고의 선택을 내린 셈이다. 현재 약 20억 명이 고기를 전혀 먹지 않고 있으므로 고기를 좋아하지 않는 사람이라면, 앞으로도 굳이 찾아서 먹을 이유가 없다. 자료에 따르면 적색육을 많이 먹으면 사망률이 소폭 증가하며, 가공육을 즐겨 섭취하면 대폭 증가한다. 적색육이나 가공육 섭취를 줄이기 위해 노력하는 사람은 현명하다. 고기 자체가 건강하지 않다고 생각해도 좋고 채소 섭취량이 부족하거나 고기를 먹는 사람들의 다른 식습관에 문제가 있다고 판단해도 틀린 것은 아니다. 하지만 저렴하고 기름기가 적은 고기로 바꾸는 데서 만족한다면 오답이다. 예를 들면 밀집 사육장에서 대량생산하는 닭고기 정도가 있겠다. 고기가 아니라 무엇을 먹든, 과식은 몸에 해롭다. 우리는 슈퍼마켓의 유혹에 빠져 대량생산한 고기를 저렴한 가격에 구매하여 매일 섭취한다. 이런 고기는 별다른 준비 없이도 쉽게 먹을 수 있다. 우리는 다양한 동물을 먹는 방법을 잊어버렸다. 한때 식용으로 쓰던 동물 대부분은 이제 반려견 사료로 들어간다. 토끼, 새, 오리, 염소는 물론이고 자원을 투자해 키울 가치가 없는 수컷 동물이 여기에 해당한다. 우리는 조상이 즐기던 영양분 가득한 고기를 거부하면서 지구의 한정된 자원을 낭비하고 있다.

전 세계 고기 가격은 급격하게 떨어지고 있다. 단 한 번도 고기를 생산하는데 지금처럼 시간과 돈이 적게 든 적이 없었기 때문이다. 하지만 우리가 식습관을 빨리 바꾸지 않는다면, 사료로 사용하는 농작물을 기르는 땅이 부족한 지경에 이르고 말 것이다. 대부분 국가에서는 육류 업계에 엄청난 지원금을 제공한다. 대규모 기계화 농장을 운영할수록 더 많은 돈을 받을 수 있다. 다시 말해 많은 사람이 기꺼이 고기를 사 먹을 형편이 된다는 뜻이다. 하지만 과일이나 채소 혹은 단백질이 풍부한 콩은 그렇지 않다. 대규모 육류 생산 시설은 사람들이 잘 모르는 환경오염을 유발하는데, 이것을 고려하면 가격을 2배로 측정해야 마땅하다. 나는 우리가 고기에 적절한 값을 지불해야 한다고 믿는다. 가장 쉬운 방법은 과일과 채소를 저렴하게 생산하는 농장에 보조금을 지급하고 육류세를 도입하는 것이다. 하지만 정부가 이러한 조치를 과감하게 시작하기 전까지, 우리는 고기 소비량을 줄이고 콩, 채소, 버섯을 고기에 곁들이며 일주일에 몇 번 고기 없는 날을 즐기면서 변화를 만들 수 있다. 또한 더 지속 가능한 방식으로 생산하며 맛 역시 뛰어난 목초사육 제품 위주로 선택해야 한다. 유기농 방식으로 동물을 기르며 토양에 미치는 영향 역시 적기 때문이다. 그리고 맥락이 중요하다는 사실을 기억하라. 고품질의 다진 고기로 집에서 만든 햄버거는 정체불명의 싸구려 패티로 만든 햄버거보다 지구와 여러분에게 좋다. 가끔 고급 고기를 먹으면 건강에 도움이 된다(단, 11장에서 다루겠지만 채식이 반드시 몸에 좋다고는 할 수 없다).

10

생선
거대한 비즈니스가 된 물고기 산업

✅ 오개념:

생선은 언제나 건강에 좋다

9장에서 고기가 무조건 몸에 해롭지만은 않다는 사실을 살펴보았다. 그렇다면 생선은 어떨까? 1930년대에는 아이들의 성장을 방해하는 아동 구루병이 유행했는데, 구루병을 예방하기 위해 꺼내든 해결책이 바로 생선이었다. 이때부터 대중은 생선을 건강식품으로 생각하기 시작했으며, 지금도 많은 사람이 생선을 과대평가하고 있다. 당시 아이들은 학교에 줄을 서서 매일 대구 간유, 맥아, 그리고 비린 맛을 씻어내는 퀴퀴한 빵 한 쪽을 받았다. 상기한 음식과 비타민D로 강화한 유제품을 보급하자, 아동 구루병이라는 심각한 문제가 10년도 되지 않아 완전히 사라졌다. 이 일을 계기로 고기의 하나인 생선도 '슈퍼푸드'의 자리에 올랐다. 하지만 현재 완연한 믿음과 달리 생선은 관상성 심장병과 아무 상관이 없다. 우리는 생선이 몇 손가락 안에 꼽힐 정도로 몸에 좋은 식품일 뿐 아니라, 저열량 고단백질이며 기름이 많은 생선은 오메가3지방산(DHA, EPA, 어유 등으로도 부르는)을 함유하여 심장과 뇌 건강에 도움을 준다고 생각한다. 생선에 대한 이러한 믿음은 식품 업계와 영양제 회사가 만든 결과물이다. 참고로 어유 영양제 산업은 33조 8,550억 원에 이르는 엄청난 규모의 시장이다. 미국인의 약 10퍼센트, 영국인의 약 20퍼센트가 매일 어유 영양제(흔하게 먹는 영양제다)를 복용하며, 영국은 매년 4조 1,311억 원을 생선을 구매하는 데 쓴다. 하지만 물고기 옹호론자에게 안 좋은 소식이 하나 있다. 바로 생각보다 생선이 몸에 좋지 않다는 것이다.

수십 년 동안 우리는 생선이 두뇌 발달, 아이의 학업 성취도 향상, 질병 예방과 같은 효과를 발휘한다고 세뇌당했으며 인지 능력과 기억력 개선에 도움을 준다는 수많은 관찰 자료를 철석같이 믿었다.[1] 나는 몇 년 동안 아들에게 어유 캡슐을 먹이느라 애를 먹었는데, 시간이 지나서야 캡슐을 삼키지 않고 부엌 찬장 뒤쪽에 숨긴다는 사실을 알아차렸다. 대규모 지역사회에서 수행한 한 연구에서는 65세 이상의 사람을 6년 이상 추적하며 관찰했는데, 생선을 섭취하면 나이가 들면서 자연스럽게 발생하는 인지 능력 퇴화를 늦출 가능성이 있다는 것을 발견했다.[2] 그러나 관찰 연구는 두 변수(생선 섭취와 인지 능력) 사이의 관련성을 제시하는 데 그쳤다. 인지 능력이 감소하는 속도가 줄어든 이유가 생선이 아닌, 다른 식품이나 생활양식과 같은 요인일지 모른다는 뜻이다. 과일 혹은 채소 섭취나 일상적인 운동 따위를 예로 들 수 있겠다.

2000년대 초에는 자녀에게 오메가3 영양제를 먹이자는 대규모 캠페인을 열기도 했다. 오메가3지방산은 연어나 고등어 같은 기름기 많은 생선이나 호두, 아마씨, 해조류, 강화식품에서 찾을 수 있는 성분이다. 크게 2가지로 나눌 수 있는데 긴사슬 오메가3지방산, 즉 EPA(에이코사펜타엔산)와 DHA(도코사펜타엔산)이다. 둘 다 생선과 갑각류에서 얻을 수 있다. 짧은 사슬 오메가3지방산이라고 부르는 ALA(알파리놀렌산)은 아마씨, 치아씨드, 호두 같은 식물 식품이 주로 함유하고 있다. ALA도 중요하지만, DHA와 EPA가 건강에는 더 좋다. ALA의 주요 문제는 효과를 보려면 EPA와 DHA로 전환해야 하는데, 변환 과정이 느리고 효율이 떨어진다는 데 있다. ALA의 일부 (10~15퍼센트)만 EPA와 DHA로 변하기 때문이다. 여러 연구에서 비건보다 일반인의 EPA와 DHA의 섭취량과 혈중 수치가 훨씬 높게 나온 이유다.[3] 부족하더라도 별다른 증상이 나타나지 않으므로 해당 영양소가 얼마나 중요한지 잘 모르는 비건이 많다. 하지만 비건은 ALA가 풍부한 음식을 많이 섭취해야 일반인이 생선으로 얻는 오메가3와 같은 수준의 효과를 누릴 수 있다. 일부 비건 단체에서는 EPA와 DHA를 제공하는 비건용 미세조류 영양제를 매일 챙기라고 권장한다.

　뇌가 문제없이 성장하려면 DHA가 필요하다. 따라서 어린이가 식단에서 DHA를 충분히 섭취하지 못할 경우, 어유로 부족한 부분을 보충해야 한다고 생각했다. 하지만 이는 오판이었다. 여러 무작위임상시험을 메타분석한 결과, 아이에게 어유 영양제를 제공해도 일관된 효과가 나오지 않았다.[4] 노르웨이는 영양제보다 기름기 많은 생선의 효능을 광고하는 데 혈안이 되어 있다. 이런 생선 대부분을 노르웨이에서 생산하기 때문이다. 하지만 노르웨이에서 214명의 미취학 아동에게 넉 달 동안 점심으로 고기 대신 고등어와 청어를 제공하는 실험을 수행한 결과, 인지 능력 향상을 확인할 수 없었다.[5] 수많은 임산부가 오메가3 어유 영양제를 먹는다. 오메가3지방이 아이의 뇌 발달에 도움이 된다고 믿기 때문이다. 하지만 최근 임산부 259명을 대상으로 수행한 임상시험에서는 아기가 7살이 될 때까지 관찰해도, 임산부의 어유 영양제 섭취가 아이의 지능 발달로 이어진다는 사실을 증명할 수 없었다.[6] 오메가3 영양제가 몸에 좋다는 증거는 존재하지 않으며, 생선을 먹는 일 역시 마찬가지다.

　생선이 몸에 좋다는 주장은 검증하기 힘들 뿐 아니라 근거 역시 미약하다. 15년 동안 50만 명의 유럽인을 대상으로 관찰 연구를 수행했으나, 생선 섭취가 사망률 감소로 이어진다는 증거를 찾을 수 없었다. 오히려 생선을 지나치게 많이 먹으면 사망률이 소폭 상승했다.[7] 지금까지 수행한 29건의 연구를 요약한 최근 자료에 따르면, 똑같이 매주 섭취했을 때 견과류는 사망률을 24퍼센트 낮추었지만, 생선은 7퍼센트 낮추는 데 그쳤다.[8] 따라서 일주일에 2~3번 생선을 먹으라는 현행 지침을 따르더라도 오래 사는 데 큰 도움은 되지 않는다. 게다가 비건은 생선을 먹지 않아도 일반인보다 장수하며 병을 적게 앓는다.[9] 그러나 생선을 즐겨 먹는 사람은 보통 건강 상태가 좋으며, 지중해식이나 아시아식 식단을 지키는 사람은 특히 그러하다. 사람마다 생선으로 얻는 효과가 다를 가능성도 있다. 만약 그렇다면 개인의 고유한 특징인 장내 미생물에 이유가 있다고 본다. 하지만 그리스와 사르데냐 산악지대에는 100세 이상 노인이 많은 장수촌이 있는데 현지인은 생선을 거의 먹지 않는다.

사람들이 흔히 이야기하는 생선의 마법 같은 효능을 들어보면 연어, 송어, 정어리, 청어, 고등어 따위에서 나오는 오메가3 지방유가 몸에 좋다는 말밖에 없다. 이러한 지방은 수년 전부터 숭배를 받았는데, 농축물 형태로 섭취하면 건강에 더 좋다는 말도 떠돌았다. 정부에서 제시하는 지침대로 일주일에 2~3회 생선을 섭취하기 어려운 사람들은 오메가3 영양제를 대신 섭취했다. 하지만 오메가3 영양제는 정말 우리 건강에 이로울까? 2002년 영향력 있는 기관인 미국심장협회는 오메가3 영양제를 추천하면서 대다수 심장질환을 예방하고 치료하는 효과가 있다고 언급했으며, 전 세계에서 엄청난 수의 오메가3 영양제가 의사의 처방으로 팔려나갔다. 그리고 15년 뒤 미국심장협회는 오메가3 영양제에 대한 20개의 새로운 무작위임상시험을 검토했다. 대규모로 실시한 해당 조사에서는 오메가3 영양제가 심장 문제를 예방하는 데 도움을 준다는 증거가 거의 없다는 결론이 나왔다. 유일한 예외는 심장발작 이후 살아난 사람으로, 여섯 달 동안 복용했을 때 효과를 볼 수 있었다.[10] 2018년 미국 연구진은 1년 이상 수행한 고품질 연구 10건을 검토하면서 더 명확한 결과를 얻었다. 어유 영양제는 심장병이나 뇌졸중을 예방하지 않으며, 권장할 이유도 없다.[11]

최근에 영국 연구진 역시 11만 2,000명을 대상으로 진행한 79건의 무작위 시험을 검토한 끝에 긴사슬 오메가3 영양제(어유, EPA, DHA)를 장기간 먹어도 심장 건강을 개선하거나 뇌졸중 혹은 사망 위험을 낮추는 효과를 볼 수 없다는 결론을 내렸다.[12] 2019년 미국에서 2만 5,000명을 대상으로 진행한 대규모 임상시험에서도 부정적인 결과가 나왔다.[13] 영국 국립보건임상연구소(NICE)는 증거의 설득력을 고려하여 심혈관질환 예방지침에서 오메가3지방산 섭취를 권장하는 내용을 삭제했다. 또한 생선을 먹으면 심장마비 위험을 줄인다는 언급 역시 뺐다. 어유 영양제는 치매를 예방하고 관절염 치료에 도움을 준다는 문구 아래 팔려나간다. 하지만 독립적인 대규모 검토에서 알츠하이머병, 기억력 손실, 골관절염에 별 효과가 없다는 사실이 밝혀졌다.[14] 예전에는 의사가 직접 어유 영양제를 처방했으나, 지금은 그렇지 않다. 덕분에 어유 영양제 업계는 안 그래도 매출이 떨어지는 와중에 엎친 데 덮친 격이 되었다. 비건이 생선 없이 살 수 있다면(식물에서도 충분한 오메가3지방산을 섭취할 수 있다) 우리라고 못 할 것이 있을까?

서양 정부는 건강하게 살고 싶다면 육류 섭취를 줄이고 일주일에 2~3회 생선을 먹어야 한다고 국민을 세뇌하고 있다. 하지만 생선이 몸에 좋다는 주장의 근거는 빈약하다. 생선이 건강에 해롭다는 증거는 없지만, 많이 먹으면 확실히 좋지 않다. 바다는 인간의 욕심을 만족시키기 위해 갖은 애를 쓰고 있다. 저렴한 양식 해산물로는 턱도 없는 수준이다. 이미 양식 업계는 우리의 극단적이고 지속 불가능한 수준의 생선 수요를 맞추기 위해 무리해서 일하고 있다. 전 세계 평균을 보면, 인간은 1명당 일 년에 20킬로그램의 생선을 먹어치운다. 많은 종이 위기에 빠지고 생물다양성이 감소하면서 바다에서 얻을 수 있는 영양소는 갈수록 줄어들고 있다. 만약 모든 사람이 정부지침대로 생선을 섭취한다면, 바다는 인간을 감당할 수 없다. 특히 인구가 계속 증가한다는 사실까지 고려하면 절대 가볍게 생각할 일이 아니다. 우리는 연어를 닭처럼 해치우는 시대에 살고 있다. 생선 가격은 그 어느 때보다 저렴하다.

원래 양식 생선은 귀한 몸이었으나, 현재 전 세계에서 소비하는 생선 대부분은 양식이다. '스코틀랜드산 연어'라는 꼬리표가 붙었다고 해서 스코틀랜드의 경치 좋은 강에서 한 마리씩 수작업으로 잡았다고 생각하면 안 된다. 슈퍼마켓에서 저렴하게 파는 생선 대부분은 양식이다. 다시 말해 낚시로 잡은 생선과 효과가 다르다는 뜻이다. 연어, 송어, 잉어, 틸라피아, 메기, 농어, 도미, 민대구, 새우는 현재 양식으로 수요를 맞춘다. 가게에 누워 있는 생선은 수천 킬로미터 밖에서 왔다고 생각하면 된다. 양식 생선이 늘어날수록, 야생 개체는 위험해진다. 양식장을 벗어난 탈옥수가 지역 생태계를 교란하는 것도 문제지만, 야생 개체를 잡아서 양식 생선의 먹이로 준다는 사실이 더 중요하다. 양식장에서 사용하는 사료 대부분은 멸치나 정어리 같은 작은 물고기로 만든다. 단백질과 오메가3 함량을 높이기 위해서다. 작은 생선을 갈아놓은 가루에 어유, 콩, GM 효모, 닭고기 지방, 심지어 가끔은 깃털까지 갈아 넣는 식이다. 칙칙한 양식 연어가 새우, 해조류, 크릴을 사냥하는 건강한 야생 개체처럼 보이도록 만들기 위해, 양식업자는 색소(아스타잔틴)를 먹여서 어두운 회색 살점을 화사한 분홍색으로 바꾼다. 양식 업계는 계속 지속 가능한 사육법을 사용하라는 압력을 받고 있으나, 2015년에는 연어를 포함한 어종을 생산하기 위해 양식 개체 1킬로그램당 야생 개체 1.3킬로그램을 죽였다.[15] 새우와 같은 갑각류는 양식으로 키울 때 같은 무게의 돼지고기보다 더 많은 온실가스를 생산하며 다른 양식 생선 역시 치즈, 계란, 닭고기보다 탄소발자국이 더 크다.[16] 이러한 행태를 좌시한다면, 지구 온난화를 가속하는 것은 물론이고 해양 생태계까지 위험에 빠질지도 모른다.

양식 생선은 천연자원을 고갈시키며 비좁은 양식장에서 길러낸 생선은 사람의 건강에도 좋지 않다. 일단 양식업자는 물고기가 빨리 자라면서 병에 걸리지 않도록 엄청난 양의 항생제를 시시때때로 사용한다. 그러나 워낙 밀집된 환경에서 생활하는 탓에 수시로 전염병이 창궐하는데, 규제가 약한 나라에서는 항생제를 말 그대로 때려 붓는다. 세계 최대 생선 수출국인 칠레는 2014년에만 항생제 30만 킬로그램을 사용했다. 이는 단순히 많은 생선이 항생제 내성을 가지게 하는 행위일 뿐 아니라 먹이사슬의 정점인 인간에게도 영향을 미치며, 전 세계 보건을 위협하는 가장 큰 요소인 인간의 항생제 면역화를 현실로 만들 수 있다. 양식업계는 항생제가 생선을 먹기 전에 몸에서 빠져나간다고 주장한다. 하지만 2014년 미국에서 수행한 연구결과는 달랐다. 캘리포니아와 애리조나의 가게에서 구매한 11개국 출신의 27개 수산물 표본(새우, 틸라피아, 연어, 송어, 메기처럼 흔히 먹는 종류)에서 항생제 수치를 살폈는데, 3/4에서 항생제가 검출되었다. 그중에는 무항생제 라벨이 붙은 생선도 있었다. 유명한 양식장 대부분은 항생제 사용을 중단했다. 그래도 안심하기는 이르다. 2017년에 수행한 연구에 따르면 세계 여러 곳에서 대량생산하여 판매한 생선 사료에서 상당한 수준의 항생제가 검출되었다. 더 우려스러운 건 수백 개의 항생제 내성 유전자가 나타났다는 것이다. 조사결과 이러한 항생제와 항생제 내성 유전자는 사료에서 생선으로, 그리고 생선에서 사람으로 옮겨갈 수 있다는 사실이 드러났다.[17]

항생제 사용량이 올라간 이유는 빽빽하고 좁은 환경을 좋아하는 작은 동물인 바다이(Sea louse) 때문으로 보인다. 바다이는 연어 몸에 달라붙어 살을 파먹으며, 이 과정에서 숙주는 상처를 입거나 죽는다. 양식업자는 바다이가 인간에게는 해를 끼치지 않는다고 주장하는데, 엄밀히 따지면 그렇지 않다. 현재 양식 연어 5마리 중 1마리가 바다이 때문에 죽으며, 이로 인해 매년 1조 4,754억 원에 달하는 손해가 발생한다. 작년에는 세계 최대 연어 생산국인 노르웨이가 바다이로 엄청난 타격을 받으면서 전 세계 연어 공급량이 거의 10퍼센트 감소했다. 바다이는 이미 250개의 스코틀랜드 양식장 절반에 자리를 잡은 듯 보이며, 다른 나라의 양식장에서도 발견되고 있다. 바다이에 감염된 물고기가 양식장을 빠져나오면, 바다이가 야생 개체로 옮겨가면서 문제가 커질 수 있다.[18] 바다이는 관리가 어렵고 살충제나 항생제로 죽이는 방식이 효율이 떨어진다. 캐나다에서 바다이가 유행한 적이 있는데, 강력한 살충제를 투입하자 살충제에 내성이 생기고 말았다. 2015년에는 친환경 해결책이 등장해 인기를 끌었는데, 영국에서 잡은 양놀래기(Wrasse) 혹은 '청소부'라고 부르는 물고기를 수조에 집어넣어서 연어 몸에 있는 바다이를 먹도록 하는 것이었다. 바다이의 수가 적을 때는 효과가 있었다. 하지만 바다이가 많을 때는 수십만 톤의 과산화수소 살충제를 사용해 방역한다. 양식장을 수심이 더 깊고 수온이 낮은 곳으로 옮기고 공간을 넓히는 해결책은 경제적이지 않다. 노르웨이에서는 물고기가 더 넓은 공간에서 살 수 있도록 연안에 거대한 석유 굴착기와 비슷한 구조물을 설치하고 있다.

법에 따르면 스코틀랜드산 생선은 바다이가 8마리까지 있어도 판매할 수 있다. 하지만 슈퍼마켓에서 취급하는 스코틀랜드산 연어는 바다이가 법정 한도의 20배까지 있는 경우가 많다.[19] 캐나다에서는 연어 1마리당 바다이 3마리로 제한하지만, 일부 농장에서 생산하는 연어는 많으면 30마리까지 붙어 있다. 스코틀랜드 농업부는 바다이가 유행하고 있으니 상황이 호전될 때까지 스코틀랜드산 양식 연어의 바다이 제한을 낮추어달라고 정부에 요청했다. 이는 전 세계적인 문제다. 양식업자는 바다이가 양식업의 가장 큰 위협이라고 생각하며 최종 소비자가격을 높이는 원인으로 보고 있지만, 일부 기업은 이윤을 남기기 위해 바다이 제한을 수시로 무시하거나 살충제를 사용한다. 캐나다, 스코틀랜드, 노르웨이, 칠레를 포함해 여러 나라가 바다이로 심한 타격을 입었다. 캐나다 양식장은 최근 바다이가 유행하면서 어쩔 수 없이 비싼 과산화수소 살충제를 사용했는데, 2018년에 캐나다에서 손에 꼽힐 정도로 규모가 큰 연어 사육장 한 곳을 조사한 결과, 연어 절반이 과산화수소의 영향을 받은 것으로 드러났다. 환경운동연합(Environmental Working Group)에서는 저렴하고 지속 가능한 방식으로 생산하는 어종을 구매할 것을 권한다. 멸치, 정어리, 양식 송어, 홍합 따위를 섭취하면 오메가3를 풍부하게 섭취할 수 있다.

좋은 생선과 해산물을 고르는 일은 생각보다 쉽지 않다. 생산자가 소비자를 속이기 쉬운 식품 중 하나가 생선이다. 같은 생선이라도 나라와 지역마다 이름이 다르다는 사실을 이용해 이득을 취하는 관행은 국제적으로도 정말 심각한 문제다. 소비자를 사로잡기 위해 멀쩡한 이름을 그럴듯하게 개명 당한 생선도 있다. 장문볼락(Pacific rockfish)이 여기에 해당한다. 예전에는 분류도 하지 않고 버리는 고기였다. 파타고니아 이빨고기(비막치어, Patagonian toothfish)라는 못생긴 종도 마찬가지다. 원래 찬밥 신세였지만, 1990년대에 칠레농어(Chilean sea bass)라는 멋진 이름이 생긴 뒤로 인기를 누리기 시작했다. 머드크랩(Mud crab)과 아귀 역시 미국에서 이미지 세탁에 성공했다. 이름을 바꾸어서 원래 버리던 생선을 식용으로 식탁에 올릴 수 있다면 좋은 일이다. 하지만 돈을 노리고 사기를 친다면 이야기가 달라진다.

생선을 속여 팔면 쉽게 돈을 벌 수 있다. 고급 식당에서도 여러분이 주문한 메뉴와 다른 생선이 식탁에 올라올지도 모른다. 미국은 생선 속이기로 골머리를 썩고 있다. 해양 보존 단체인 오세아나(Oceana)는 컬럼비아 특별구의 가게 277곳에서 확보한 400마리의 물고기 중 1/4이 라벨이나 메뉴와 다르다는 사실을 확인했다.[20] 특히 농어나 도미처럼 인기가 많은 생선은 양식 틸라피아 같은 값싸고 질이 떨어지는 생선으로 바꿔치기하는 사례가 많았다. 전 세계 55개국에서 2만 5,000마리의 샘플을 대상으로 진행한 대규모 연구에 따르면, 시중에 파는 5마리 중 1마리가 바꿔치기한 생선이며, 이 중에서 절반이 원상품보다 가격이 싸고 몸에 해로울 수 있는 양식

산이었다. 아시아 메기가 여기에 해당하는데, 성장 호르몬을 먹여서 키우는 사육장이 많다.[21] 영국에서는 피시앤칩스를 만들 때 비싼 대구 대신 값싼 명태를 쓰는 사례가 종종 있다. 2013년부터 2015년까지 DNA 검사법을 동원해 조사한 결과, 로스앤젤레스에서 판매하는 회초밥 절반이 표기와 다른 생선을 사용한다는 사실이 드러났는데, 도미와 광어를 가격이 저렴한 도다리로 대체하는 식이었다. 심지어 식당 주인조차 물고기가 잘못 나오고 있다는 것을 모르는 경우도 많았다.[22] 참치는 수요가 많고 가격이 비싸서 특히 문제가 많다. 미국에서 조사한 결과, 초밥에 올라간 참치의 70퍼센트가 가짜였다. '흰참치'를 사용하는 식당이 꽤 많았는데, 흰참치라는 생선은 없다. 문제의 흰참치는 에스콜라(Escolar)로 드러났다. 에스콜라는 고등어의 한 종류로 가격이 저렴하다. 일본과 이탈리아에서 먹으면 배탈이 날 수 있다는 이유로 금지한 생선이다.[23] 생선이나 초밥을 잘 아는 사람이 아닌 이상, 참치는 일단 피하는 편이 좋다.

보통 동물 식품은 신선할수록 좋다고 생각한다. 하지만 조충이나 고래회충처럼 물고기에서 쉽게 볼 수 있는 기생충을 피하고 싶다면 냉동생선도 썩 나쁜 선택이 아니다.[24] 다행히 생선에 있는 기생충이 인간에 해를 끼치는 일은 드물며 기생충 약을 몇 번 먹으면 완전히 치료할 수 있다. 하지만 24~72시간 얼린 생선을 선택하면 기생충을 완벽하게 예방할 수 있다. 일본에서는 생선을 냉동하면 맛이 달라지므로 초밥으로 쓰지 않는 경향이 있는데, 무작위대조시험에서는 사람들이 맛 차이를 느끼지 못한다는 사실이 밝혀졌다. 다시 말해 냉동생선을 선택하면 고래회충 같은 기생충에 감염되는 일을 막을 수 있다는 뜻이다.[25] 잡아서 바로 얼린 선동생선은 평범한 냉동생선보다 신선하며, 생물생선보다 저렴하다. 슈퍼마켓의 '생물' 코너에 있는 생선 대부분은 한 번 얼렸다가 해동한 것이다. 이런 생선을 산다면 여러분은 최대 40퍼센트 정도 돈을 더 쓸 뿐만 아니라 해동된지 얼마나 지났는지, 원산지가 정확히 어디인지도 모르고 먹는 셈이다. 슈퍼마켓은 이런 식으로 큰 이윤을 남기는데, 처음부터 냉동생선을 구매하면 슈퍼마켓 신선코너에 있는 생선과 정확히 똑같은 생선을 엄청나게 저렴하게 먹을 수 있다. 생선을 낱개 단위로 판매할 때는 자연산인지, 양식인지, 원산지가 어디인지 법적으로 명시할 필요가 없다.

또 다른 문제는 수십 년 동안 산업용 수은을 배출하는 과정에서 카드뮴, 납, 수은 같은 화학물질이 바다로 흘러 들어가면서 수산물을 오염시켰다는 것이다. 특히 깊은 바다에 서식하며 덩치가 크고 오래 사는 어종인 황다랑어, 상어, 청새치, 광어, 황새치 같은 동물이 영향을 심하게 받았다는 데 있다. 생선 섭취로 인한 수은중독의 위험성을 다룬 자료는 대부분 정황에 불과하며 연구결과 역시 명확하지 않다. 다시 말해 적절한 생선 섭취 수준을 정하기 어렵다는 뜻이다.[26] 생선으로 인한 중금속 오염에 대한 이야기는 과대평가된 경향이 있지만, 임신을 한 채로 생선을 많이 먹는다면 이야기가 달라

진다. 임산부가 생선이나 해산물에 대한 식단지침을 준수하면서 수
은 함량이 높은 생선을 위주로 선택하면, 수은을 과다섭취할 위험
이 있다. 몇 개 되지 않는 증거자료에 따르면, 수은 수치가 약간 높
은 여성이 낳은 아이는 뇌와 신경계 결손이 발생하거나 주의력 결
핍 장애 진단을 받을 가능성이 크다.[27] 하지만 임산부가 아닌 사람
에게도 생선의 중금속이 해를 끼친다는 주장의 증거는 빈약하다.
미세플라스틱으로 인한 생선의 오염은 새롭게 대두한 문제로, 사람
의 건강에 위협을 가할 가능성이 있다. 2018년에 깊은 곳에 사는 대
서양 물고기 233마리를 조사한 결과, 73퍼센트에서 플라스틱 수치
가 상당히 높았다. 플랑크톤 같은 바다 깊은 곳에 사는 해양 유기체
는 먹이 피라미드의 최하층을 형성하며 정어리를 포함한 작은 물고
기의 먹이가 된다. 작은 물고기는 참치 같은 대형 어류에 잡아먹히
면서 섭취한 오염물이 먹이사슬을 따라 축적된다. 전부 인간이 바다
와 강에 수년째 버리는 플라스틱 때문에 벌어진 일인데, 물을 플라
스틱병에 담아 마시겠다는 우리의 고집이 불러온 결과물이다. 홍합,
조개, 굴 역시 마찬가지다. 이들은 깊은 바다에 살며 바닷물을 걸
러 찌꺼기를 먹는데, 분해할 수 없는 침전물(미세플라스틱)은 내장에
그대로 남는다. 우리는 속살을 통째로 먹으니 미세플라스틱을 함께
삼키는 셈이 된다.[28] 벨기에는 1인당 연체동물 섭취량이 가장 높은
나라다. 물프리트(Moules-frites)라는 전통 요리 때문이다. 덕분에 벨
기에 사람은 매년 미세플라스틱 1만 1,000조각을 먹는다. 지금까지

는 대부분 나라가 벨기에보다는 미세플라스틱을 적게 섭취하지만, 고집을 꺾고 플라스틱 사용량을 줄이지 않는 이상 우리 입으로 들어가는 미세플라스틱은 더 많아질 듯하다. 2050년이 되면 바다에 물고기보다 플라스틱이 더 많아질 것이라 추측한 연구도 있다. 이제 미세플라스틱은 공기와 음식까지 점령했다. 인간이 장에 미세플라스틱을 축적했을 때 발생하는 위험과 장내 미생물의 반응은 전혀 밝혀진 바가 없지만, 몸에 좋지는 않을 것 같다.

생선은 맛있고 영양분이 풍부하며 웬만하면 건강에 해롭지 않다. 이번 장을 읽고 여러분이 생선을 그만 먹어야겠다고 생각하지 않아도 상관없다. 생선을 넣어도 건강하고 균형 잡힌 식단을 짤 수 있기 때문이다. 하지만 모두가 생선을 먹어야 하며, 사람은 생선 없이 살 수 없다는 주장은 정신 나간 소리다. 생선이 건강에 도움이 된다는 확실한 증거는 거의 없기 때문이다. 우리는 오랫동안 정부와 식품 업계의 말에 현혹되어 생선과 어유 영양제가 몸에 좋다고 믿었다. 하지만 생선 섭취의 장점을 입증하는 자료는 실망스러운 수준이며 어유 영양제 회사가 제시하는 과장된 광고는 증거가 빈약하다. 지금까지 어유 영양제가 심장병을 예방한다는 확실한 증거는 단 한 번도 찾은 적이 없으며, 정부는 이 사실을 고려해 지침을 바꾸었다.[29] 생선 수요는 지속 가능한 방식으로 맞출 수 없을 정도로 치솟고 있으며 모든 사람이 정부지침을 따라 일주일에 한 번 이상 생선을 먹는다면 자원은 바닥나고 소중한 바다와 생태계가 파괴되면서 지구는 심각한 손상을 입을 것이다.

앞으로도 우리는 계속 물고기를 즐기겠지만, 비싸더라도 좋은 품질의 생선을 먹고 원산지에 신경을 쓰도록 하자(양식인지 자연산인지). 그리고 일상적으로 먹는 음식이 아니라, 가끔 먹는 특식 개념으로 생각하라. 무조건 맞는 말은 아니지만, 먹이 피라미드 아래에 있을수록 몸에 좋은 생선이라고 생각하면 편하다. 따라서 다른 물고기를 먹는 생선(연어나 고등어)보다는 플랑크톤을 주식으로 삼는 작은 생선을 고르는 편을 추천한다(정어리나 청어). 그리고 치아씨드, 호두, 아마씨, 해조류를 많이 챙겨 먹어라. 이런 식물성 식품을 선택하면 바다를 더럽히지 않고도 오메가3지방산을 충분히 섭취할 수 있다. 생선을 좋아한다면, 다양한 종류를 먹도록 노력하라. 또한 지속 가능한 방식으로 생산하며, 영양소가 풍부한 생선을 선택한다. 임산부라면 수은 함량이 낮은 생선이 좋다. 지속 가능한 생선을 고르는 일은 쉽지 않지만, 라벨이나 해양관리협회(Marine Stewardship Council) 같은 웹사이트를 참조하면 도움이 된다. 여러분 앞에 있는 생선이 자연산인지, 어떤 유통과정을 거쳤는지, 지속 가능한 방식으로 생산했는지 알 수 있다. 영국에 사는 독자라면 RSPCA 어슈어드(RSPCA Assured) 라벨을 참조해도 좋다. 더 나은 삶을 산 동물로 만든 식품을 쉽게 찾을 수 있다. 참고할 만한 기관은 많다. 바다의 친구(Friend of the Sea), 피시와이즈(Fish Wise), 세계어업감시단(Global Fishing Watch)은 전 세계에 영향력을 행사하며 수산 업계가 환경친

화적으로 운영하도록 돕는다.[30]

　나 역시 당분간은 맛있고 지속 가능한 고급 생선을 일주일에 한 번 먹을 생각이다. 그렇지만 생선을 먹는다고 해서 내 수명이 늘어난다 생각하지는 않는다.

11

채식

한쪽으로 지나치게 치우친 식단은 위험하다

⊘ 오개념:

식물은 가장 건강한 식품이다

채식주의는 변했다. 흐느적거리는 양배추 이파리, 맛 없는 두부, 밍밍한 콩 알갱이 몇 개를 집어 먹던 시절은 갔다. 요즘 은 잭푸르트 파니니, 비건식 맥앤드치즈, '피를 흘리는' 비트 버거, 비건식 켄터키 프라이드치킨을 먹는다. 식품 업계는 식물 재료를 이 것저것 섞어서 우리가 좋아하는 고기, 치즈, 아이스크림을 만드는 쾌거를 이루어냈다. 유명 아이스크림 브랜드인 벤앤제리와 하겐다 즈 역시 비건 아이스크림을 판매하며, 미국에서 가장 규모가 큰 고 기 생산 회사인 타이슨푸드는 유제품과 고기 매출을 줄이고 대체 육 식품회사로 재탄생했다. 전 세계 채식 식품 시장 규모는 2016년 기준 57조 5,688억 원이었으나 10년 안에 158조 320억 원으로 증가할 것으로 보인다.

채식은 하나의 유행으로 자리 잡았고 영국의 채식주의자는 2014년에서 2019년까지 4배 가까이 증가했다. 다시 말해 영국인 8명 중 1명이 채식주의자(Vegetarian, 일부 채식주의 단계에서는 닭고기나 육식을 허용) 혹은 비건(Vegan, 엄격한 채식주의)이라는 뜻이다. 미국은 2014년에서 2017년 사이 비건이 6배 증가하면서 거의 2,000만 명까지 불어났다. 스테이크나 베이컨을 완전히 놓아줄 생각이 없는 사람이라도 동물성 식품을 줄이는 흐름에 동참하고 있다. 영국인 1/3은 일주일에 한 번 있는 고기 안 먹는 날을 준수하며 식물성 '우유'를 자주 마신다고 응답했다. 밀레니엄 세대는 채식 유행을 주도하며 달걀, 유제품, 꿀, 고기를 피하고 식물성 식품 위주로 섭취한다. 영국의 비건 절반은 15~34세다. 2020년 영국의 KFC, 버거킹, 그렉스, 피자헛을 포함한 여러 프랜차이즈는 비거너리(Veganuary, 영국의 비영리 단체로 매년 1월을 '비거너리'라고 부르며 채식하는 달로 정하는 등 채식을 권장한다)를 맞아 비건 메뉴를 내놓았다. 영국은 세계의 식품 유행을 선도하는 국가이며 업계는 채식의 유행을 유심히 지켜보고 있다. 비건은 채식으로 고통받는 동물을 지키고 환경을 구하며 우리의 건강을 개선하고 수명을 늘릴 수 있다고 주장한다. 그렇다면 채식주의는 인간과 지구를 구원할 성배인가?

많은 사람이 식물 식품 위주로 식단을 구성하면 기분이 좋아지고 활력이 생긴다고 주장한다. 일부는 채식을 시작하면 음식에 신경을 더 많이 쓰고 예전보다 건강한 식품을 고르며 아무렇게나 간식을 집어 먹는 습관이 사라지므로, 건강에 도움이 된다고 생각한다. 채식 효과는 여러분의 초기 식단에 따라 달라진다. 나 역시 비건 식단을 체험하기 시작했을 때 이 '허니문 효과'를 확실하게 체감했다. 정제 탄수화물, 가공육, 단 음식을 실컷 먹다가 곡물, 과일, 채소를 위주로 섭취하면 확실히 기분이 좋아진다. 단기적으로는 플라세보 효과가 작용했을 가능성도 무시할 수 없다. 아니면 다양한 식물 식품을 섭취하면서 장내 마이크로바이옴이 변했기 때문일 수도 있다.[1]

채식이 건강과 장수에 미치는 영향을 확인한 연구는 많으나, 결과는 일관성이 없다. 1만 2,500명의 비건과 18만 명의 일반인을 대상으로 진행한 40건의 연구를 대규모 메타분석한 결과, 비건식 식단이 여러 위험 인자를 억제한다는 결론이 나왔다.[2] 채식을 하면 관상성 심장병 발병률을 최대 40퍼센트까지 줄일 수 있다는 검토 결과도 있다.[3] 하지만 채식 위주의 식단이 심장병에 무조건 좋다고는 할 수 없다. 12만 6,000명의 성인을 대상으로 거의 30년 동안 조사한 대규모 추적 연구에 따르면, 건강한 식물성 식품을 많이 섭취하면(통곡물, 과일/채소, 견과류/콩, 식물성 기름, 차/커피) 관상성 심장병 위험이 크게 내려갔다. 반대로 건강에 좋지 않은 식물성 식품(주스/단 음료, 정제 곡물, 감자/튀김, 단 맛 나는 간식)은 관상성 심장병을 유발했다. 정리하면, 비건은 건강한 식품을 선택한다는 전제하에 심장병 위험을 줄이는 효과를 볼 수 있다. 그렇다고 일반인보다 수명이 훨씬 길다고 말할 수 있을까?

제7일안식일예수재림교인 9만 5,000명을 대상으로 수행한 연구에서는 채식주의자가 고기를 먹는 사람에 비해 모든 종류의 사망률이 12퍼센트 낮다는 사실이 드러났다.[4] 하지만 코호트 연구였으므로 채식이 사망률 감소의 원인이라고 단정할 수는 없었다. 신체활동과 같은 다른 요소(교란 변수)가 원인일 가능성도 존재했기 때문이다. 게다가 연구에는 몇 가지 치명적인 한계가 있었다. 첫째, 다른 대다수 채식주의 연구와 마찬가지로 제7일안식일예수재림교에서 선별한 집단을 대상으로 연구했다. 해당 종교를 믿는 사람은 음주나 흡연을 하지 않으며 일반인보다 생활 방식이 건강하므로 수명이 길 수밖에 없다. 둘째, 추적 시간을 6년으로 설정했는데, 식단이 사망률에 미치는 영향을 확인하기에는 충분하지 않은 시간이다.[5] 마지막으로 연구진은 고기와 생선을 먹은 사람도 채식주의자 집단에 넣었다(단, 주 1회 이하 섭취한 사람만). 따라서 이 연구결과를 확대해석해서는 안 된다. 최근에 수행한 대규모 연구에서는 약 25만 명의 사람을 대상으로 6년간 조사했는데, 채식주의자가 일반인보다 생활 습관이 건강하기는 했으나 두 집단의 사망률 차이는 나타나지 않았다.[6] 영국에서 사망자 5,200명을 분석한 연구에서는 채식주의자와 일반인의 사망률이 별반 다르지 않다는 결론을 내놓았다.[7] 다른 연구에서는 채식이 건강에 약간 좋으며 암 발병률을 근소하게 낮춘다는 사실만 확인했을 뿐, 채식으로 얻는 일관성 있는 효과를 찾지는 못했다.[8] 간단히 말해 채식주의자와 비건은 정확하게 분류하기 어려우며 이들이 고기를 먹는 사람보다 오래 산다고 확신하기는 어렵다는 뜻이다.

그렇다면 치솟는 비만율을 채식으로 막을 수는 있을까? 제7일안식일예수재림교인 6만 명을 대상으로 한 연구는 일반인이나 평범한 채식주의자보다 비건이 가장 건강하고 BMI지수가 낮다는(23.6킬로그램/제곱미터) 결과를 내놓으면서, 채식이 비만을 예방한다는 증거라고 했다. 그러나 앞서 언급했듯 제7일안식일예수재림교인이 미국인 전체를 대표할 수는 없다. 62명의 과체중 여성을 대상으로 한 소규모 임상시험에서는 비건 식단을 1년 혹은 2년 섭취했을 때 저지방식보다 체중감량 효과가 뛰어나다는(약 3킬로그램 차이) 사실이 밝혀졌다.[9] 2016년에 1,000명의 다이어터를 대상으로 수행한 메타분석에 따르면 채식주의자 식단이 에너지 제한식보다 체중감량 효과가 근소하게(약 2킬로그램) 우수하며, 비건 식단으로 식사를 한 사람에게서 가장 큰 체중감량 효과(2.5킬로그램)가 나타났다. 하지만 비건의 극한 식단은 대다수 사람이 따르기 어려우며 현실적으로 지속 불가능하다. 특히 다이어트에 돌입한 사람 대다수가 몇 년 안에 원래 체중으로 돌아온다는 사실을 고려하면 비건 식단은 좋은 선택이 아니다.[10] 흥미롭게도 비건 다이어트를 선택한 사람 일부는 중도에 포기하면서 식습관에 대해 비뚤어지고 강박적인 견해를 가지게

되었다.[11]

우리는 '쌍둥이 연구(Twins UK)'의 일환으로 영국의 일란성 쌍둥이 중에서 한 명은 고기를 먹지만 다른 한 명은 채식주의자나 비건으로 사는 122쌍을 분석했다. 놀랍게도 쌍둥이의 체중 차이는 거의 없었다. 채식주의자 혹은 비건이 형제자매보다 평균 1.3킬로그램 정도 약간 날씬했다. 제7일안식일예수재림교인을 대상으로 수행한 이전 연구에서는 채식주의자와 일반인의 체중 차이가 4~5킬로그램에 달했지만, 당시에는 유전자 차이를 배제할 수 없었다. 이러한 연구는 식이요법뿐 아니라 유전자 역시 체중에 상당한 영향을 미친다는 사실을 시사한다.

채식주의자와 비건의 식습관이 건강에 여러모로 좋은 이유는 다양한 식물을 대량으로 섭취하기 때문인 듯하다. 비건은 확실히 일반인보다 섬유질을 많이 섭취한다(소화기관을 지나 장까지 이동하여 균의 먹이가 된다). 체계적으로 검토한 결과, 섬유질을 많이 섭취하면 심혈관 질환, 제2형 당뇨병, 대장암, 유방암 발병률을 낮춘다는 결론을 도출할 수 있었다. 하루에 25~29그램을 섭취했을 때 효과가 가장 좋은데, 이는 영국과 미국에서 권장하는 섭취량의 약 2배에 달한다.[12] 식물을 많이 먹으면 자연스럽게 밝은 색의 베리가 함유한 안토시아닌 같은 항산화제도 많이 섭취하게 된다. 이러한 항산화제는 내장 건강을 개선하고 심장병과 치매 같은 질병을 예방한다.[13]

유제품을 먹지 않는 비건은 건강이 안 좋아진다는 통념이 있다.

몇 년 동안 우유는 칼슘이 풍부하며 많이 마실수록 뼈가 튼튼해진 다고 믿었다. 낙농업계는 정부 기관을 등에 업고 수십억 원을 들여 우유가 뼈를 건강하게 만든다는 메시지를 대중에게 세뇌했다. 하지 만 과학계는 이제 유제품이 건강에 좋다고 보지 않는다. 신뢰할 수 있을 정도로 체계적인 검토 결과에 따르면, 유제품을 통한 칼슘 섭 취로 골절을 예방할 수 있다는 주장은 근거가 전무하다.[14] 물론 뼈 를 강하게 만들기 위해 칼슘이 어느 정도 필요하기는 하다. 하지만 생각했던 것보다 훨씬 적은 양이면 충분하며, 채소(배추, 브로콜리)나 다른 식품(두부, 견과류, 씨앗)만으로도 감당할 수 있다.

계산에 따르면 전 세계 사람이 갑자기 비건이 되고 우유 대신 두 유를 마신다면 약 500만 제곱킬로미터의 땅, 약 10억 톤의 온실가 스, 1년 동안 모두가 샤워와 목욕을 하지 않은 만큼의 물을 얻을 수 있다.[15] 영국인 3명 중 1명은 우유 대신 대체우유를 마시며, 낙농업 계 대기업인 다논은 약 677억 원을 대체우유 생산에 투자했다. 콩, 아몬드, 귀리, 햄프씨드 '우유' 열풍이 불면서, 많은 나라에서 이러 한 대체우유를 '우유'라고 부르는 것이 맞는지에 대한 논란까지 일 고 있다. 엄밀히 따지면, 견과류와 콩의 젖을 짜서 생산한 우유가 아 니기 때문이다. 여러분 역시 대체우유로 넘어갈 생각이라면, 선택지 중 하나를 고르는 어려운 일을 해야 한다. 무엇을 고르든 기존 우유 보다는 환경에 미치는 영향이 훨씬 적으나, 각자 나름의 단점이 있 다. 아몬드우유를 생산하려면 사막에 관개시설을 설치해 아몬드나

무에 물을 주어야 하는데, 이 과정에서 물을 엄청나게 사용한다. 쌀우유의 원료인 쌀은 물에 잠긴 논에서 생산하는데, 논에 사는 박테리아는 메탄가스를 뿜어낸다. 콩과 귀리를 키우려면 땅이 많이 필요하다. 다시 말해 나무를 베어야 한다는 뜻이다. 어떤 대체우유를 마시든, 진짜 우유보다는 환경에 미치는 영향이 적다. 하지만 대체우유가 기존 우유보다 건강하다는 증거는 없으며 대다수는 진짜 우유로 섭취할 수 있는 칼슘, 철분, B12와 같은 핵심 영양소가 부족하다. 또한 유지방과 비슷한 식감을 내기 위해 화학물질과 첨가물을 과도하게 섞기도 한다.

200만 년 전에 인류는 고기를 먹을 수 있도록 진화했고, 이는 인간이 지구를 지배하는 결과로 이어졌다. 그렇다면 고기 없이도 영양분을 충분히 얻을 수 있을까? 통념과 다르게, 선진국의 건강한 사람이라면 대부분 식단에서 권장량 이상의 단백질을 섭취하고 있다.[16] 비건을 포함한 채식주의자는 하루 평균 단백질 섭취량이 일반인의 1/3에 불과하지만, 그래도 권장 섭취량보다는 많이 먹는다.[17] 두부, 콩, 일부 곡물, 견과, 씨앗, 버섯은 비건이 즐겨 찾는 단백질 공급원이다. 비건은 필수 아미노산이 부족하다는 생각 역시 오해다. 물론 식습관이 형편없다면 이야기가 다르겠지만, 식단을 다양하고 균형 있게 짠다면 비건 역시 필수 아미노산을 충분히 섭취할 수 있다.[18] 하지만 심각한 문제가 몇 가지 있다. 일단 비타민12와 철분 결핍에 시달리기 쉽다는 점인데, 이는 식물성 식품과 곡물에서 섭취하기 어려운 영양소다. 비타민B12 결핍(피로, 감정 기복, 팔과 다리가 따끔거리는 느낌, 혀 염증)에 노출되기 쉬운 탓에 영양제를 엄청나게 복용하는 비건이 많다.[19] 나는 인공 영양제에 의존하는 이상 균형 잡힌 건강한 식단을 섭취한다고 볼 수 없다고 생각한다. 게다가 영양제를 먹어도 혈중 비타민B12 수치가 여전히 낮은 비건이 많은데, 이는 사람마다 유전자 차이로 인해 필요한 양이 다르기 때문이다. 마지막으로 비건은 일반인보다 철분이 부족하다. 특히 남성은 이로 인해 문제가 발생할 소지가 있다.[20] 철분이 적으면 철분결핍성빈혈에 걸리고, 반대로 철분이 너무 많아도 당뇨병이나 심장병 발병률이 올라간다.

더 큰 문제는 어린이나 반려동물에게도 채식을 강요하는 사람이 있다는 것이다. 고양이는 식물성 식품만 먹고 살 수는 없다. 개는 잡식이며 이론상으로는 채식주의자로 살 수 있다. 비건 아이들의 수가 늘어나는 현상은 어떨까? 건강하게 기를 수는 있다. 하지만 쉽지 않으며 심각한 건강 문제가 발생할 가능성이 크다. 여러 연구에 따르면 비건으로 자란 아이는 덩치가 작으며 리보플래빈이나 B12 같은 영양소가 부족하다. 모두 결핍이 발생하면 사망으로 이어질 수 있는 영양소다.[21] 프랑스에서는 아이를 비건으로 기르는 행위를 범죄에 가까운 방치로 간주한다. 청소년 사이에서 채식주의가 인기를 끌면서 글루텐 프리 다이어트처럼 특정 식품을 배제하는 식습관과 병행하는 사람이 늘어나고 있는데, 잘못하면 오소렉시아(Orthorexia Nervosa, 건강한 음식에 대한 병적인 집착증)와 같은 현대 섭식장애를 유발할 수 있다.

통념과 달리 모든 비건이 가지각색의 이파리만 먹지는 않으며, 엄청나게 건강하다고도 할 수 없다. 수많은 비건이 감자칩, 비스킷, 케이크, 가공한 비건용 고기와 치즈를 먹는다. 이 중에는 화학물질, 설탕, 포화지방을 듬뿍 넣은 제품도 있다. 영국의 길거리에서 흔히 볼 수 있는 프랜차이즈 빵집인 그렉스(Greggs)는 최근 비건 소시지롤을 출시했는데, 엄청난 인기를 끌었다. 버거킹 역시 비건 버거를 판매한다. 사실 여러분이 선택한 소시지롤의 재료가 돼지고기든 대체육이든 별 상관없다. 햄버거 패티가 소고기든 콩이든 버섯이든 마찬가지다. 어떤 것을 고르든 거기서 거기다. 모두 고도로 가공한 식품이며 열량, 포화지방, 소금 함량이 높다. 비건과 채식주의자를 겨냥한 가공식품은 실제보다 건강에 좋다는 과장광고 아래 팔리고 있다. 비건용 생선스틱의 경우, 최대 40가지 인공첨가물을 함유하고 있다.

따라서 채식주의가 무조건 건강하다고 할 수 없다. 채식주의자로 살 때 기대할 수 있는 이득 대부분은 다양한 식물과 섬유질을 섭취한다는 부분에서 오며, 굳이 채식주의를 고집하지 않더라도 식단에서 고기와 유제품 비중을 줄이면 같은 효과를 볼 수 있다. 식물성 대체 식품을 사야 한다는 압박 역시 받을 필요가 없다. 첨가제, 설탕, 지방 범벅인 제품이 많으며 득보다 실이 많은 경우가 대부분이다. 여러분도 나처럼 잘 숙성되고 풍미가 좋은 브리치즈를 즐기고 가끔 목초사육 유기농 고기를 요리해 먹는다면, 이러한 즐거움을 완전히 포기할 이유가 전혀 없다. 모든 형태의 식물 식품, 곡물, 견과, 씨앗을 먹고 우유를 적게 마시며 가끔 고기와 생선을 곁들이면서, 고가공식품 대신 품질 좋은 식품을 선택하면 건강을 개선할 수 있다. 고기와 유제품을 피하면 환경에 큰 도움이 된다는 사실은 의심의 여지가 없다. 땅을 가축 사육에 사용하기보다 식물을 직접 기르기 위해 사용하는 것이 더 효율적이기 때문이다. 하지만 엄격한 채식주의는 가혹하다. 그러니 간헐적 채식주의나 플렉시테리언이 되는 것을 고려해보자. 고기와 유제품 섭취를 줄이고 식물 식품으로 대체하여 지구 온난화를 막는 데 보탬이 되기 위함이다. 모두가 일주일에 한 번만 고기를 먹기 시작한다면, 순식간에 이로운 변화가 나타날 것이다.

12

소금

소금 섭취량을 무작정 줄인다고 건강해지는 것은 아니다

⊘ 오개념:

우리는 소금 섭취량을 줄여야 한다

소금이 위험하다는 말은 옛날부터 있었다. 역학자들은 1980년대부터 소금이 유발하는 문제를 계속 상기했고 정부는 지난 20년 동안 전국 단위 캠페인, 소금세, 식품라벨, 교육을 통해 소금 섭취량을 줄이도록 유도했다. 하루 소금 섭취량을 6그램(1과 1/4 티스푼) 이하로 줄이면 혈압이 내려가고 뇌졸중과 심장병을 예방할 수 있으며 병원비로 들어가는 돈을 아끼면서 매년 미국 경제에 36조 1,344억 원까지 보탬이 된다는 논리다(물론 오래 사는 사람이 빨리 죽은 사람보다 의료비를 많이 내겠지만).[1] 영국 보건부는 10년 전부터 식단에서 소금을 줄이는 일을 최우선 순위로 두고 있다.

영국은 2001년부터 소금 줄이기 운동을 시작한 뒤 평균 소금 섭취량이 14퍼센트 감소했으며, 일본은 간장을 적게 사용하라고 권장한 결과 23퍼센트 감소했다.[2] 2010년까지 미국은 영양섭취지침을 통해 하루 소금 섭취량을 6그램으로 정했다(나트륨이라고 표기했다). 아프리카계 미국인이나 고혈압, 심부전, 신장병, 당뇨병을 앓는 환자, 즉 성인 인구 절반은 3.8그램(티스푼 절반)으로 가혹하게 제한했다. 최근에는 다시 소금의 위험성이 제기되면서 WHO나 미국심장협회 같은 국제단체는 2018년도에 전 세계인의 하루 소금 섭취량을 5그램, 즉 티스푼 하나로 줄이겠다는 야심 찬 계획을 세웠다.

하루 평균 소금 섭취량은 나라마다 다르다. 하지만 대부분은 언급한 수치의 2배에 달하는 9~12그램을 섭취한다. 미국과 영국은 지난 10년간 권장량의 2배에 달하는 소금을 먹었다. 나도 몇 년 전에는 모두가 소금을 너무 많이 먹으므로 줄일 필요가 있다고 생각했다. 하지만 오해였던 것 같다.

흔히 볼 수 있는 식탁염(음식에 뿌리는 일반적인 소금)은 보통 2가지 미네랄로 구성된다. 바로 나트륨(40퍼센트)과 염화물(60퍼센트)이다. 둘 다 몸에서 중요한 역할을 하는데, 근육과 신경 그리고 수분 평형에서 없어서는 안 되는 요소다. 전 세계에서 음식에 소금을 넣는 이유는 단순하다. 더 맛있기 때문이다. 소금은 향미를 돋우고 맛의 균형을 잡으며 쓴맛을 감춘다. 훌륭한 요리사들은 하나 같이 요리의 핵심 기술은 소금으로 음식을 간하는 요령이며, 요리에서 가장 끔찍한 범죄가 싱거운 음식을 내놓는 것이라고 말한다. 탄자니아의 하드 자족은 수렵 채집 생활을 하는데, 물물교환할 때 꿀이 남으면 최우선으로 소금과 바꾼다. 소금은 인류가 나타난 이래 계속 귀하게 대접받았으며 로마군은 봉급을 소금으로 주었다. 김치, 피클, 사우어크라우트, 치즈 같은 수 세기를 이어온 전통 발효 음식을 준비할 때도 소금이 빠지지 않는다. 소금 함량이 높은 음식은 해로운 세균이 자라지 못해 상하지 않는다. 소금은 인간이 살아남기 위해 꼭 필요하며 음식의 맛을 살리고 보존하는 데 없어서는 안 되는 존재다. 그렇다면 우리가 소금을 경계하는 이유가 무엇일까?

소금과 혈압의 관련성에 관한 이야기는 수십 년 전에 등장했으며 그럴듯하다는 평가를 받았다. 1990년대에 수행한 일련의 관찰 연구는 식단에 들어가는 소금의 양이 혈압과 직결되며, 평소에 소금을 적게 먹고 혈압이 낮은 사람이 소금을 많이 먹는 지역으로 이주하면 고혈압에 걸릴 위험이 올라간다는 결론을 내놓았다. 옛날에는 무척 감명 깊은 자료라고 생각했다. 최근에는 생각이 달라졌지만 말이다. 증거는 꽤 그럴듯했는데 소금을 줄이느냐 마느냐가 아니라 어떻게 줄여야 할지부터 생각할 정도였다.

우리는 식품으로 소금 대부분을 섭취한다. 식탁에 올라가는 식품은 이미 우리가 구매했을 때부터 소금을 함유한 상태. 따라서 식품 업계는 로비단체와 정부의 공격 대상이 되었다. 영국 식품 업계는 자발적으로 소금을 줄이겠다고 나섰다. 아마 원재료를 저렴하게 바꾸고 '저염' 문구를 붙여서 건강한 제품처럼 판매하려는 속셈이었을 것이다. 식품 업계는 영국 식품규범청 감시 아래 대다수 가공식품에서 소금을 줄여나갔다. 하지만 2010년 이후 보건부가 관리를 넘겨받은 뒤로 소금 함량 낮추는 일을 구렁이 담 넘어가듯 그만두었다. 업계에서 내리겠다고 직접 약속한 목표치가 있는데, 2019년에는 기준 절반도 지키지 못했다. 수많은 나라에 반-소금 집단이 있다. 소금 함량이 지나치게 높다는 이유로 초가공식품을 (강하게) 배척하는 세력이다. 이들이 치를 떠는 식품으로는 아침 식사용 시리얼과 대량생산한 코니쉬 패스티(Cornish pasties, 크러스트 반죽에 짭짤한 소를 채운 작은 크기의 페이스트리)가 있다. 후자는 한 번 먹으면 소금에 절인 땅콩을 7회 섭취한 것보다 더 많은 소금을 얻을 수 있다. 2013년에 영국의 대중적인 식당에서 판매하는 700개의 인기 있는 요리를 조사한 결과, 대부분이 하루 권장 소금 섭취량보다 많은 소금을 함유하고 있었다.[3] 패스트푸드 식당을 찾은 고객에게 이번 식사로 소금을 얼마나 섭취할 것 같냐고 묻자, 최대 6배 이상 낮게 대답했다.[4] 아마도 대부분은 좋아하는 머핀, 도넛, 베이글을 만들 때 단맛을 개선하고 유통기한을 늘리기 위해 소금을 가득 넣는다는 사실을 알면 깜짝 놀랄 것이다.

전 세계 정부가 사용하는 소금 줄이기 전략으로 식품 업계의 제품 혁신 권고, 식품의 소금 함량 제한, 소비자 교육, 포장지 라벨 제도 개정, 소금 함량이 높은 음식에 세금 부과 등이 있다. 12개국이 각자 추진한 정책으로 국민의 소금 섭취량이 감소했다고 보고했는데, 실패한 나라는 따로 언급이 없었다. 방글라데시, 태국, 인도네시아를 포함한 동남아시아 국가는 짠 음식을 즐겨 먹지만, 소금 섭취량을 자발적으로 혹은 의무적으로 줄이라는 세계적인 압박을 계속 무시했다. 소금 감시단은 동남아시아 국가의 심장병과 고혈압 발병률이 몇 년 이내로 증가할 것으로 보고 있다.

관찰 연구와 임상시험 결과, 고혈압 환자는 소금 섭취량을 줄이면 혈압을 근소하게나마 줄일 수 있다는 사실이 드러났다. 하지만 소금을 적게 먹어서 나타나는 효과는 혈압약 효과에 비하면 보잘것없다는 사실을 아는 사람은 거의 없다. 반-소금 로비단체, 다이어트 전문가, 정부는 우리가 건강이 좋아졌을 때 이유가 약이 아니라 정부의 공공정책 덕분이라고 생각했으면 하기 때문이다.

소금에 유난히 민감하게 반응하는 사람이 일부 있다는 사실이 드러나면서, 이러한 증상을 소금민감증(Salt sensitive)이라고 불러야 한다는 주장도 나타났다. 새로운 개념이 탄생하면서 소금민감증이 체질로 인한 결과인지, 질병인지, 음식에 대한 정상적인 반응인지를 두고 논란이 생기고 있다. 식품과 제약 업계는 소금민감증의 존재를 대중에게 알리는 일에 소극적이다. 매출이 줄고 제품에 경고라벨을 붙여야 할지도 모르기 때문이다. 조상이 아프리카계라면 유럽이나 아시아계보다 소금에 민감할 가능성이 크나, 평균으로 따지면 모두가 소금에 위험하게 반응할 가능성이 있다. 나는 현재 영국의 한 컨

소시엄(AIM HY)에 속해 있는데 유전자, 혈액, 장내 미생물을 조사하고 조상이 유럽계, 아시아계, 아프리카계 중 어디에 해당하는지 확인하는 식으로 가장 효과가 좋은 혈압약을 알아낼 수 있는지 연구하고 있다. 직접 수행한 '쌍둥이 연구'에서 혈압에 영향을 미치는 주요 인자가 유전자라는 사실을 증명했다. 30년에 걸친 '쌍둥이 연구'에서는 소금을 많이 먹었을 때 나타나는 혈압 반응은 사람마다 가지각색이며, 이 역시 유전자의 영향을 받는다는 결론이 나왔다.[5] 유럽과 아시아인을 조사한 여러 연구에서는 공통 유전자가 하나 이상 달라질 때, 소금민감증 반응이 나타날 가능성이 상당히 올라간다고 밝혔다.[6] 늘 그렇듯, 우리는 지나치게 단순화하는 과정에서 정확한 과학을 반영하지 않은 조언을 받아온 셈이다.

건강한 사람이 소금 섭취량을 줄여서 기대할 수 있는 혈압 감소 효과는 미비하며 임상적으로도 사소하다. 34개 연구를 검토한 결과, 혈압이 정상인 사람이 소금 섭취량을 1과 1/4 티스푼으로 줄였을 때 최대 혈압이 2.4수은주밀리리터, 최소 혈압이 1수은주밀리리터(약 1~2퍼센트에 불과) 정도로 미세하게 감소하는 것으로 나타났다.[7] 이것을 보면 싱겁고 맛없는 음식을 굳이 감수해야 하는지 회의감이 든다.

장기적으로 소금 섭취량을 줄였을 때 혈압이 낮아진다는 확실한 증거를 찾는다고 가정해도, 궁극적으로 심혈관 질환 개선 효과를 볼 수 있다는 사실을 증명하지 않으면 의미가 없다. 하지만 연구

결과는 통념과는 달리 소금 섭취량을 줄여도 심장병, 뇌졸중, 사망률을 낮출 수 없다는 사실을 시사했다. 2014년의 독립 연구에서는 7,284명의 참가자를 대상으로 진행한 8개 연구를 분석했다.[8] 그 결과 식이요법을 조언하거나 소금 대체재를 사용하면 소금 섭취량이 줄어들면서 6개월에 걸쳐 혈압이 약간 낮아졌으나 심장마비, 뇌졸중, 사망률을 크게 개선할 수 있는 정도는 아니라는 결과가 나왔다. 소금을 줄이면 긍정적인 효과를 기대할 수 있다고 결론 내린 것은 2006년에 실시한 연구 하나뿐이다. 소금 대체 제품 판매 회사에서 자금을 받았다는 게 우연일 리가 없지만 말이다.[9] 10년 이상 조사한 장기 연구 자료가 부족한 것은 사실이다. 그러나 특별한 경우를 제외하면 소금 섭취량을 줄였을 때 건강상 이득을 기대하기는 어려워 보인다.

더 중요한 부분이 남아 있다. 최근에는 당뇨 환자를 대상으로 진행한 무작위임상시험에서 저염식을 먹으면 소금을 많이 섭취한 사람보다 빨리 죽는다는 충격적인 결과가 나왔다. 당뇨병 환자 638명을 추적한 연구에서는 소금을 적게 먹으면 사망률이 올라간다는 결론을 내놓았다.[10] 일부 소규모 임상시험에 따르면, 저염식을 섭취했을 때 신장이 스트레스 호르몬(아드레날린 같은)을 포함한 화학물질을 배출하며 혈중 지방이 상승하므로 몸의 인슐린 반응이 떨어진다는 사실이 밝혀졌다.[11] 이를 확신하기 위해서는 더 많은 고품질 임상시험이 필요하지만, 지금까지의 근거만 종합해도 당뇨 환자에게 소금을 줄이라고 함부로 조언했다가는 오히려 건강이 나빠질 수 있다는 결론이 나온다. 이 부분이 중요한 이유는 당뇨병 혹은 당뇨병 전증 환자(나 역시)가 꽤 많기 때문이다.

2018년에 한 연구가 '모 아니면 도'라는 식의 공중보건 전략에 파문을 일으켰다. 연구진은 주로 아시아에 있는 개발도상국 18개국 9만 5,757명을 8년간 관찰했다. 조사결과 소금 섭취량이 상위 1/3에 해당하는 사람은 예상대로 심장 질환과 뇌졸중이 발생할 확률이 높았지만, 하루에 12.7그램 아래로만 섭취하면 아무 위험이 없었다. 물론 12.7그램이면 미국과 유럽의 지침을 초과한 수준이다. 하지만 소금을 가장 적게 섭취한 집단(하루에 11.1그램 이하)은 오히려 질병에 걸릴 위험이 가장 컸다.[12] 다시 말해 적정선은 그 사이에 있다는 뜻이다. 소금을 가장 많이 섭취하는 피실험자는 중국인이었는데, 이 정도로 소금을 먹는 사람은 서양에서 고작 인구의 5퍼센트에 불과하다. 해당 연구를 진지하게 받아들여서 소금 섭취량을 5그램 이하로 제한하는 기존 보건지침을 수정했어야 했다. 하지만 반-소금 로비스트들은 연구에 하자가 있으며 소금의 위험성에 대한 사실은 이미 입증이 끝났다고 반박했다.[13]

이 책에 등장하는 수많은 오개념과 마찬가지로, 소금보다 소금에 대한 두려움이 몸에 더 해롭다. 우리와 식품 업계가 소금 섭취량을 줄이기 위해 사용하는 대책 역시 마찬가지다. 소금에 대한 두려움은 많은 식품회사가 칼륨, MSG, 라이신과 같은 다른 화학물질을 첨가하면서 자신의 제품에 '저염 제품'이라는 라벨을 붙이는 현상으로 이어졌다. 칼륨 영양제는 혈압을 근소하게 낮추는 효과가 있지만 차라리 신선한 과일, 채소, 통곡물을 먹으면 아무런 위험 부담 없이 비슷하거나 더 좋은 효과를 기대할 수 있다.[14] 몇 년 전에 나는 소금 섭취량을 줄이기로 결심하고 원래 쓰던 식탁염을 염화나트륨 대신 염화칼륨 함량이 높은 로솔트(LoSalt)로 바꾸었다. 소금과 맛이 비슷한 대체품이지만, 괴상한 금속 화학물질 맛이 난다. 칼륨을 너무 많이 섭취하면 심장병, 간 질환, 당뇨병을 포함한 질병을 앓는 사람에게 위험할 수 있다. 이러한 사람들은 혈중 칼륨 수치가 높은 편이므로 소금 대체재에 있는 첨가물을 섭취하면 위험한 상황이 발생할 우려가 있다. 칼륨과 같은 화학물질은 흔하게 사용하는 약물과 상호작용할 수 있다(이뇨제나 ACE 억제제와 같은 혈압약). 신장 전문의들은 칼륨이 들어간 소금 대체재를 '위험하다'고 묘사했는데, 투석을 받는 신장병 환자가 섭취하면 급성 심장 질환으로 이어지면서 치명적인 결과를 불러올 수 있기 때문이다.[15] 물론 식품회사와 미국 농무부는 칼륨으로 만든 소금 대체재가 안전하다고 주장하지만, 라이신과 MSG를 우리 음식에 넣었을 때 몸에 나타나는 변화는 미지수다. 서양보다 MSG 사용량이 10배 높은 동양에서 수행한 관찰 연구는 MSG를 지나치게 섭취하면 비만과 대사증후군을 유발할 수 있다는 결론을 내렸다.[16] 아직 라이신이 인체에 미치는 영향은 거의 알려진 바가 없다. 하지만 동물의 사료로 흔하게 사용하는 성분이며, 쥐를 대상으로 수행한 연구에 따르면 쥐의 성장을 촉진하고 몸 크기를 키운다.[17] 이러한 예시를 보면 소금처럼 간단한 식품이라도 화학물질이나 첨가물을 섞으면 예측 불허의 결과를 낳는다는 교훈을 얻을 수 있다.

소금 섭취에 대한 현행 지침에는 분명한 결함이 있다. 소금 섭취량이 매우 높거나 낮은 사람은 사망률이 높다. 소금을 너무 많이 먹으면 높은 확률로 고혈압과 심장병에 걸린다는 사실은 의심의 여지가 없지만, 대부분은 짜디짠 초가공식품을 먹는 것으로도 설명할 수 있다. 마찬가지로 여러 가지 문제를 일으키는 원흉이다. 소금을 많이 먹는 사람이 섭취량을 줄였을 때 건강상의 효과가 있기는 하나, 의미 있을 정도의 변화를 기대하기는 어렵다. 그럼에도 식단지침은 아직 과거에 머물러 있다. 대부분 지침과 영양학자는 대중에게 소금 섭취량을 줄이지 않으면 심장병, 뇌졸중, 고혈압을 평생 감수하고 살아야 한다고 말하고 있다. 영양학이라는 분야가 으레 그렇듯, 여러 단체는 우리 식습관의 한 가지 부분에 집중하여 압력을 넣었고 이는 간접적으로 가공식품을 갈아엎는 결과로 이어졌다. 그러나 더 중요한 부분인 전체적인 식품의 질 상승을 유발하지는 않았다. 모든 사람의 소금 섭취량을 줄여봐야 아무런 의미가 없다는 사실은 확실하며, 일부의 경우 소금을 적게 먹었을 때 오히려 위험에 빠질 수 있다.

독립적인 연구 검토 결과에서 보았듯이, 대부분 사람이 소금 섭취량을 줄였을 때 기대할 수 있는 결과는 심혈관 건강을 미세하게 개선하는 수준이다. 1980년대에 일부 광신도 집단이 콜레스테롤/포화지방 괴담을 퍼트린 것처럼, 사람들이 괜한 걱정을 하게 만드는 셈이다. 다시 말해 우리는 큰 그림을 보는 데 실패했다. 이는 사람과 식품이 상호작용하는 방식의 다양성을 무시했다는 뜻이다. 소금에 반응하는 방식은 사람마다 천차만별이며, 특정 민족과 인종은 소금에 훨씬 민감하게 반응한다. 캠페인과 지침에서 모든 사람을 같은 범주로 묶어서는 안 되는 이유가 여기에 있다. 계속 반복되는 주제이기도 한데, 정부는 우리에게 사람마다 위험성에 차이가 있다는 사실을 언급하는 것을 피한다. 이유는 정치, 재정, 서류 작업에 마음 편하게 집중하고 싶기 때문이다.

몇 가지 분명한 예외가 존재하기는 하나, 대부분은 품질 좋고 균형 잡힌 식사의 일부로 소금을 즐길 자격이 있다. 여러분이 정크푸드를 매일 먹지 않는 한, 파스타의 간을 맞추거나 고기 육질을 부드럽게 하거나 토마토 샐러드의 풍미를 끌어내는 데 소금을 쓸 때마다 죄책감을 가질 필요는 없다. 물론 초가공식품 햄버거, 부리또, 피자, 튀긴 간식보다 장인의 빵, 절인 고기, 치즈로 소금을 섭취하는 편이 훨씬 낫다. 소금이 잔뜩 들어간 고가공식품을 피한다면, 원하는 음식을 마음껏 먹어도 괜찮다. 소금은 하루에 티스푼 하나라는 엄격한 현행 보건지침은 과장된 감이 있다.

13

카페인
커피는 여러분의 삶을 구한다

✅ 오개념:

커피는 몸에 해롭다

       많은 사람이 아침에 일어나 하루를 시작하기 위해 카페인의 힘을 빌린다. 카페인은 정신을 자극하는 흥분제인데, 차나 커피의 형태로 주로 섭취한다. 차와 커피는 세계적으로 인기 있는 음료다. 미국은 하루에 커피 4억 잔을 소비하는 주요 커피 소비국이다. 미국 커피 시장은 20조 3,058억 원에 달하며 고급 스페셜티 커피 매출은 매년 20퍼센트씩 증가하는 추세다. 영국 역시 커피 사랑으로는 뒤지지 않는다. 매일 1억 잔을 소비하며 차 소비량은 미국보다 많다. 카페인은 뇌를 자극하는 효과로 유명하다. 잠을 쫓고 정신을 맑게 하는 효과가 있다. 최근에는 음식, 음료, 심지어 다이어트 영양제에도 카페인을 넣는다. 하지만 많은 사람이 카페인이 알코올만큼이나 나쁘다고 주장한다. 가장 돌을 많이 맞은 식품이 커피인데, 차나 초콜릿보다 카페인 함량이 높기 때문이다. 항간에는 커피가 수면의 질을 떨어뜨리고 심장병과 암을 유발한다고 한다. 카페인은 정말 위험한 성분일까?

옛날에는 의사도 커피는 카페인 함량이 높으므로 많이 마시면 건강에 좋지 않다고 생각했다. 2000년대 이전에는 대다수 환자 대조군 연구(편향되기 쉬운)에서 환자와 건강한 사람의 과거 커피 소비량을 확인한 결과, 커피를 많이 마시면 심장병에 걸릴 위험이 크다는 결과가 나왔다.[1] 과학자들은 쥐를 대상으로 한 연구로 넘어갔다. 카페인을 섭취한 쥐를 관찰하면서 카페인이 심장 박동수를 올릴 뿐 아니라 부정맥(비정상적인 심장 박동), 심지어 암까지 유발한다는 것이 드러났다. 앞에서 말한 카페인의 해악은 수년 동안 정설로 여겨졌다. 최근에 카페인이 사람에게 미치는 영향을 주제로 한 여러 연구를 체계적으로 검토한 결과, 카페인이 부정맥과 관계가 없다는 결론이 나오기 전까지는 말이다.[2] 36개 연구에 대한 분석에 따르면, 커피를 적당량 마시면(하루에 3.5잔) 심장병 위험이 감소하며 더 많이 마시더라도 심장병 발병률을 높이지는 않는다.[3] 유럽, 미국, 일본에서 약 100만 명 이상의 커피 섭취 습관을 조사한 21개 전향적 연구를 종합한 결과도 참고할 만하다.[4] 커피를 적당히 마시면(하루에 3~4잔) 사망률이 8퍼센트, 심장 질환 발병률은 20퍼센트 감소한다는 결과가 나왔다. 이런 형태의 자료는 물론 한계가 있지만, 피실험자를 모아서 많은 양의 커피를 억지로 먹이는 일은 현실적으로 불가능하다. 따라서 여러 연구를 검토하여 추측하는 방식이 최선이다.

원두를 로스팅할 때 발생하는 아크릴아마이드가 커피에도 소량 남아 있다는 괴담은 신문에서 자주 볼 수 있다. 아크릴아마이드는 설치류에게 고용량을 투여했을 때 암을 유발하는 물질이다. 2018년 캘리포니아에서 영업 중인 모든 카페는 소비자에게 아크릴아마이드에 관한 경고 문구를 기재해야 한다는 법이 제정되기도 했다.[5] 세계보건기구 WHO는 흔하게 소비하는 수백 가지 화학물질과 함께, 카페인을 대량 섭취했을 때 암을 유발하는 발암물질로 분류했다. 보통 미디어는 식품에 대한 자극적인 헤드라인을 좋아한다. 9장에서 태운 고기와 토스트가 아크릴아마이드 때문에 암을 유발한다는 과장된 소문이 퍼졌다는 이야기를 한 적이 있다.[6] 여러분이 직접 음식에 있는 수백 가지 화학물질을 분리해서 조사한다고 가정해보자. 설치류에게 대용량을 투여했을 때 당연히 하나쯤은 몸에 해로운 성분이 있기 마련이다(그냥 우리가 직접 보건기구를 차리는 편이 낫겠다). 그러나 인간이 해당 성분을 섭취했을 때 설치류와 똑같이 영향을 받는다고 볼 수는 없다. 약 40년 전에 내가 대학생이었을 때, 커피가 암을 유발한다는 세계적인 자료를 참고해 논문을 쓴 적이 있다. 그 논문이 내 진로에는 확실한 도움이 되었지만, 과학계 발전에는 전혀 도움이 되지 않았다.

흔히 하는 또 다른 걱정은 우리의 화장실 습관과 관련이 있다. 카페인은 방광을 자극하여 오줌을 평소보다 빨리 만들게 한다.[7] 커피를 많이 마시면 화장실을 가는 횟수가 늘어나는데, 그렇다고 해서 탈수 현상이 일어날 정도는 아니다. 하지만 카페인은 강력한 화학물질로, 사람에 따라 예민하게 반응하기도 한다. 예를 들어 카페인은 과민성대장증후군(IBS) 환자를 자극하여 위경련이나 설사를 유발할 수 있다. 또한 잠을 쫓아 밤을 꼬박 새우게 만들기도 한다. 카페인은 잠을 자도록 유도하여 뇌를 쉬게 만드는 화학물질인 아데노신의 작용을 막아 졸음을 쫓는다. 카페인이 아데노신을 억제하여 정신을 맑게 유지하고 집중력을 높이는 식이다. 카페인이 알츠하이머병과 파킨슨병의 발병 위험을 줄이거나 악화 속도를 늦추는 이유 역시 마찬가지다. 운동선수 역시 비슷한 원리로 카페인을 섭취했을 때 미세하게 성적이 올라간다.[8,9] 보통 혈중 카페인 수치는 커피를 마시고 30분 뒤부터 올라가며 2시간 뒤에 정점을 찍는다. 그리고 4~7시간 정도 뒤에 간에서 분해를 마치면 완전히 사라진다. 저녁 6시 전에 음료로 섭취한 카페인은 잠자리에 들 때쯤이면 이미 사라졌을 가능성이 크다. 하지만 카페인을 처리하는 신진대사는 사람마다 가지각색이므로 모두에게 그렇다고 확신할 수는 없다. 예민한 사람이라면 적은 양의 카페인에도 잠을 설칠 수 있다. 불면증이 있거나 잠을 잘 자지 못한다면 디카페인 커피로 바꾸거나 이른 오후 전에만 커피를 마시도록 하자.[10]

정신질환을 앓는 사람은 카페인이 특정 증상을 악화시킬지 모른다며 걱정을 한다. 카페인을 과다섭취하면 신경과민이나 불안을 유발할 수 있는데, 일부 정신질환 증상과 유사한 부분이 있다.[11] 그래서 웬만한 정신 병동에서는 카페인 음료를 금지한다. 하지만 일부 연구에서는 카페인을 섭취하면 정신병 예방 효과를 기대할 수 있다는 결과를 내놓았다. 5만 명의 미국 중년 여성을 대상으로 한 추적 연구에 따르면, 커피를 가장 많이 마신 집단은 우울증에 걸릴 확률이 20퍼센트 낮았다.[12] 4만 7,000명의 참가자를 대상으로 진행한 3개 연구를 분석한 자료에서는, 커피를 하루에 4잔 이상 마신 사람은 자살률이 평균의 절반에 불과하다는 사실이 드러났다.[13]

연구진은 커피의 어떤 성분이 우리 건강에 도움을 주는지 아직 밝히지 못했다. 다시 말해 카페인이 핵심이 아닐 수도 있다는 뜻이다. 커피에는 강력한 항산화제인 폴리페놀이 풍부한데, 장내 미생물의 먹이로 작용하는 식으로 건강에 도움을 줄 가능성도 있다.[14] 다행히 로스팅 과정에서 폴리페놀은 사라지지 않으며 항산화 기능은 오히려 향상된다. 커피의 유익한 성분은 폴리페놀뿐만이 아니다. 커피 1잔에는 넉넉한 양의 섬유질이 들어 있다. 1컵 기준 약 0.5그램을 섭취한다고 생각하면 된다. 따라서 하루에 여러 잔을 마신다면, 시리얼 한 그릇이나 작은 바나나 하나에 해당하는 섬유질을 섭취하는 셈이다. 섬유질은 대장에 사는 미생물로 인해 발효되어 몸에 좋은 짧은 사슬 지방산으로 변하는데, 내장의 다른 유익균이 잘 자라도록 돕는 역할을 한다.[15] 커피는 우리의 잠을 깨울 뿐만 아니라, 섬유질과 폴리페놀 성분을 공급하는 식으로 장의 세균에게도 활기를 불어넣는다.

디카페인 커피 역시 폴리페놀 함량이 높다. 원두를 화학 용액으로 헹구면 디카페인 커피를 만들 수 있다. 이 과정에서 카페인은 대부분 사라지지만, 소량은 남는다. 97~99퍼센트 정도 없어진다고 봐도 무방하나, 상황에 따라 조금씩 달라질 수 있다. 요즘 새로 나온 방법을 사용하면 항산화제가 더 많이 남으므로 디카페인 커피에서도 하루에 필요한 폴리페놀을 전부 섭취할 수 있다. 블라인드 시음 결과에 따르면, 일반 커피와 디카페인 커피를 구별하기는 어렵다. 일반 커피를 주면서 디카페인 커피라고 속였을 때, 각성 효과와 같은 카페인 관련 증상이 나타난다고 응답한 사람은 거의 없었다. 하지만 평소에 불안 증세가 있는 사람 일부는 디카페인 커피를 마신 뒤에 불안함을 호소했다.[16] 다른 연구에서는 카페인을 섭취하고 있다고 믿게 만들면, 실제로는 그렇지 않더라도 십중팔구 불쾌한 카페인 금단 증상이 줄어든다는 사실이 드러났다.[17]

서구권 국가의 카페인 관련 지침은 대부분 지나치게 낮은 감이 있다. 보통 하루에 카페인을 400밀리그램(인스턴트커피 4잔 혹은 필터커피 3잔) 이상 섭취하면 몸에 해롭다고 주장한다.[18] 그러니까 건강한 성인이라면 누구나 부작용 없이 즐길 수 있는 카페인 섭취량이 400밀리그램이라는 뜻이다. 어린이와 청소년을 대상으로 진행한 카페인 연구는 별로 없다. 유럽식품안전청(EFSA)에 따르면, 어린이 기준 체중 1킬로그램당 3밀리그램 정도면 안전하다. 몸무게가 50킬로그램인 14세 어린이는 하루에 150밀리그램의 카페인을 섭취해도 별 문제가 없다는 뜻인데, 이는 필터 커피 작은 컵 하나에 해당한다. 임산부에 대한 지침은 명확하지 않다. 대다수는 커피를 아예 피하는데(14장 참고), 하루에 200밀리그램(인스턴트커피 2잔) 정도면 무해하다. 카페인 내성은 사람마다 크게 다르다. 여러분이 제어할 수 없는 요인도 몇 가지 있는데, 유전자도 그중 하나다. 내가 참여했던 '쌍둥이 연구'에 따르면, 맛이나 식품에 관한 효소 유전자는 커피와 같은 강한 쓴맛 음식에 대한 선호도에 영향을 미친다.[19] 최근의 '프레딕트 연구'에서는 커피를 마시는 사람은 그렇지 않은 사람과 장내 미생물이 아예 다르다는 결과가 나왔는데, 이 역시 카페인 내성이 사람마다 다른 이유와 관련이 있는 듯하다.

카페인 대사 속도는 여러 가지 성분의 영향을 받는다. 피에 니코틴이 흐르는 흡연자가 커피로 비흡연자와 같은 수준의 카페인 효과를 느끼려면, 거의 2배는 마셔야 한다. 호르몬 역시 카페인 대사 능력에 영향을 미친다. 여성이 남성보다 카페인에 민감하며, 피임약이나 항우울제를 먹는 사람은 더욱 예민하게 반응한다. 다시 말해 카페인을 아주 조금만 섭취해도 잠을 못 잘 수 있다는 뜻이다. 알코올은 카페인의 영향을 증폭하여 수면 문제를 악화시킨다. 채소, 특히 브로콜리나 배추과 식물을 자주 먹는 사람은 그렇지 않은 사람보다 더 많은 양을 마셔야 비슷한 효과를 볼 수 있다. 따라서 당신이 피임약을 복용하는 여성이며 케일을 싫어하는 비흡연자라면, 지침에 있는 권장량은 무시하고 저녁에 일반 커피 대신 디카페인 커피를 선택하는 편이 낫다.

식음료 회사는 건강에 도움을 준다는 명목으로 제품에 엄청난 카페인을 첨가한다. 사실 스포츠음료, 에너지바, 체중감량 영양제, 다이어트 음료는 대부분 카페인을 함유하며, 건강상의 효능에 대한 문구도 함께 찾을 수 있다. '레드불' 1캔에는 에스프레소 2잔에 해당하는 카페인이 있으며, 또 다른 에너지드링크 '리렌트리스'와 '몬스터에너지'의 카페인 함량은 레드불의 2배에 달한다. 일부 제품에는 카페인이 신진대사를 촉진하며 체중감량을 유도하고 신체 능력을 향상한다는 문구가 있다. 하지만 실제로 발휘하는 효과는 몹시 미미하다. 일부 연구에 따르면 휴식 대사량이 올라간다고 해도 고작 70킬로칼로리 더 태우는 정도인데, 카페인과 함께 섭취한 설탕의 열량을 생각하면 손해인 셈이다.[20] 카페인이 운동 능력을 향상한다는 주장 역시 마찬가지다. 고작 1퍼센트, 혹은 몇 초 정도 차이일 뿐이며 운동선수가 아닌 이상 무의미한 수준이다.[21] 카페인으로 얻은 효과는 오래 가지 않으며 카페인으로 살을 엄청나게 빼거나 제2의 우사인 볼트가 될 수는 없다. 적당한 수준의 천연 카페인은 안전하지만, 합성 카페인이 우리의 건강과 장내 미생물에 미치는 영향은 아직 정확하게 밝혀지지 않았다. 따라서 나는 합성 카페인은 음식이나 음료에 넣으면 안 된다고 생각한다. 보통 합성 카페인을 첨가한 식품은 설탕이나 다른 수십 가지 화학물질로 가득하기 때문이다. 자칫하면 이런 성분에 중독될 수 있다. 대신 품질이 좋은 커피나 차를 많이 마시자. 첨가물이 거의 없으며 천연 카페인이 풍부하다. 하지만 모든 차와 커피가 건강에 이롭다고 생각해서는 안 된다. 크림 프라푸치노는 초가공식품에 속하며 700킬로칼로리가 넘기도 한다. 같은 1잔이라도 커피에 따라 카페인 함량이 다르다는 사실 역시 명심해야 한다. 원두, 로스팅 과정(보통 가볍게 할수록 카페인 함량이 높다), 커피 종류, 1잔의 용량, 바리스타 성향에 따라 달라지는 부분이다. 필터 커피는 1잔에 약 140밀리그램, 인스턴트커피는 1잔에 약 80~100밀리그램 정도다. 에스프레소는 카페인 함량이 천차만별인데, 약 40~200밀리그램이다. 앞에서 언급했듯이 디카페인 커피라고 해서 카페인이 전혀 없지는 않으며, 한 잔에 약 3밀리그램 정도는 함유하고 있다. 따라서 디카페인 커피를 마시더라도 카페인 효과가 나타날 수 있다.

이제 카페인은 '위험한' 물질이 아니다. 적당하게만 즐긴다면 차와 커피는 전혀 해롭지 않다. 오히려 건강에 좋다는 증거가 계속 나오는 중이다. 커피에 있는 성분은 카페인뿐만이 아니다. 섬유질은 물론이고 차나 다크초콜릿이 함유한 폴리페놀도 있다. 폴리페놀은 내장 건강에 도움을 주므로 꾸준히 섭취해야 한다. 사람마다 카페인에 반응하는 정도가 전부 다르다. 카페인 내성 역시 천차만별이며 직접 실험을 하면서 자신에게 가장 적절한 수준의 양을 찾아내야 한다. 최근 몇 세기 동안 등장한 번뜩이는 아이디어 대부분은 카페에 앉아 있는 동안 떠올랐다. 커피를 음미하면서 카페인을 적절하게 섭취하다 보면, 우리 역시 기발한 생각을 해낼지도 모른다.

14

임산부의 식사

가장 중요한 것은 건강을 유지하는 것이다

⊘ 오개념:

임산부는 신뢰할 만하거나 확실한 근거가 있는 영양 조언을 따라야 한다

임신은 경이로운 일이지만, 먹을 수 없는 음식을 확인하고 '두 명을 위한' 음식을 찾느라 식사를 편하게 못 하는 사람이 많다. 수많은 나라에서 임산부를 위한 영양지침과 권장사항을 제공하는데, 아마 임산부가 올바른 식사를 할 수 있도록 도움을 주려는 의도로 보인다. 처음에는 의미 있는 정책이라고 생각했다. 여러 나라의 임산부와 이야기를 나누고 각 나라의 조언이 전부 천차만별이라는 사실을 확인하기 전까지는 말이다. 나는 이 책을 쓰기 위한 연구의 하나로 11개국 영양사와 임산부 수백 명을 대상으로 간단한 온라인 조사를 수행하면서, 정부에서 임산부에게 제공하는 영양 조언이 얼마나 난잡하며 모순투성이인지 알 수 있었다. 이상하게도 전세계인을 위한 '국제 최신 임산부 영양섭취지침'은 아예 존재하지 않는다. 하지만 영국과 미국은 기다란 식품 목록(초밥, 런천미트, 날달걀, 술, 육회, 연질치즈, 비살균 우유, 파테 등)을 만들고 임산부에게 피할 것을 권장한다.[1] 영국과 미국의 지침은 캐나다와 오스트랄라시아 지역의 지침과 비슷한 부분이 있으므로 합쳐서 '서양식 지침'이라고 부르겠다.

커피와 카페인 섭취에 관한 내용은 대부분 나라의 지침에서 찾을 수 있다. 카페인을 대량 섭취하면 저체중아를 출산할 가능성이 올라가며, 이는 나중에 건강 문제로 이어질 수 있다.[2] 그래서 서양 지침에서는 카페인을 하루에 200밀리그램 정도로 '적절하게' 섭취하라고 조언한다. 카페에서 판매하는 커피 1잔이나 인스턴트커피 2잔 혹은 차 2잔에 해당하는 양이다. 나는 같은 주제로 여러 영양학자와 의견을 교환했다. 미국 영양학자들은 디카페인으로 바꾸는 편이 좋다고 생각했지만 이탈리아 영양학자는 에스프레소, 카푸치노, 마키아토 정도는 마셔도 괜찮다고 주장했다. 허브차는 훨씬 모호한 식품이다. 일본은 임산부의 녹차 섭취량을 제한하지 않는다. 녹차도 카페인이 결코 적은 식품이 아님에도 말이다. 내가 이야기를 나누었던 서양 임산부들은 유산에 대한 두려움 때문에 차를 마시는 것을 두려워했다. 반면에 동아시아 여성들은 태아의 건강 증진 효과를 기대하기 때문에 한의사나 의사로부터 차를 마시도록 추천받는다. 어떤 나라의 산파는 임신 마지막 주에 라즈베리 잎을 섭취하면 출산에 도움이 된다고 주장하는데, 라즈베리 잎에 자궁을 자극하는 효과가 있다는 통념 때문이다. 회향씨나 감초차는 유산을 유발하니 피하라는 사람도 있는데, 정확한 근거는 없다.[3] 더 우려되는 부분은 따로 있다. 서양 국가의 임산부 약 1/3이 임신 도중 한약을 복용하는데, 백여 가지를 검사한 결과 일부는 전혀 안전해 보이지 않았다.[4] 서양 지침에 따르면 허브차는 하루에 4잔까지는 괜찮으나 임산부는 종류를 가려야 한다. 추측과 유행에 따라 일관성 없이 만든 지침의 대표적인 예로 볼 수 있다.

임산부가 술을 과도하게 마시면 몸에 해로우며 심하면 태아알코올증후군으로 이어진다는 주장에 동의하지 않는 사람은 거의 없다. 임신한 상태에서 과음하면 아이의 뇌와 행동 발달에 심각한 영향을 미칠 수 있으나, 확률은 2퍼센트 내외로 무척 낮은 편이다.[5] 1,600명 여성을 대상으로 5년간 추적 조사한 결과, 임신 도중 가끔(자주 말고) 술을 소량 마시는 정도는 전혀 해롭지 않다는 사실이 드러났다.[6] 꽤 좋은 소식인데, 전 세계 임산부의 10퍼센트가 술을 마신다고 응답했기 때문이다.[7] 사실 6명 중 1명은 임신한 줄 모르는 상태에서 술을 마신 사람들이다. 많은 여성이 임신 사실을 모르고 술을 마셨다가 걱정하고는 한다. 이야기를 나눈 영양사 일부는 술의 위험성을 알면서도 임신했을 때 간혹 와인을 마셨다고 털어놓았다. 따라서 자제력 있는 사람이라면, 임신한 상태에서도 가끔 입에 대는 정도로 와인이나 맥주를 즐겨도 무방하다. 여러분이나 아이에게 어떠한 해도 미치지 않을 것이다.

임산부의 체중증가는 또 다른 걱정거리다. 전 세계 임산부 130만 명을 조사한 결과, 절반에 가까운 여성이 권장 수치 이상으로 체중이 늘어났으며 이로 인해 우량아가 태어나거나 제왕절개 분만 위험성이 증가한 것으로 드러났다.[8] 사실 놀랍지도 않은 부분인데, 내가 이야기를 나눈 영국인 어머니들은 건강 전문가에게 "태아의 몫까지 드셔야 합니다"라는 조언을 들었다고 응답했다. 이러한 헛소문은 정말 끈질기게도 살아남는다. 임산부는 오직 200킬로칼로리만 더 섭취하면 된다는 주장이 널리 받아들여지고 있음에도 불구하고 말이다(대략 하루에 시리얼 작은 그릇, 아이스크림 큰 스푼). 그것도 출산 전 3개월 동안에만 더 먹으면 된다.[9] 산모의 체중이 지나치게 늘거나 반대로 필요한 만큼 붙지 않으면 아이가 고혈압, 비만, 당뇨에 걸릴 위험이 커진다는 증거가 나오고 있다.[10] 미국과 프랑스 같은 나라는 임산부의 체중을 정기적으로 측정하지만, 그 외 다른 나라에서는 그렇지 않다.

임산부의 체중을 측정하는 관행은 1940년대 영국에서 시작했다. 전쟁 때문에 임산부가 영양을 적절하게 섭취하기 어려울 것이라는 판단이었다.[11] 그러나 1970년대에 들어오면서 체중 측정의 목표는 질병을 유발할 정도로 살이 과도하게 불어나지 못하게 막는 것으로 변했다. 하지만 1990년대 조사결과, 임산부의 체중을 자주 측정하는 일이 건강관리에 도움이 된다는 증거는 부족하며, 오히려 산모의 불안을 가중시킨다는 사실이 드러났고, 결국 임산부를 대상으로 정기적으로 체중을 측정하는 제도는 역사 속으로 사라졌다.[12] 현재 거의 모든 영국인 여성은 첫 번째 출산 직전(임신 12주~14주)에만 체중을 측정하며, 대신 태아의 체중을 규칙적으로 확인한다. 이 양상은 지금까지 그대로 유지되고 있으며 임산부의 권장 체중증가치에 대한 영국의 공식 지침은 없다. 임신 중 급격한 체중증가로 인해 비만이 발생하는 경우가 계속 늘어나고 있음에도 마찬가지다.[13] 미국과 프랑스의 체중 측정 제도는 완벽하지 않다. 하지만 어머니와 아이 모두의 건강을 위해 식이요법과 생활 습관 조언을 제공한다. 영국을 포함한 여러 서양 국가에서는 임산부의 절반이 과체중이나 비만이다. 몇몇 연구에서는 정부가 임산부의 체중 관리에 개입하면 출산 이후 산모가 비만에 걸리지 않도록 예방할 수 있다는 결론을 내놓았다.[14]

나와 대화한 어머니들은 임산부의 체중 측정 제도를 엇갈린 시선으로 바라보았다. 일부는 아이가 건강하게 자라고 있는지 확인할 수 있어 마음이 놓인다고 밝혔으나(특히 입덧이 있는 산모), 어떤 미국인 어머니는 체중이 정상임에도 불구하고 의사가 살이 너무 많이 찌면 안 된다고 잔소리를 하는 바람에 쓸데없이 스트레스만 받았다고 주장했다. 또 다른 미국인 어머니는 의사에게 "너희들 엄청나게 커졌구나, 대체 몇 명이나 있는 거니?"라는 말을 듣고 모멸감을 느껐다고 털어놓았다. 임산부의 의견을 직접 들은 결과, 체중을 재는 일이 행복하며 임산부 체중 측정 제도를 유지해야 한다고 생각하는 사람이 많았다. 하지만 이 과정에서 발생하는 상호작용에 주의할 필요가 있으며, 임산부가 어떠한 형태의 비판도 받아서는 안 된다.

피해야 할 음식은 나라마다 가지각색이다. 서양 국가에서는 살라미, 초리소, 페퍼로니 같은 절인 고기와 덜 익힌 고기(레어 스테이크)를 피하라고 조언한다. 톡소포자충증으로 인한 감염 위험이 미세하게나마 있기 때문이다. 실제로 태아가 피해를 보거나 유산으로 이어진 사례가 몇 차례 있었다.[15] 서양 지침에서는 앞에서 언급한 음식을 아예 피하든지, 고기를 완전히 익혀서 섭취하든지, 절인 고기를 먹기 전에 나흘 정도 얼려서 기생충을 완전히 제거하라고 조언한다.[16] 한 러시아 영양사가 내게 들려준 일화가 있다. 소아청소년과 의사에게 절인 고기를 피해야 하냐고 묻자, 의사가 웃으면서 "러시아에서 임산부가 음식을 가려 먹을 사치를 부릴 수 있다고 생각하시오?"라고 되물었다고 했다. 훈제 고기와 생선(절였지만 익히지는 않은)은 임산부도 예외 없이 먹는 러시아 전통 식품이다. 포르투갈의 한 여성은 최근 의사에게 스트레스를 받으면 아이에게 좋지 않으니, 임신한 상태라도 가끔 담배를 피워도 좋다는 조언을 들었다. 유럽 의사가 같은 말을 했다면 면허를 박탈해야 마땅하지만, 문화 차이가 상당히 크다고만 생각하겠다.

내가 조사한 대부분 여성은 감염 위험을 낮추기 위해 임신한 동안 날생선과 초밥을 피했다고 말했다.[17] 이와 대조적으로 거의 모든 영양지침에서는 임산부의 생선 섭취를 적극적으로 권장한다(특히 기름기 많은 생선). 예외로 프랑스에서는 훈제 연어와 송어는 먹지 말라고 조언한다.[18] 대다수 나라에서 초밥을 임산부가 피해야 할 음식으로 본다. 반면에 일본의 한 영양학자는 날생선이 임산부에게 전혀 문제가 없다고 주장하며 일본인이 이러한 주장을 듣는다면 웃어넘길 것이라고 말했다. 웬만한 초밥은 냉동 과정을 거치면서 기생충이 죽기 때문이다. 그러나 생선 섭취량이 무척 높은 나라인 일본에서조차 일부 생선은 수은 함량이 높은 탓에 임산부가 가려서 먹어야 하는 식품 취급을 받는다.[19] 서양의 지침은 과한 감이 있는데, 청새치, 황새치, 상어, 참다랑어 같은 수은 함량이 높은 생선은 아예 먹지 말라고 조언한다. 하지만 일본의 지침은 같은 생선을 일주일에 한두 번 정도만 섭취하라고 권장한다. 일본인은 오래전부터 임산부 역시 날생선을 올린 초밥(상당한 수은도 함께)을 먹었으나 별문제가 없었기에, 일본의 지침이 틀리지는 않은 것 같다.

그러면 날달걀은? 서양의 임산부는 오랫동안 신선한 마요네즈, 수란, 무스를 먹지 않았다. 날달걀이 살모넬라를 유발하는 식품이라는 이야기 때문이다.[20] 물론 유산과 살모넬라 감염 사이의 관련성을 증명하는 연구가 몇 가지 있지만, 살모넬라균 감염을 경험하는 사람은 1,000명 중 1명에 불과하다. 그러므로 여러분에게 이런 일이 발생할 가능성은, 특히 9개월의 짧은 임신기간에 발생할 확률은 몹시 낮다.[21] 마찬가지로 이러한 지침은 일본인에게 몹시 생소하다. 옛날부터 일본의 임산부는 낫토 같은 전통 프로바이오틱스 요리를(발효한 콩에 날달걀을 얹어 먹는 음식) 먹었지만, 아무 문제도 없었기 때문이다. 필리핀에서는 임산부에게 출산 전에 날달걀을 먹도록 권장한다. '산도를 매끄럽게 한다'는 이유에서다.[22] 영국에서는 날달걀과 반숙을 피하라는 지침에 변경 사항이 생겼다. 붉은 사자 도장이 찍힌 달걀은 살모넬라 감염 위험이 적으므로 섭취해도 안전하다. 미국을 포함한 일부 나라에서는 가금류를 기르는 과정에서 항생제, 염소, 백신을 사용하여 박테리아를 아예 박살내는 관행이 있으므로, 아무 처리도 하지 않은 달걀은 포장지에 따로 표기가 있기 마련이다. 마요네즈, 머랭, 초콜릿 무스처럼 달걀을 함유한 시중 제품은 보통 저온 살균한 달걀을 사용하므로 해로운 세균이 없다.

유제품도 지뢰밭이다. 서양 지침에서는 브리나 카망베르를 포함한 흰곰팡이 연질치즈나 블루치즈는 날로 먹으면 안 된다고 조언한다. 체다 같은 경질치즈보다 산도가 낮으며 수분 함량이 높아 리스테리아를 포함한 세균이 생기기 쉽기 때문이다. 또한 저온 살균하지 않은 우유로 만든 치즈(현지에서 전문가가 생산하는 치즈)는 톡소포자충증에 걸릴 위험이 조금이나마 있으므로 무조건 피하라고 권고한다. 심지어 프랑스에서조차 저온 살균하지 않은 유제품을 먹으면 안 된다고 주장하는데, 저온 살균하지 않은 우유를 원료로 사용한 껍질을 닦은 연질치즈는 피하라는 입장이다. 하지만 모든 프랑스 여성이 충고를 따르지는 않는다. 내가 아는 어느 프랑스 영양학자는 자신과 일부 지인은 예전에 톡소포자충증을 앓아서 면역이 있으므로 임신 중에도 계속 먹었다고 말했다. 프랑스, 오스트리아, 이탈리아의 임산부는 다른 나라보다 안심하고 유제품을 먹을 수 있다. 정기적으로 피검사를 받으면서 톡소포자충증과 같은 증상이 나타나는지 확인하며, 이상이 있다면 즉각 치료를 받기 때문이다.

임신하면 리스테리아균에 감염될 확률이 20배 올라가는 것은 사실이다. 그래도 감염률 자체는 극히 낮다. 실제 사례를 보자. 영국에서 매년 약 20명의 임산부가 리스테리아에 감염되는데, 그중 3/4은 별문제 없이 건강한 아이를 출산했다.[23] 운이 나빠서 임신 중에 리스테리아에 감염된다고 쳐도 완치 가능성이 크다. 특히 초기에 발견한다면 태아는 거의 영향을 받지 않는다고 봐도 무방하다.[24] 전 세계 기준으로 자동차 사고로 죽는 사람은 하루에 3,300명이지만, 리스테리아 감염으로 인한 사망자는 하루에 1명도 되지 않는다. 다시 말해 브리치즈 한 덩어리를 먹을 때보다 운전석에 있을 때 태아가 죽거나 다칠 확률이 수천 배 높다는 뜻이다.[25] 반면에 최근 서양에서 발생한 리스테리아 감염의 원인이었던 포장 샐러드, 물냉이, 채소는 치즈와는 달리 여성에게 주의 대상이 아니다.[26]

이러한 예방 지침 대다수는 의심스럽고 빈약한 과학 근거를 기반으로 한다. 아시아 국가에서는 수많은 여성이 전통을 따라 식단을 제한하며 일부 더운(양) 음식, 찬(음) 음식, 매운 음식이 유산을 유발한다고 믿는다.[27] 한의학에서는 음양의 조화에 맞게 식품을 섭취해야 건강을 지킬 수 있다고 주장한다.[28] 아시아 개발도상국에서 임신한 여성은 호박, 파파야 같은 '더운 음식'은 물론이고 치즈, 요구르트, 바나나 같은 '지나치게 찬 음식'을 피하라는 조언을 듣는다. 가나의 시골에서는 이러한 '더운 음식'과 함께 고기 역시 먹지 않는다. 기형아를 낳는다는 믿음 때문이다. 이러한 정보의 근거는 보통 여성이 신뢰하는 가족의 전통이다. 인도와 중국 출신 영양사들은 이러한 '금기' 음식을 임신기간 내내 먹었으나 아무런 문제가 없었다고 한다. 물론 친척과 시댁 식구에게 실망 섞인 비난을 듣기는 했지만 말이다.

과학자는 임산부의 식단으로 실험을 하는 일을 꺼린다. 비윤리적인 일이 될 수 있기 때문이다. 반면에 쥐의 식단은 조작할 수 있다. 임신한 쥐가 섭취하는 섬유질을 줄여서 장내 미생물 구성을 바꾸자, 자손에게 알레르기와 비만을 포함한 건강 문제가 발생할 가능성이 올라갔다는 사실이 드러났다.[29] 일반화할 수 있는 부분은 아니지만, 내가 조사한 여성 식이요법 전문가나 임신 전문가 대부분은 임신한 동안 죄책감 없이 살라미 약간과 와인 한 잔, 반숙 달걀을 가끔 즐겼다. 우리는 몇 가지 나쁜 식품이 아니라, 먹어서 좋은 효과를 기대할 수 있는 음식에 집중해야 한다.

서양인은 지나치게 조심하는 경향이 있다. 따라서 좋은 식품과 나쁜 식품을 정확하게 나누고, 나쁜 식품을 섭취했을 때 어떤 위험이 발생하는지 꼼꼼하게 따져야 한다. 특정 음식에 대한 공포와 뜬소문, 임산부 식단에 대한 지나친 제한 조치는 산모의 불안을 가중시키고 영양 섭취에 지장을 줄 수 있다. 일부 임산부는 심한 입덧 때문에 음식을 입에 넣는 일 자체가 고역이다. 건강 전문가는 식단의 다양성, 질, 균형에 초점을 맞추고 지나치게 체중이 증가하는 일을 막는 데 신경 써야 한다고 주장한다. 여러분이 임산부라면 특정 음식을 먹으면 안 된다는 강박관념에 시달리는 대신, 건강을 유지하는 데 집중하도록 하자.

15

알레르기
알레르기가 있다는 위험한 착각의 유행

⊘ 오개념:

사람은 대부분 식품 알레르기가 있다

알레르기는 현대인에서 쉽게 볼 수 있는 증상이다. 영국인 2,100만 명, 미국인 5,000만 명이 알레르기 증상을 호소하는데, 대부분은 식품 알레르기다.[1] 세간의 이목을 끄는 알레르기 사망 사례는 헤드라인을 장식하며 두려움을 유발한다. 학교, 식당, 슈퍼마켓, 항공사는 알레르기 경고판을 부착한다. 이런 흐름이 계속된다면, 땅콩 한 봉지를 대량살상무기로 취급하는 세상이 오고 말 것이다. 알레르기 창궐 현상은 수익성이 좋은 '○○프리' 산업의 탄생으로 이어졌다. 이러한 제품의 매출은 매년 20퍼센트씩 하늘 높은 줄 모르고 치솟고 있다. 하지만 2019년에 8,000명의 미국인 식품 알레르기 환자를 대상으로 수행한 연구에서, 단 절반(1.8퍼센트)만이 진짜 알레르기 환자로 밝혀졌다.[2] 알레르기 진단을 제대로 받으려면 돈이나 시간이 무척 많이 필요한데, 특히 알레르기 전문의가 부족한 국가에서는 더욱더 그러하다.

급하게 확인이 필요한 사람이라면, 인터넷이나 번화가에서 검사를 받고 싶을지도 모른다. 현장에서 바로 알레르기 유무를 판단할 수 있기 때문이다. 인터넷에는 혈액, 침, 머리카락을 보내면 최신 과학 기술로 분석하여 여러분의 문제를 해결해준다고 주장하는 회사가 넘쳐난다. 클릭 한 번이면 서비스를 받을 수 있다. 심지어 침으로 개 알레르기 유무까지 확인할 수 있다. 이러한 회사는 안심하기 어려운 시대에 사는 여러분의 궁금증을 해결해준다. 인터넷 서비스, 매장에서 제공하는 테스트, 가까운 알레르기 전문가의 도움을 받으면 피해야 할 기다란 음식 목록을 얻을 수 있으며 안전한 식품까지 추천받을 수 있다.

문제는 이러한 알레르기 검사가 아무짝에도 쓸모없다는 데 있다. 식단과 건강에 대한 사람들의 집착과 불안을 빨아먹는 사기극이다. 한 언론인이 직접 여러 매장과 온라인 회사에 알레르기 테스트를 의뢰하여 '위험한' 음식 목록을 받은 적이 있는데, 전부 내용이 달랐다.[3] 정식 교육을 받지 않은 '알레르기 전문가'는 '면역력 강화 영양제'를 처방하면서 돈을 벌어들인다. 여러분에게는 알레르기 항원을 견디는 데 도움이 된다고 설명할 것이다. 마찬가지로 효과가 없으며 비싼 돈만 날릴 뿐이다. 진짜 알레르기가 있다고 해도 그것이 문제를 해결해주지는 않는다. 아마 특정 음식을 먹은 뒤에 몸이 안좋아진다고 생각할 텐데, 심리적 요인도 작용하는 부분이므로 이런 검사를 받으면 증상이 더 심해진다. 알레르기를 앓는 친구가 여러분에게 우유 알레르기가 있는 것 같다고 이야기한다면, 나중에 우유를 먹고 나서 몸에 이상이 생기는 경험을 할 수 있다. 간단하게 말해 무엇인가가 자신에게 해롭다고 믿는다면, 실제로 그렇게 된다는 뜻이다.

의학계에서는 1900년대까지 알레르기의 존재를 전혀 몰랐다. 가장 오래된 달걀과 우유 알레르기 사례가 기록된 시기다. 1969년에 들어서야 처음으로 알레르기를 정의했다. 알레르기를 호소하는 사람은 세계적으로 늘어나고 있다. 식품 알레르기 환자 대부분은 피부 알레르기의 하나인 습진 환자다.[4] 최근 들어 알레르기 환자가 늘어난 것은 맞지만, 대중의 관심과 경각심이 높아지면서 과장된 측면이 있다. 과민증과 알레르기의 차이를 이해하지 못하는 사람과 가짜 검사의 희생양이 뒤섞이면서, 알레르기 환자 수는 실제보다 많아졌다. 식품 알레르기란 신체의 면역체계가 유발하는 음식에 대한 비정상적인 반응이다. 특정 식품을 먹은 뒤, 몇 분 내로 호흡이 곤란해지거나 몸이 붓거나 토하는 증상이 나타난다. 식품 과민증은 알레르기와 다르다. 정확한 정의가 없으며 증상(복통, 설사, 메스꺼움)이 늦으면 48시간 뒤에 나타나기도 하는 탓에 진단이 어렵다. 의사는 예전보다 알레르기와 과민증을 더 잘 알고 있지만, 환자의 원인과 증상을 확인하는 데 할애할 시간이 없다. 따라서 환자들은 어쩔 수 없이 자신을 진단해줄 다른 사람을 찾는데, 대부분 유사과학 전문가다. 주말에 짬을 내어 침술이나 신체 역학 교육과정을 수료한 사람도 전문가 행세를 할 수 있다. 이들은 아픈 사람을 꾀어 돈을 받고 몸을 해치는 치료를 하거나, 식단을 마음대로 제한한다.

제일 좋은 예시가 '베가 테스트(Vega testing)'다. 침술과 동종요법을 섞은 치료법인데, 언뜻 보면 과학적으로 느껴진다. 물론 여러분이 알레르기를 유발하는 것으로 의심되는 식품을 손에 들고 있을 동안 피부의 전기 저항을 측정하겠다는 소리를 듣기 전에는 말이다. 턱도 없는 헛소리다. 모낭 검사도 시간 낭비다. 머리털은 면역체계가 일으키는 알레르기 반응에 전혀 관여하는 바가 없다. 피너테스트(Pinnertest)나 에버리웰(Everlywell) 같은 인터넷 회사는 집에서 편하게 식품 알레르기와 관련된 단백질 항체를 확인할 수 있는 혈액검사 서비스를 제공한다. IgG(면역글로불린 G)라고 부르는 항체의 종류를 확인하는 방식이다. IgG는 감염을 치료하는 데 중요한 역할을 하는 항체로, 건강한 사람이라면 음식을 섭취하여 생성할 수 있다. 믿을 만한 과학 연구는 IgG가 식품 알레르기나 식품 과민증과 아무 관련이 없다는 사실을 보여주었다. 하지만 앞에서 언급한 회사에서 혈액검사를 받으면, 무조건 자주 먹는 식품 중 하나에 '알레르기'가 있다는 결과가 나온다. 실제로 아무런 해를 끼치지 않는 음식이라

도 마찬가지다.[5]

연구실에서 진행하는 실험이 완벽한 통제 아래 이루어지며, 같은 이유로 유럽인증(CE) 마크를 받은 검사는 임상적으로 의미가 있다고 생각할지도 모르겠다. 하지만 이는 단순히 건강, 안전, 환경 표준을 준수한다는 뜻일 뿐이다. 과학적으로 타당하다는 보장은 없으며 측정값 역시 신뢰하기 어렵다. 미국에서는 식품 알레르기 테스트를 '연구실 개발 테스트'라는 이름으로 판매하는데, 합법적이고 의학적으로 보이겠지만 실제로는 그렇지 않다. 회사가 직접 질병을 진단하지 않으므로 법에 저촉되는 부분이 없을 뿐이다. 영국 광고심의위원회(ASA)는 일부 알레르기 테스트 회사에 오해의 소지가 있는 정보를 제거하거나 수정하라고 지시했다. 문제의 회사들은 단순히 광고 방식을 바꾸는 식으로 대응했다. 식품과 비타민 영양제(5장 참고)와 마찬가지로, 고삐 풀린 알레르기 테스트는 점점 골칫덩어리가 되고 있다. 게다가 인터넷을 타고 전 세계로 판매하는 특성상 하나의 국가에서 제어할 수가 없다. 법을 바꿀 때까지 사람들은 계속 엉터리 진단을 받고 자신의 질환을 오해할 것이다.

의학계에서 사용하는 최고의 식품 알레르기 확인 방법은 IgE(면역글로불린 E) 혈액검사와 피부단자검사가 전부이며, 정확도는 기껏해야 50퍼센트다. IgE 혈액검사는 IgE 수치를 측정하는데, 알레르기가 있으면 다소 높은 경향이 있기 때문이다. 이 테스트는 실제로 임상적 의미가 있다(IgG 단백질 테스트와는 다르게). 피부단자검사는 알레르기 항원으로 의심되는 단백질 소량을 작은 바늘을 이용해 피부 아래에 집어넣는 식으로 이루어진다. 실제로 알레르기가 있다면, 작고 붉은 반점이 나타나면서 알레르기 반응이 심각하지 않을 정도로만 발생한다. 이러한 시험은 과학에 근거를 두고 있으나, 종종 틀리기도 한다. 같은 알레르기가 있는 일란성 쌍둥이를 대상으로 검사를 진행했을 때 다른 결과가 나오는 사례도 종종 있다. 거의 절반에 가까운 사람이 적어도 한 가지 이상의 알레르기 항원에 양성 반응을 보인다. 여기에는 알레르기 반응이 나타나지 않는 사람도 있다. 반대로 알레르기 증상이 나타나는 어린이 대다수가 시험 결과에서는 음성으로 나온다.[6]

내가 아는 알레르기 전문가에 따르면, 피부단자검사와 IgE 혈액 검사는 할 만한 가치가 있다. 단, 전문의가 수행하는 의료 검사의 일부로 진행해야 한다. 전문의는 환자가 섭취한 식품을 주시하면서 가능성 있는 알레르기 항원을 찾아낸다. 검사를 수행하는 전문의조차 편향이 생길 수 있는 작업이라고 생각한다. 최근 미국에서 수행한 연구는 80퍼센트 환자가 이런 식으로 알레르기를 오진 받았으며, 이로 인해 특정 식품을 불필요하게 피했다고 밝혔다.[7] 반면 식품 과민증은 식품 알레르기와는 다르게 면역체계로 인한 반응이 발생하지 않으므로 정확하게 진단할 방법이 없다. 그나마 가능성 있는 유일한 방법은 섭취한 식품과 증상을 기록하면서 의심 가는 식품을 하나씩 식단에서 빼는 것이다. 영양사에게 조언을 구하고 조력자와 함께 블라인드 테스트 방식으로 진행하여, 심리적 요인이 결과에 영향을 미치지 않도록 한다.

알레르기나 과민증을 오진하면 치명적인 결과로 이어질 수 있다. 어떤 10대 소녀는 내게 일반의가 IgE 혈액검사와 모호한 증상을 근거로 우유 알레르기 진단을 내렸다고 주장했다. 이 환자는 몇 년 동안 좋아하는 치즈, 요구르트, 크림을 끊었지만 증상은 심해져만 갔다. 더 많은 증상이 나타났다고 호소할 때마다 의사는 단지 문제가 있을 법한 식품은 전부 식단에서 빼라는 말만 할 뿐이었다. 몇 년 뒤에 소녀가 찾은 다른 일반의는 심각한 염증성 장 질환(크론병)이 원인이며, 제대로 된 치료가 필요하다는 진단을 내렸다.

매체는 극히 드물고 치명적인 알레르기 반응을 선정적으로 보도했고, 덕분에 우리는 자신과 아이의 건강을 지나치게 걱정하게 되었다. 다시 말해 심각한 알레르기 반응이 실제보다 더 흔하다고 생각한다는 뜻이다. 나타샤 에드난-라페루즈의 이야기를 예시로 들어보자. 그녀는 2016년 런던에서 니스로 가던 비행기에서 참깨로 인한 식품 과민증 반응으로 목숨을 잃었다. 그렇다면 목숨을 앗아간 식품은? 샌드위치 체인점 프레타망제에서 판매한 아티초크, 올리브, 타프나드 바게트였다. 참깨는 눈곱만큼 들어 있었다. 나타사는 참깨에 위험한 알레르기가 있다는 사실을 알았으나, 경고라벨이 없었기에 참혹한 사고를 당하고 말았다. 일부 프랜차이즈 식당은 알레르기 반응이 나타난 고객에게 고소당하는 일을 너무 두려워한 나머지, 식품 알레르기가 있는 사람들에게는 5명 중 1명 꼴로 다른 곳에 가서 먹으라고 권하고 있다.

식품 과민증으로 사망할 가능성은 거의 없다. 영국에서는 매년 10명 정도가 식품 과민증으로 사망한다. 영국에서 천식으로 1년에 1,400명이, 미국에서 3,700명이 사망한다는 점을 생각하면 높은 수치는 아니다. 하지만 사람들은 통계가 있다고 해서 안심하지는 않는다. 심각한 식품 알레르기가 있는 아이의 부모는 엄청난 스트레스를 받으며, 갑작스럽게 알레르기 증상이 나타나기라도 하면 주변인 모두가 충격을 받는다. 굉장히 감정적인 주제이므로, 의사들은 알레르기를 과잉진단하는 관행을 묵인한다. 나는 항공기 내에서 땅콩 봉지를 열 때 공기 중으로 퍼지는 미량의 단백질 성분이 알레르기를 유발하지 않는다는 논문을 쓴 적이 있다. 화가 난 부모들이 나를 위협했고 덕분에 알레르기 전문가들의 입장을 이해할 수 있었다.

식품이나 식품군 전체를 식단에서 배제한 사람을 잘 이용하면 막대한 돈을 벌 수 있다. 2019년 오틀리 광고와 같은 영악한 마케팅 캠페인을 예로 들 수 있다. 식품 브랜드 오틀리는 "우유와 유사하지만, 사람을 위해 만들었습니다"라는 문구와 함께 유제품을 뺀 식사를 하도록 소비자를 유혹하며, 비건용 우유 매출을 지난 3년간 30 퍼센트 끌어올렸다. '○○ 미함유' 분유를 생산하는 회사는 소아청소년과 의사들과 관계를 돈독하게 유지하며, 덕분에 적지 않은 이득을 챙긴다. 2006년과 2016년 사이에 우유 알레르기가 있는 영아에게 전용 분유를 처방한 사례는 500퍼센트 증가했다. 하지만 우유 알레르기가 있는 영아가 늘어났다는 증거는 없다. 우유 알레르기에 대한 과잉진단은 어머니와 아기에게 해로운 영향을 미칠 수 있다. 또한 알레르기가 없는 여성에게 알레르기 진단을 내리면, 모유 수유가 불가능해지면서 아기가 얻는 혜택을 제한하는 셈이 된다.

어떠한 형태라도 식단에 제한이 걸리면, 여러분이나 아이에게 영양 결핍이 발생할 확률이 높다. 조사결과에 따르면, 실제로 여러 나라에서 일어나고 있는 일이다. 일부 어린이는 지나치게 절제한 식습관 때문에 성장에 문제가 생기고 심지어 영양실조로 사망하기도 한다. 생식이나 채식 위주의 불균형한 식단을 예로 들 수 있겠다. 식습관은 사회생활에도 영향을 미친다. 생일 케이크, 젤리, 아이스크림을 먹지 않는 아이를 파티에 초대할 사람은 별로 없을 것이다.

여러분에게 식품 과민증이 있는 것 같다면, 모든 수단을 동원해 의심 가는 식품을 하나씩 제외하면서 문제를 찾아라. 앞에서 언급한 가짜 검사에 속으면 안 된다. 알레르기를 의심한다면 식품 과민증보다 상황이 더 심각하다(물론 심각한 과민 반응을 일으킬 가능성은 무척 낮다). 의사를 찾아 여러분의 진료 이력을 참고한 조언을 구하고 필요한 검사를 진행하면서 알레르기 전문가를 소개받아야 한다. 달걀이나 우유 알레르기는 몇 년 사이에 사라지기도 하지만, 땅콩 같은 식품 알레르기는 평생 갈 수도 있다는 사실을 아는 사람은 별로 없다. 죽을 때까지 달고 살아야 한다고 생각한 알레르기가 어쩌면

'치료 가능한' 종류일 수도 있다. 성토마스병원(St Thomas' Hospital)의 내 동료는 알레르기 전문의의 도움 아래, 땅콩 알레르기 환자가 천천히 땅콩에 적응하게 유도하는 새로운 치료법을 개발했다. 500명 이상이 참여한 대규모 실험은 성공을 거두었는데, 어린이에게만 효과가 있었다.[8] 물론 어린아이에게 알레르기 항원인 땅콩을 먹이는 방식을 굳이 택해야 하는지를 두고 많은 논란이 있기는 했다.

가장 나쁜 선택은 지나치게 민감하게 굴면서 여러분의 식단을 몇 가지 '안전한' 음식으로 제한하는 것이다. 다양한 음식을 섭취하지 못하면 섬유질이 부족해지면서 장 건강이 영구적으로 나빠질 수 있는데, 임신 중이라면 알레르기 증상을 증폭하는 결과로 이어진다.[9] 특히 아토피 피부염을 앓는 아이가 식품을 다양하게 섭취하지 못하면 건강을 해칠 수 있다.[10] 위생, 식품 안전, 식단 제한에 대한 집착은 현재 문제가 되는 몇 가지 질환의 원인으로 작용했다. 경각심 없이 흐름에 휩쓸린다면, 나중에 심각한 건강 문제가 발생할 수 있다.

16

글루텐 프리

'글루텐 프리' 유행이 막무가내로 퍼지고 있다

☑ 오개념:

글루텐은 위험하다

지난 10년 동안 글루텐에 대한 인식은 땅에 떨어졌다. 모두가, 심지어 전문 분야도 아닌 사람도 저마다 비슷한 의견을 내놓았다. 연예인, 의사, 영양학자는 입을 모아 글루텐이 몸에 해로우며, 굳이 섭취할 필요도 없는 데다가 위험할 수 있다고 주장했다. 글루텐에 대한 잘못된 지식이 넘치는 상황에서 바른말을 할 전문가가 부족한 탓에, 글루텐 프리 식단과 저글루텐 식단의 인기는 기하급수적으로 상승했다. 식품 업계는 저글루텐 관련 시장을 수익성이 좋은 블루오션으로 취급한다. 전 세계적으로 19조 2,236억 원 이상의 가치가 있을 뿐 아니라 매년 10퍼센트씩 성장하기 때문이다. 이처럼 막대한 돈이 걸린 상황에서, 돈의 힘은 여론에 미묘한 방식으로 영향을 가하는 법이다.

닭가슴살, 샴푸, 심지어 물까지 소비자를 유혹하기 위해 글루텐 프리라는 문구를 달고 등장하는 상황에서 식품 업계는 소비자의 걱정과 오해를 이용해 이득을 챙기고 있다. 식품 업계만 문제가 아니다. 연예인, 건강 전문가, 인플루언서는 자신만의 글루텐 프리 제품을 우리에게 들이밀고 있다. 스포츠 스타인 노박 조코비치가 대표적인 예시다. 세계 최고의 테니스 선수 자리를 꿰차자마자 성공의 비결을 글루텐 프리 식단으로 돌린 사람이다. 글루텐을 버려야 할 그럴듯한 이유가 있는 것처럼 보이는데, 사실 얼마 가지 않아 몇 년 내내 순위가 떨어지면서 유행하는 식단을 좇으면 어떤 결과로 이어지는지 보여주는 본보기가 되었다. 연예인이나 인플루언서의 이야기를 들어보면 다들 비슷하다. 기존 의학으로 치료할 수 없었던 원인 불명의 질병이 글루텐을 끊자 즉시 나았다는 내용이다.

전 세계에서 식용으로 쓰는 곡물 대부분(밀, 호밀, 보리, 귀리)은 글루텐이라는 단백질을 함유한다. 라틴어로 접착제를 뜻하는 '글루텐'은 2개의 저장 단백질로 분리할 수 있는데, 바로 글리아딘(반죽에 가소성을 주는 성분)과 글루테닌(반죽에 탄력성을 부여하는 성분)이다. 밀가루를 물에 개면 글루텐을 활성화할 수 있으며, 글루텐은 반죽에 특유의 질감, 탄력, 형태를 부여한다. 이러한 성질은 발효 상태, 소금, 산도나 습도 변화에 따라 달라진다.

글루텐은 제빵의 핵심이며 사람이 가장 많이 섭취하는 단백질이다. 글루텐은 어디에나 있다. 빵, 파스타, 페이스트리, 비스킷은 물론이고 맥주, 간장, 그레이비(육즙 혹은 육즙에 조미를 한 소스)도 글루텐을 함유한다. 극소수 사람들(1퍼센트 미만)은 셀리악병이나 더 희귀한 질환인 밀 알레르기가 있으므로 모든 종류의 글루텐을 피해야 한다. 셀리악병은 글루텐에 대한 알레르기 반응을 유발한다. 글루텐을 섭취하면 면역체계가 세포를 공격하는 자가면역질환의 하나다. 글루텐을 극미량만 섭취해도 심한 설사, 구토, 심한 체중감소, 피로, 빈혈과 같은 불편한 증상이 나타난다.

이처럼 운 없는 사람이 고통을 피할 유일한 방법이 글루텐 프리 식단이다. 내장이 손상을 입으면 현미경으로 확인할 수 있으므로, 의심 환자는 내장에서 작은 조각을 떼어내어 살펴보는 검사를 받는다. 또한 번화가에서 흔히 받을 수 있는 '알레르기 테스트'가 아니라 진짜 의사에게 가서 정밀 혈액검사를 받아야 한다. 셀리악병 환자는 정확한 결과를 얻기 위해, 검사를 받기 최소 6주 전부터 글루텐을 자주 섭취할 필요가 있다.

셀리악병은 유전의 영향이 크다. 하지만 소인성 유전자가 있다고 해서 무조건 셀리악병이 나타나지는 않는다. 일란성 쌍둥이에게 둘 다 소인성 유전자가 있고 생활 습관이 비슷하다고 가정해도, 한 명은 셀리악병에 걸리고 다른 한 명은 전혀 증상이 나타나지 않을 수도 있다는 말이다. 질병이 으레 그렇듯이, 장내 미생물 구성이 원인일지도 모른다. 셀리악병은 훨씬 흔하게 나타나는 과민대장증후군이나 우울증과 혼동되는 사례가 많다.

글루텐에 알레르기가 있는 사람은 정말 드물다. 그런데 대체 왜 다들 필요 이상으로 공포에 떠는 것일까? 발단은 2013년에 설치류를 대상으로 수행한 연구다. 이로 인해 많은 사람이 고글루텐 식단이 체중증가를 유발한다는 사실을 알게 되었다. 또한 최근 들어 쏟아져 나온 유사과학 서적은 글루텐을 맹공격하며 해로운 인공성분이 건강을 해친다고 주장했다. 식품과 보건 업계는 글루텐을 향한 대중의 적대심을 기회로 삼았고 소셜미디어, 특히 '깨끗한 먹거리'를 주제로 하는 블로그와 웹사이트를 이용해 글루텐에 관한 내용을 방방곡곡 알렸다. 문제의 설치류 연구는 전 세계로 퍼져나갔다. 물론 실험에서 설치류가 섭취한 글루텐이 인간 기준으로 하루에 통곡물빵 20조각을 먹는 수준이라는 사실은 그렇게 중요하지 않았다. 굶어 죽기 직전의 사람을 데리고 와도 20조각은 못 해치울 듯하지만 말이다. 같은 연구진이 수행한 다른 실험 역시 비슷한 결과로 이어졌고, 이들은 글루텐이 어떤 원리인지는 몰라도 쥐의 대사율에 악영향을 미친다고 주장했다. 2017년, 그러니까 더 최근에 진행한 연구에서는 고지방 식단 연구의 일부로 글리아딘 단백질(글루텐의 주성분)을 쥐에게 대량 투여했다. 그러자 신진대사가 변하고 장내 미생물이 바뀌기는 했지만, 체중은 늘지 않았다. 대신 지방 세포가 더 작아지면서 효율이 높아졌다. 임상시험 없이 연구실에서 진행한 실험이며 일관성이 떨어진다는 사실은 고려할 필요가 있다. 결정적으로 실험체는 전부 근친교배로 태어난 쥐였다. 따라서 사람 역시 같은 반응을 보인다고 주장하기는 어렵다.

글루텐 프리 다이어트가 인기를 끌고 있기는 한데, 글루텐을 피하면 건강이 나아진다는 정확한 근거는 없다. 통념과 달리, 최근의 추적 조사는 글루텐을 오랫동안 먹어도 심장병을 유발하지 않는다는 사실을 증명했다. 오히려 글루텐 섭취를 제한하면 심장 건강에 좋은 통밀 식품 섭취량이 줄어들면서 심장병 발병률이 올라간다는 결론을 내놓았다.[1] 10만 명의 미국 건강 전문가가 26년 동안 진행한 연구에서는 글루텐 섭취량이 가장 낮은 집단은 심장마비에 걸릴 확률이 15퍼센트 높다는 결론이 나왔다. 물론 관찰 연구이므로 편향되었을 가능성도 무시할 수 없다. 하지만 '건강한' 글루텐 프리 다이어트로 인한 스트레스 역시 심장 건강에는 그다지 좋지 않다. 현재 영국인 10명 중 1명이 글루텐 프리 식단을 따르고 있으며, 미국은 비율이 더 높다. 물론 셀리악병을 진단받은 사람은 100명 중 1명도 안 되지만 말이다. 조사에 따르면 대부분 사람이 글루텐 프리 다이어트를 들어본 적이 있다고 응답했지만, 글루텐이 무엇인지 정확하게 아는 사람은 겨우 20~50퍼센트에 불과했다. 글루텐 프리 다이어트 식단을 따르는 사람 대다수가 글루텐이 무엇인지도 잘 모른다는 뜻이다.

셀리악병을 앓는 아이는 장내 마이크로바이옴이 다른 사람과 다르다. 박테로이데스와 염증을 일으키는 대장균 수치가 높은 편인데, 글루텐 프리 식단을 엄격하게 지키면 정상 수치로 낮출 수 있다. 소장에 사는 장내 미생물은 글루텐을 분해하는 효소를 생산하는데, 이를 이용하면 글루텐 반응을 개선할 수 있다. 20명의 환자를 대상으로 진행한 소규모 무작위 연구에서는 흔한 프로바이오틱스(비피도박테리움 인판티스)가 셀리악병 증상을 완화한다는 결론을 내놓았으며 셀리악병이 장내 미생물과 깊은 관계가 있다는 사실을 시사했다.

최근까지는 셀리악병이 북유럽인 사이에서만 나타난다고 생각했지만, 미국인 역시 발병률은 같다는 연구결과가 나왔다(약 1/100). 이탈리아는 세계에서 밀가루를 가장 많이 섭취하는 나라지만, 셀리악병 발병률 자체는 크게 다르지 않다.[2] 파스타와 피자가 주식인 이탈리아에 사는 셀리악병 환자는 다른 나라 환자보다 생활이 힘들 듯하다. 일부 국가에서 셀리악병 발병률이 늘어난다는 미약한 증거가 있는데, 진짜로 일어나고 있는 현상인지 아니면 단순히 식품 업계가 유발한 '글루텐 공황'의 결과인지는 아직 확신하기 어렵다.

글루텐을 섭취했을 때 이상 증상이 나타나는 사람 중 셀리악병이 아닌 사람은, 비셀리악성 글루텐 민감성(Noncoeliac gluten sensitivity)으로 분류한다. 새로 나타난 질병인데, 정확한 임상 정의나 진단 검사가 없다.[3] 셀리악병이 아니라는 사실이 확실해진 뒤에도 소화기 질환이 발생하고 여전히 글루텐이 의심스럽다면, 글루텐 프리 식단을 6주 먹어보고 증상이 사라지는지 확인한 다음, 다시 글루텐을 먹으면서 변화를 관찰하도록 한다. 하지만 글루텐이 원인일 가능성은 희박하다. 2015년에 이탈리아에서 진행한 추적 조사를 살펴보자. 글루텐 과민증이 있다고 주장하는 환자 392명을 2년 동안 관찰했는데, 글루텐을 식단에서 일정 기간 배제한 뒤, 다시 도입하는 실험이었다. 6퍼센트가 셀리악병으로 진단할 만한 근거가 있었으며, 7퍼센트는 '비셀리악성 글루텐 민감성'의 기준을 만족했다. 희귀 질환인 밀 알레르기가 있는 사람은 200명 중 1명이었다. 나머지, 다시 말해 10명 중 8명은 글루텐을 섭취하고 이상 증상이 나타나며 스스로 글루텐 민감성 환자라고 주장했다. 그러나 실제로 글루텐이나 밀을 먹었을 때 뚜렷한 부작용이 나타나지 않았다. 글루텐 민감성은 실제로 존재하는 질환이지만, 생각보다 훨씬 드물게 발생한다.

글루텐 프리 식단을 시작한 뒤로 몸이 가뿐해졌다는 사람이 많다. 심지어 글루텐이 무엇인지, 어떤 식품에 글루텐이 있는지 모르는 사람도 마찬가지다. 대다수는 자신도 모르는 사이 글루텐을 섭취한다. 위약 효과가 정신건강에 미치는 위력은 이미 잘 알려진 바 있다. 위약 효과는 양날의 검이기도 한데, 증상을 개선하기도 하고 악화시키기도 한다. 임상시험에서 위약을 먹은 환자 3명 중 1명은 복통을 호소하거나 증상이 심해진다고 응답했다. 가짜 진통제를 먹은 환자의 30퍼센트가 통증이 줄었다고 응답했다. 위약 효과는 식품에서 더 강하게 나타날 수 있다.

글루텐 프리 식단이 진짜 기분을 좋게 만들기도 한다. 글루텐을 피하면서 맥주, 밀, 호밀처럼 문제의 여지가 있는 식품 전부를 섭취하지 않기 때문이다. 전부 과민대장증후군 환자에게 소화 문제를 유발하는 식품이다. 또한 글루텐 프리 식단을 지키는 과정에서 식품을 신중하게 선택하고, 아무렇게나 골라 먹던 간식을 줄이며, 조금이나마 건강한 음식을 골라 먹으므로 자연스럽게 건강을 개선하는 효과를 볼 수 있다. 효과는 여러분이 글루텐 프리에 입문할 때짠 식단의 질에 따라 다르다. 채식주의 혹은 비건 식단에 입문할 때도 비슷한 현상을 경험하는 사람이 많다. 보통, 특정 음식이 여러분에게 어떤 영향을 미친다고 생각한다면, 실제로도 그렇게 된다. 적어도 단기적으로는 말이다. 대중이 소셜미디어에 등장한 자칭 전문가의 조언에 귀를 기울이기 시작하면서 과학 근거가 빈약한 주장을 사실이라고 생각하거나 일부 식품이 위험하거나 건강에 좋지 않다는 믿음에 빠지는 탓에, 사람들이 섭취하는 식단의 다양성이 떨어지고 있다.

물론 글루텐 프리 식단으로 특정 증상을 완화하는 효과를 볼 수도 있지만, 반대로 영양 관련 문제가 발생할 가능성 또한 존재한다. 글루텐 프리 식품은 보통 비타민B12, 엽산, 아연, 마그네슘, 셀레늄, 칼슘이 부족하다. 스페인에서 진행한 연구에서는 글루텐 프리 식단이 다른 식단보다 지방 비율이 높고 섬유질 함량이 떨어진다는 결과가 나왔다. 식단에서 특정 식품군 전체를 제외하면, 섬유질 섭취량이 떨어지고 식품 다양성이 감소한다. 따라서 장내 미생물 역시

영향을 받으며 장기적으로 부작용이 발생할 수 있다.[4]

시중의 글루텐 프리 제품은 보통 고도의 정제 과정을 거치며, 글루텐 특유의 식감을 내기 위해 여러 성분을 집어넣는 탓에 열량이 높은 편이다. 최근 연구에서는 글루텐 프리 파스타가 기존의 밀 제품에 비해 혈당 피크를 지속해서 높인다는 사실이 드러났다.[5] 밀의 질감을 흉내 내기 위해 고도로 정제한 탄수화물 식품을 사용하기 때문인데, 당이 빨리 생길 수밖에 없다. 글루텐 프리 식품의 원재료 목록은 평범한 제품보다 훨씬 길며, 많은 화학첨가물이 여러분의 몸과 장내 미생물에 어떤 영향을 미칠지는 아무도 모른다. 결국 글루텐 프리 제품을 자주, 그리고 오래 먹으면 체중이 증가하고 당뇨병 위험이 올라간다고 요약할 수 있다.

조사결과, 미국인 65퍼센트가 글루텐 프리 식단이 더 건강하다고 응답했다. 그러나 글루텐 프리 식단의 효능을 입증하는 확실한 증거는 하나도 없다. 2019년에 28명의 건강한 자원자를 대상으로 한 연구에서 글루텐을 함유한 식단과 글루텐 프리 식단으로 2주간 무작위 블라인드 시험을 진행했다. 그 결과 두 집단 사이에 어떠한 차이도 나타나지 않았다.[6] 식단과 생활 습관을 완전히 바꾼다면, 예를 들어 열량이 높고 정제된 식품인 케이크, 비스킷, 페이스트리 대신 글루텐 프리 곡물, 과일, 채소를 주로 섭취한다면 체중이 줄고 활력이 생길 것이다. 반면에 똑같은 글루텐 프리 다이어트라도 열량이 높고 고도로 정제된 식품 위주로 섭취하다면, 살이 찌고 기분이 처질지도 모른다. 체중변화는 글루텐 섭취 여부와 무관하다. 영양 성분만 생각해서는 안 된다. 여러분의 지갑 사정 역시 중요하다. 글루텐 프리 제품은 귀한 몸으로, 글루텐 프리 비스킷, 빵, 파스타는 평일반 제품보다 5배는 비싸다.

대규모 연구에 따르면, 곡물을 먹으면 건강 문제를 예방하고 비만 발생률을 낮출 수 있다. 전 세계 인구 99퍼센트는 통곡물을 먹어도 안전하다. 의심스럽다면 최근 덴마크 성인 60명을 대상으로 수행한 무작위 연구를 살펴보자. 해당 연구에서 8주간 글루텐을 함유한 통곡물을 풍부하게 섭취한 집단은 정제 곡물을 먹은 집단보다 체중이 감소했으며 혈중 염증 표지자가 감소했다.[7] 글루텐 프리 식단으로 바꾼 뒤에 긍정적인 변화를 겪었다면, 원인이 글루텐일 가능성은 희박하다. 셀리악병이나 희귀 질환인 밀 알레르기라고 의사가 진단한 일이 없다면, 글루텐을 피하는 일은 '평균적으로' 득보다 실이 크다.

17

다이어트와 운동
체중감량과 운동은 상관관계가 거의 없다

✅ 오개념:

운동하면 살이 빠진다

"쉬지 마세요!" "페달 더 밟으세요!" "심장박동수가 주황색 영역에 있는 동안 열량을 더 많이 쓸 수 있습니다. 지금 지방을 많이 태울수록 나중에 맥주를 많이 마실 수 있습니다." 몇 년 전, 내가 런던에 있는 체육관에 잠깐 다닐 동안 운동 수업에서 수시로 들은 말이다. 지방 소모에 대한 오해는 1958년, 약 450그램의 지방이 3,500킬로칼로리를 저장한다는 주장에 기인한다. 간단한 계산을 해보자. 여러분이 운동하면서 매일 500킬로칼로리를 소모하면, 일주일에 몸무게가 450그램씩 빠진다. 1년이면 적어도 22킬로그램 하고도 500그램을 뺄 수 있다. 지난 30년 동안 사람들은 우리가 갈수록 뚱뚱해지는 원인이 게으름을 부리고 운동을 많이 하지 않기 때문이라고 생각했다. 아이들은 자동차로 통학하며, 예전만큼 운동하지 않는다. 젊은이들은 걸어서 친구를 만나러 가는 대신, 집에 머무르며 텔레비전이나 인터넷을 즐긴다. 육체노동을 하는 사람이 줄어들고 재택근무 비중이 증가하고 있다. 운동하라는 권고는 초등학생부터 어른까지 연령을 가리지 않는다. 체육관에 등록하고 많이 걷고 스포츠를 즐기고 열량을 소비하면 신진대사가 증가하면서 체중이 금방 빠진다는 논리다.[1]

요즘은 우리의 의지를 북돋기 위해 만 보를 걸을 때마다 자축하는 의미로 간식, 회복용 스포츠음료, 맥주를 즐겨도 좋다는 메시지를 송출하는 웨어러블 장비를 판매한다. 내 멋진 시계는 만 보를 걸으면 삑삑거리면서 내 수고를 치하한다. 이 정도는 히스로처럼 큰 공항에서 하루만 산책해도 달성할 수 있는 정도다. 다들 만 보에 집착하는 이유는 1964년 도쿄 올림픽이 열리기 전에 일본의 한 계보기 회사가 사람들이 게을러지지 않도록 내놓은 제품의 목표가 만 보였기 때문이며, 1만이라는 숫자에 별다른 과학적인 이유가 있지는 않다. 많이 걷는다고 해서 반드시 심박수가 빨라지지는 않는다. 역도나 사이클과 같은 격렬한 종목 역시 마찬가지다. 따라서 짧고 격렬하게 운동하거나 약간 빠르게 걷는 정도가 건강에 훨씬 좋다. 스코틀랜드에서 집배원을 대상으로 수행한 연구에 따르면, 하루에 1만 5,000보 이상 걸으면 건강을 개선하는 효과를 볼 수 있다고 한

다. 그러나 구체적으로 몇 걸음 이상 걸으면 무조건 몸이 좋아지는 지는 명확하지 않다.[2]

세계의 수많은 정부에서 체중을 줄이고 싶다면 반드시 운동하라고 조언한다. 미셸 오바마는 미국에서 '렛츠 무브' 캠페인을 이끌기도 했다. 하지만 운동이 체중감량에 효과가 있다는 과학적인 근거가 있을까? 지금 학교 체육시간을 늘리면 나중에 비만에 걸리는 인구가 줄어들까? 사람을 대상으로 수행한 자료 대부분은 운동과 체중감량 사이에 별 관련성이 없다는 사실을 시사한다. 영국 플리머스의 재학 아동 300명을 대상으로 수행한 전향적 연구는 아동기에 운동한다고 해서 청소년기에 비만이 될 확률을 줄일 수 없다는 결론을 내렸다. 일본인 6,800명을 대상으로 진행한 대규모 연구에서는 30세 이전에 운동량이 많았던 60대와 그렇지 않은 60대의 체중을 비교했는데, 차이가 거의 없었다.[3] 아마추어 육상 선수에 관한 연구에서는 선수들이 자기 관리에 최선을 다했음에도 불구하고 나이를 먹으면서 평균 체중이 서서히 올라갔다. 즉 체중을 유지하기 위해서는 작년보다 많이 뛰어야 한다는 뜻이다. 미국 방송에 나온 14명의 다이어터를 대상으로 한 추적 연구는 운동이 체중을 줄이는 데 가장 효율성이 떨어지는 방법이며, 단지 미미한 효과만 기대할 수 있을 뿐이라는 결론을 내놓았다. 여러 차례의 실험에서 식단관리를 한 집단이 운동한 집단보다 체중감소폭이 훨씬 컸다. 운동이 의미 있는 성과를 낸 경우는 식사량을 줄였을 때밖에 없었다. 운동 패턴이 다른 일란성 쌍둥이를 연구하면 장기적 임상시험을 굳이 하지 않고도 답을 알 수 있다. '쌍둥이 연구' 자료를 조사했는데, 규칙적으로 운동하는 사람은 쌍둥이 형제자매와 비교했을 때 1~2킬로그램 정도 체중이 적게 나간다는 사실을 확인했다. 다시 말해서 기초대사량은 대부분 유전자에 따라 정해지며, 웬만해서는 바꿀 수 없다.

우리는 조상이 온종일 뛰고 사냥하고 채집하면서 하루를 정신없이 보냈다고 생각했다. 건강하고 마른 몸매를 유지한 이유가 꾸준하게 몸을 움직였기 때문으로 보았다는 뜻이다. 하지만 탄자니아에서 동아프리카 마지막 수렵채집자인 하드자족과 일주일을 보내는 동안 나는 무척 놀라운 사실을 발견했다. 하드자족 활동량이 서양인만큼 적었기 때문이다. 웬만하면 누워 있으며 하루 대부분을 수다를 떨면서 보낸다. 움직일 때는 음식을 구할 때뿐이다. 거의 1년 내내 먹거리가 풍부하므로 그렇게 멀리 이동하지도 않는다. 연구진은 하드자족에게 활동 추적기를 부착하고 휴식과 운동을 하는 동안 신진대사율을 측정했다. 그 결과 하드자족은 거의 움직이지 않으며, 하루에 4~6킬로미터를 걸었고, 서양인보다 신체활동에 소모하는 열량이 높지 않았다. 휴식대사율 역시 서양인과 비슷했다. 그런데도 몸매가 탄탄한 이유는 하루에 만 보씩 걸어서가 아니라, 나무 열매와 고기로 다양한 섬유질을 풍부하게 섭취하고 간식을 먹지 않았기 때문이다.[4]

운동의 효과가 생각보다 떨어지는 이유는 다양하다. 일단 우리의 기대치가 너무 높기 때문이다. 우리가 소모하는 에너지는 대부분 정해져 있으며, 바꾸기 어렵다. 총 에너지 소모량의 약 70퍼센트는 휴식대사로 빠져나간다. 생명 유지를 위해 세포가 태우는 에너지다. 음식을 소화하는데 10퍼센트를 쓰며, 나머지 20퍼센트를 신체활동에 사용한다. 그마저도 절반은 꼼지락거리거나 앉거나 서 있는 등 작은 동작을 하는 데 소모한다. 정리하면, 대부분 사람이 바꿀 수 있는 에너지 소모량은 전체의 10퍼센트에 불과하다는 뜻이다. 음식으로 들어가는 에너지에서 우리가 제어할 수 있는 부분은 10퍼센트다. 내키지 않는 발걸음을 이끌고 매일 체육관에 간다고 가정하자. 여러분의 몸은 살을 놓아주지 않으려 전력을 다해 저항한다. 운이 좋으면, 빼낸 지방 중 일부를 근육으로 교체할 수도 있겠다. 단백질은 지방보다 무거우므로 결국 체중은 증가한다. 하지만 이런 일은 잘 발생하지 않는다. 귀중한 에너지 저장소를 잃었다는 사실에 놀란 신체는 여러분이 위험한 상황(옛날에는 지방이 빠지는 상황이 곧 위급상황이었다)에 놓였다고 판단하고 손해를 만회하기 위해 움직인다. 식욕을 올리고 단기적으로 신진대사율을 약간 낮추는 식이다. 따라서 잠재의식과 의식의 활동 수준이 떨어지며 쉽게 피곤해진다. 이러한 보상 메커니즘은 과체중인 사람일수록 심하다. 다소 불공평한 부분이다.[5]

게다가 우리는 소모하는 에너지를 과대평가하고 입에 넣는 음식의 양은 평가절하하는 경향이 있다.[6] 운동을 마치고 지나치게 먹지 않는다고 가정해도(물론 그럴 가능성은 별로 없지만) 상황은 크게 다르지 않다. 계산기를 두드려 보면, 평균 체중의 남성이 일주일에 4번 1시간씩 힘차게 달린다고 가정했을 때, 빠지는 체중은 한 달에 많아야 2킬로그램이다. 게다가 운동하면 식욕이 강해진다. 피자 한 조각으로 얻은 에너지를 소모하려면 수영장을 45분 동안 돌아야 하며 초콜릿바 1개나 오렌지 주스 1잔을 태우려면 몸을 기진맥진하게 만드는 스피닝 수업 하나를 끝까지 따라가야 한다.

운동으로 비만을 해결할 수 있다는 고정관념은 '섭취 열량 대비 소모 열량'이라는 유명한 이론이 낳은 결과물이다. 덕분에 사람들은 섭취 열량을 줄였을 때와 소모 열량을 늘렸을 때 같은 효과가 나타난다고 오해했다. 1980년대 이후, 식음료 업계는 대중에게 뚱뚱한 이유는 단지 게으름 때문이며 운동만 많이 한다면 얼마든지 달콤한 음식을 먹고 마셔도 살이 찌지 않는다는 내용을 교묘하게 넣은 광고를 퍼부었다. 식음료 회사는 돈이 엄청나게 많다. 달콤한 간식과 음료를 판매하면 가공할 만한 수입을 올릴 수 있기 때문인데(미가공식품의 4배 정도), 덕분에 올림픽이나 월드컵 같은 행사에 수조 원을 퍼부을 여유가 된다. 업계는 대중에게 설탕이 들어간 음료가 운동에 어울릴 수 있다는 환상을 심는 동시에 신체활동, 체중, 건강의 관계를 연구하도록 학회에 수억 원 상당의 지원금을 전달했다. 넉넉한 지원금 덕분에 많은 연구진이 경력을 쌓을 수 있었으나, 이들은 설탕 함량이 높은 정크푸드와 간식의 위험성을 자세히 밝히는 연구는 하지 않았다. 안타깝게도 정부와 보건부는 예산을 절약해 주었다는 점에 만족할 뿐, 식품 업계가 연구 주제 선정 과정에 개입하는 행태를 강 건너 불구경으로 일관했다. 나는 직접 지난 30년간 전 세계에서 발표한 논문을 검토했는데, 운동과 체중에 관한 논문이 설탕 섭취와 체중에 관한 논문보다 12배 이상 많다. 업계에서 돈을 지원하는 연구는 편향이 생기지 않을 수가 없다. 또한 연구 저자가 좋은 의도를 가지고 조사에 임한다고 해도 지원금을 댄 쪽에 불리한 결론이 나오면 발표하지 않는다.

설탕이 들어간 음료를 스포츠음료로 리브랜딩한다는 마케팅 전략은 정말 기발했으나, 회사는 근거가 되어 줄 연구가 필요했다. 미국의 게토레이(지금은 펩시콜라 밑으로 들어갔다)는 처음으로 대규모 스포츠음료 마케팅을 시작한 회사다(영국의 기능성 음료 루코제이드와 비슷하다고 생각하면 이해가 쉽다). 게토레이는 경기에서 지고 있던 플로리다의 미식 축구팀(게이터스)이 하프타임에 마신 게토레이 덕분에 다시 힘을 얻어 역전하는 내용의 광고를 방송했고, 미국 전체에 게토레이를 강렬하게 각인시켰다. 게토레이를 포함한 여러 대기업은 중간 기관(과학연구소나 자선재단)을 거쳐 연구비를 지원하며, 제품에 첨가한 미네랄과 전해질이 마법을 부려 운동선수의 기량을 높이고 회복을 돕는다는 연구결과를 발표하도록 만든다. 의심 많은 언론인 여럿이 뒤진 결과, 2015년에 코카콜라가 영국에서 직접 연구비를 지원하거나 연구에 영향을 미치는 데 사용한 금액은 약 147억 원에 달한다. 또한 약 73억 원에 달하는 돈을 유럽 물연구소 (European Hydration Institute)을 거쳐 영국 영양재단(British Nutrition Foundation), 비만포럼(Obesity Forum), 영국 영양사협회(British Dietetic Association), 유케이액티브(UKactive), 영국 정부 보건 및 영양 정책을 담당하는 대다수 핵심 자문위원을 포함한 연구진과 인플루언서에게 전달했다는 사실이 드러났다. 일부는 이전에 설탕과 비만 사이의 연관성에 공개적으로 의문을 제기한 전적이 있는 사람이었다.[7] 미국도 다르지 않은데, 식음료 업계는 매년 연구자금과 로비에 수십억 원을 쓴다(6장 참고).[8]

모든 대기업은 힘을 모아 각자의 제품이 부상과 피로를 피하기 위해 꼭 필요하다는 믿음을 사람들에게 심었다. 또한 설탕과 전해질이 들어간 음료는 물보다 효과가 좋다고 주장했다. 하지만 3시간 이내로 운동을 마쳤을 때 탈수가 발생한 사례는 단 한 번도 없었다. 달리기 종목의 주자는 최대한 물을 많이 마시는 것이 추세인 탓에 탈수로 사망하는 사람은 완전히 사라지고, 수분중독으로 죽는 사람이 늘어나고 있다.[9] 지난 연구 대부분은 편향이 섞였으며, 이러한 음료의 효과는 미미하다. 하지만 대중은 이미 완벽하게 세뇌당했다. 여러분은 이제 설탕 음료 없이는 제대로 운동할 수 없는 몸이 되었다는 말이다. 편향되지 않은 연구에서는 운동선수와 3시간 이상 운동하는 상황을 제외하면, 특별한 음료나 영양제가 필요하지 않다는

결과가 나왔다.[10]

적당하게 운동하면 체중감량 효과를 볼 수 있다는 증거는 없으나, 운동이 여러 질병에 무척 큰 도움을 주는 최고의 약이라는 사실은 명백하다. 인슐린 대사 효율을 높여 당을 근육으로 빨아들이는 식으로 당뇨병 위험을 낮춘다. 또한 규칙적으로 격렬하게 운동하면 심장박동수가 증가하며, 고혈압을 예방하고 혈중지방 수치가 내려간다는 확실한 증거도 있다. 소규모로 진행한 일부 연구에 따르면, 운동은 치매를 예방할 뿐 아니라 우울증까지 치료한다. 소수에 불과하지만 운동이 조현병 환자에게도 도움을 준다는 연구도 있었다.[11] 체중감량은 운동으로 효과를 볼 수 없는 몇 안 되는 부분 중 하나다. 따라서 체중을 줄이고 싶다면 적게 먹고 신진대사와 장내 미생물에 어울리는 식품 위주로 식단을 짜야 한다. 사람마다 유전자와 장내 미생물이 전부 다르므로 통틀어서 말하기는 어렵다. 내가 쌍둥이를 대상으로 진행한 연구에서는 운동에 대한 흥미는 유전의 영향이 강하다는 결론이 나왔다. 다시 말해 어떤 사람은 자연스럽게 운동을 좋아하며, 일부는 그냥 운동을 싫어한다는 뜻이다.

체육관에서 운동하는 학생 256명을 대상으로 운동 전후에 어떤 간식을 선택하는지 최근의 한 연구가 확인했다. 브라우니와 사과를 선택지로 제시했을 때, 운동을 마친 사람은 대부분 사과보다 몸에 좋지 않은 브라우니를 골랐다. 그리고 5명 중 1명은 운동 이후 허기를 덜 느꼈고 간식을 거절할 가능성이 컸다.[12] 다시 말해 운동을 즐기는 사람은 웬만하면 보상 메커니즘에 넘어간다는 뜻이다. 여러분이 소수의 예외일 것이라는 생각은 하지 않는 편이 좋다. 나는 아직도 손목에 멋진 만보계를 차고 다닌다. 몇 가지 대규모 연구에 따르면 만보계를 1년간 착용한 사람은 그렇지 않은 사람보다 살이 더 많이 찐다고 한다. 살을 빼고 싶은 순간이 오면, 그때 내 만보계를 벗을 생각이다.

18

음식과 정신
먹는 것에 따라 기분이 좌우된다

⊘ 오개념:

음식은 정신과 상관없으며, 오직 몸에만 영향을 미친다

"음식이 곧 약이고 약이 곧 음식이다." 그리스 의학자 히포크라테스는 음식이 건강은 물론이고 기분에도 영향을 미친다는 사실을 잘 알고 있었다. 하지만 그의 명언은 수 세기가 흐르면서 잊히고 말았다. 우리는 질병을 한번에 해결하려는 심산으로 미심쩍은 약이나 미네랄 영양제에 집착했다. 멜랑콜리아(Melancholia)는 우울증의 옛날 이름인데, 간단하게 설명하면 인생의 모든 중요한 부분에 대한 흥미를 잃어버리는 질병이다. 사람이라면 누구나 한 번쯤은 우울증을 짧게라도 앓는다. 스트레스, 트라우마, 사별, 중요한 사건 때문에 발병하기도 하지만, 아무 이유 없이 나타날 때도 있다. 우울증은 자연스러운 현상이다. 하지만 우울한 기분에서 헤어나오지 못하는 사람도 있다. 이 상태가 몇 주 이상 이어지면 임상 우울증으로 진단한다. 사람에 따라 몇 년씩 이어질 수 있다. 우울증은 나이에 상관없이 발병하며 성인 기준 6명 중 1명은 우울증을 앓는다. 요즘은 아이에게도 점점 흔하게 우울증이 나타나며, 남성보다 여성이 우울증에 취약하다. 산모 7명 중 1명이 출산 후 우울증 환자라는 점을 고려해도 마찬가지다. 우울증 환자는 어느 나라나 다 있다. 미국이 우울증 환자가 가장 많고, 중국과 일본은 우울증 환자가 적은 편이다. 우울증에 걸리면 생업에 종사하기 힘들어진다. 이로 인해 발생하는 전 세계 경제 손실은 227조 원이 넘는다. 젊은이의 흔한 사망 원인 중 하나도 우울증이다. 우울증 환자의 절반 정도는 불안 증상이 함께 나타나므로 정확한 진단이 어렵다. 장 질환 증세가 같이 발생하는 사례도 많다.

나는 1980년대에 이스트런던에서 결핵 병동 담당 수련의로 일했다. 환자들은 3가지 항생제를 함께 복용하며 병동에 몇 달 정도 갇혀 지내야 한다는 사실에 몹시 우울해했다. 그런데 결핵 치료를 받는 과정에서 대부분 기분이 나아졌다. 나중에 알아낸 사실이지만, 환자들이 행복해진 부분적인 원인은 아이소나이아지드라는 결핵 치료제였는데, 후속 실험에서 기분을 띄우고 우울증을 치료하는 효과가 있다는 결과가 나왔다. 이 약은 세로토닌이나 도파민 같은 뇌 화학물질의 수치를 끌어올렸다. 아이소나이아지드를 재발견하면서 성능이 더 뛰어난 전문 항우울제를 개발하는 데 성공했고, 이 항우울제는 지금까지 주류 치료제로 사용하고 있다. 프로잭 같은 약은 시장에 내놓자마자 엄청나게 팔렸고, 제약회사는 매년 수조 원의 이익을 챙겼다. 제약 업계는 수십억 원을 뿌려 의사들이 사소하거나 단기적인 문제가 있는 환자에게도 약을 처방하도록 꾀었고, 수많은 사람이 처방을 믿고 약을 먹었다. 매출은 지칠 줄 모르고 올랐다. 조사결과 영국 성인 15퍼센트가 항우울제를 먹은 경험이 있으며, 미국인 13퍼센트는 현재도 복용하고 있다고 응답했다. 스타틴 같은 콜레스테롤 감소 약물을 먹는 사람보다 2배가 넘는 사람이 항우울제를 쓰고 있다는 말이다. 영국에서만 매년 7,100만 개의 항우울제 처방전이 쏟아지며 30만 명이 넘는 어린이가 규칙적으로 항우울제를 복용한다. 대부분 선진국에서는 항우울제 처방률이 10년마다 2배로 뛰고 있는데, 이 정도면 심각한 약물이 아니라 초코볼을 주듯이 항우울제를 처방하는 셈이다.

문제는 진짜 우울증을 앓는 대다수 사람에게 상기한 약은 효과가 거의 없다는 데 있다. 항우울제로 다시 살아갈 힘을 얻는 사람도 일부 있지만, 우울증 환자의 절반 이하는 항우울제로 어떠한 효과도 보지 못한다. 심지어 복용량을 늘려도 마찬가지다. 감정 마비나 성욕 저하 같은 부작용을 겪는 일도 많다.[1] 많은 실험이 제약 업계의 지원을 받아 편향된 결론을 내놓았다. 실제로 효과가 나타난 소수의 사례를 근거로 약의 효능을 과대평가하는 식이다. 몇 차례의 대규모 임상연구에서는 행동치료나 상담과 비교했을 때 항우울제의 효과가 더 뛰어나다고 볼 수 없다는 결론을 내렸다. 현재 항우울제를 둘러싼 상황은 미국에서 발생한 아편계 진통제 사건과 비슷한 부분이 있다. 당시에 약물 업계의 로비와 썩은 의료협회 때문에 의사가 중독성 진통제 처방을 남발하는 일이 벌어졌고, 결국 한 해 동안에만 7만 5,000명의 사망자가 나왔다. 새로운 모방 약물을 개발하고 있지만 의미 있을 정도로 기분을 나아지게 하지는 못하며, 제약회사는 투자를 중단했다. 뇌의 특정 화학물질을 약으로 조절하려는 시도는 좋았지만, 우리는 장내 미생물과 식품 화학물질의 효과를 간과하고 말았다. 다시 말해 큰 그림을 보지 못했다는 뜻이다.

아이소나이아지드는 결핵을 치료하는 항생제다. 아마 장내 미생물의 구성을 바꾸면서 간접적으로 기분을 개선하는 효과가 나타난 듯하다. 장의 상태가 우울증과 관련이 있다는 주장은 지금까지 진지하게 받아들여지지 않았다. 하지만 여러 나라에서 수십만 명을 대상으로 관찰 연구를 수행하는 동안 꾸준히 우울증에 좋은 식품을 찾아내는 성과를 얻을 수 있었다. 식물이나 씨앗을 많이 섭취하고 식단의 다양성을 높이면 우울증을 완화하는 데 도움이 된다. 반면에 정크푸드를 많이 먹고 섬유질을 적게 섭취하며 식단의 다양성이 떨어지면, 우울증에 걸릴 위험이 올라간다.[2] 관찰 연구를 진행하는 동안 편향을 일으킬 수 있는 여러 가지 생활 습관을 최대한 조정하기는 했지만, 결과가 정확하다고 보기는 어렵다. 좋은 소식은 최근 사람을 대상으로 한 무작위임상시험에서 음식과 기분 사이의 관련성이 밝혀졌다는 것이다. 2014년에 가벼운 우울증이 있는 노인 247명을 대상으로 2년 넘게 행동치료와 우울증을 개선하는 식단 조언을 제공한 결과, 두 방법 모두 우울증을 개선하는 데 뛰어난 효과를 보였다.[3]

더 심한 우울증 환자를 대상으로 한 무작위 연구에서 식단(지중해식 식단) 지원을 받은 집단과 사회적 지원을 받은 집단을 비교한 결과, 식생활을 개선하면 기분이 훨씬 나아진다는 사실이 드러났다. 으레 그렇듯, 모두가 긍정적인 변화를 보이지는 않았다. 하지만 우울증 환자 67명을 대상으로 수행한 최근 연구에서는 12주 만에 식단을 지원한 집단의 1/3을 '치유'하는 성과를 냈다. 사회적 지원을 한 대조군 집단은 겨우 8퍼센트가 호전되었다는 사실을 생각하면 놀라운 결과다.[4] 해당 실험의 결과는 3개월간 항우울제를 투여했을 때 기대할 수 있는 효과의 3배가 넘는다. 다른 단기 식단 연구 역시 괜찮았다.[5] 식습관이나 기분의 관련성에 대한 장기적인 무작위 연구는 사실상 수행이 불가능하다. '프레디메드 연구'에서 과체중 스페인인 7,000명을 대상으로 진행한 것이 그나마 최선이라고 볼 수 있다. 단, 기분이 아니라 심장병과 식단의 관련성을 확인하기 위해 고안한 연구였다. 결과를 보면 6년 동안 관찰했을 때 기존의 저지방 서양식 식단을 섭취한 사람보다 채소, 견과, 올리브오일 비중이 높은 고지방 지중해식 식단을 섭취한 대조군에서 우울증 비율이 약

간 더 낮았다. 우울증 치료에서 식단이 중요하다는 주장을 뒷받침하는 셈이다.[6]

최근까지는 식단 변화가 뇌에 영향을 미칠 수 있다는 사실을 정확하게 설명하기 어려웠다. 일부 비타민 혹은 영양소 결핍이나 음식의 독소가 원인이라는 구닥다리 주장을 내세우는 데 그쳤기 때문이다. 정확하게 설명하려면 새로운 패러다임이 필요했는데, 마이크로바이옴을 발견하면서 퍼즐을 완성할 수 있었다. 장내 미생물 집단이 생성하는 수천 가지 화학물질이 식품과 기분 사이의 연결고리라는 사실은 이제 의심의 여지가 없다. 평균적으로 우울증 환자는 장내 미생물의 다양성이 떨어지며 불안을 동반하는 흔한 우울증 환자의 경우 더욱더 그러하다. 2,000명 이상의 플라망어 사용자를 대상으로 한 최근 대규모 조사는 기분과 우울증은 모두 장내 미생물 다양성에 영향을 받으며, 우울증 환자에게 찾아볼 수 없는 미생물은 전부 뇌에서 도파민을 분비하는 데 꼭 필요한 종류였다.[7]

염증 수치가 올라가면(면역체계가 계속 약하게 공격당하는 것처럼 자극을 받는 상태) 우울증이 나타날 가능성이 높다는 주장이 정설로 자리 잡는 추세다. 장내 미생물은 보통 염증을 억제하고 내벽을 건강하게 지키는 다양한 화학물질을 분비한다. 미생물은 염증으로부터 우리를 지킬 뿐만 아니라, 기분을 좋게 하는 세로토닌과 같은 뇌의 핵심 화학물질을 생산하라는 신호를 수시로 보낸다. 오늘날 사용하는 항우울제 역시 똑같은 화학물질 수치를 높이는 식으로 작용한다. 우리는 실험용 쥐의 장내 미생물을 제거하자, 피와 뇌의 세로토닌 수치가 급락하면서 우울증에 걸리는 모습을 확인할 수 있었다 (쥐만의 방식으로).[8] 쥐를 대상으로 진행한 새로운 연구에 따르면, 흔하게 사용하는 항우울제는 핵심 미생물(루미노코쿠스 같은) 수치를 줄일 수 있다. 항우울제가 뇌에 미치는 메커니즘 역시 이것으로 설명할 수 있다.[9] 또한 미생물(혹은 식단)이 '잘못된' 사람 대다수가 항우울제에 반응하지 않는 이유도 마찬가지다. 내장 미생물이 우리의 생각과 감정에 영향을 미친다는 사실은 분명하다. 내장 미생물을 안전하게 조작할 방법을 찾는다면, 처진 기분을 끌어올리고 우울증을 치료할 수 있을지도 모른다.

사람의 기분은 뇌가 적절한 화학 신호를 생산하고 인식하는 과정의 결과물이다. 따라서 기분과 뇌의 작용을 명확하게 구분하는 일은 어렵다. 사람이 나이를 먹으면서 뇌 기능을 상실하는 흔한 원인이 바로 치매다. 뇌가 수축하면서 기억과 감정을 주관하는 영역이 퇴화하기 때문이다. 많이 나타나는 치매인 알츠하이머의 원인은 아직 정확하게 밝혀진 바가 없다. 하지만 최근까지 생각한 것처럼 뇌에 찌꺼기가 쌓여서 발생하는 것이 아니라, 면역체계의 결함과 형편없는 식습관 때문이라는 주장이 설득력을 얻고 있다. 치매를 유발하는 주요 위험 인자 중 하나가 나쁜 식단이라는 건 의심의 여지가 없다. 70명의 중년층을 대상으로 진행한 정밀 조사에서 3년간 MRI로 뇌를 스캔한 결과, 지중해식 식단을 섭취하면 뇌의 물질대사 손실을 방지하는 데 큰 도움이 된다는 결론을 내놓았다.[10] 영국 공무원 457명을 10년 넘게 관찰한 연구에서는 건강한 식품을 섭취하는 사람이 감정과 장기 기억을 담당하는 핵심 영역인 해마를 포함한 주요 뇌 부위의 크기 손실이 가장 적다는 사실이 드러났다.[11] 더 중요하고 결정적인 부분이 있다. 기억력 상실 초기 증상이 나타나는 중년을 대상으로 진행한 무작위 연구에서 식단 통제를 통해 건강한 식품을 3년간 섭취하자, 해마 기능이 올라갔다.[12] 일부 다가불포화지방을 제외한 대부분 식품 성분은 혈액에서 뇌로 이동할 수 없다. 따라서 실험에서 나타난 효과는 장에서 생성한 화학물질이 유발한 간접 결과일 가능성이 크다.

앞에서 다룬 대로 식품은 단순히 탄수화물, 단백질, 지방의 혼합물이 아니다. 사람마다 천차만별인 장내 미생물과 상호작용하는 수천 가지 화학물질의 집합체이며 어떤 음식을 먹느냐에 따라 뇌에서 보내는 신호가 달라진다. 조현병 환자가 괴이한 망상에 빠지는 이유는 뇌에서 분비하는 화학물질이 정상이 아니기 때문이다. 2019년에 진행한 연구에 따르면 정신병 환자는 장내 미생물이 남들과 다르며, 실험용 쥐에 이식했을 때 정신병 증상이 나타나고 뇌에서 만드는 화학물질이 변했다(글루타민산염과 가바).[13] 과감하게 생각하면, 조현병도 일종의 감염성 질병인 셈이다. 정신병 환자가 류머티즘 관절염과 같은 흔한 면역 질환이나 바이러스성 질병에 거의 걸리지 않는 이유역시 장내 미생물의 차이 때문일지도 모른다.

자폐증이나 약한 아스퍼거 증후군에 걸린 아이 역시 마찬가지다. 보통 의사소통과 사회생활에 문제가 있으며 같은 행동을 반복하는 증상이 나타난다. 자폐아의 약 절반이 장에 이상이 있는데, 전 세계에서 진행한 여러 개의 소규모 연구에서 자폐아는 대조군 집단과 비교했을 때 미생물 종류가 다르고 다양성이 떨어진다는 결과가 나왔다. 정확히 말하면 염증을 완화하는 작용을 하는 미생물이 적은 탓에 장과 관련이 있는 면역 질환이 발생한다는 뜻이다. 일부 연구진은 식품에 섞인 글리포세이트(대표적으로 제초제인 '라운드업'이 있다. 21장 참고) 같은 제초제가 자폐증을 유발하는 클로스트리디아를 포함한 미생물에 영향을 끼친다는 주장을 내놓았다.[14] 물론 자폐아의 내장 미생물이 평범한 아이와 다른 이유는 특유의 기이한 식습관 때문일지도 모른다.

우울증과 마찬가지로 풀기 어려운 문제다. 하지만 어린이 18명을 대상으로 새로운 치료법을 도입하고 경과를 관찰한 소규모 연구는 미생물이 결과가 아니라 원인일 가능성을 시사했다. 해당 연구는 규모가 작고 결함이 있지만, 건강한 기증자나 형제자매에게 대변의 미생물을 1년 넘게 이식받으면 자폐증 증상이 개선된다는 결론을 내놓았다. 치료법은 다양하지만, 썩 유쾌하지는 않다. 코나 항문에 관을 넣어 미생물을 이식하거나, 말린 대변을 산성에 녹지 않는 알약에 넣어 삼키는 식이다. 자폐아 21명을 대상으로 수행한 또 다른 연구에서는 미생물 조성을 바꾸어 체내에서 생산하는 화학 대사물을 변화시키면 아이의 행동을 개선하는 효과로 이어질 수 있다는 사실이 드러났다.[15] 대변 이식이 우울증 완화로 이어진다는 증거 역시 빈약하게나마 존재한다. 쥐와 과민대장증후군을 앓는 몇몇 일본인 환자를 관찰한 연구에서 내놓은 주장인데, 이식 이후 우울증 증상이 나아졌다고 보고했다.[16]

기존보다 질 좋고 규모가 큰 연구를 진행하고 있으므로, 곧 미생물 이식의 득과 실을 더 자세히 알 수 있을 것이다. 기분이나 행동 변화를 겪는 사람이라면, 식단을 통해 장내 미생물을 바꾸는 일을 최우선순위로 놓아야 한다. 치즈, 요구르트, 러시아 및 동유럽권의 발효유 케피르(대담한 사람이라면 김치, 콤부차까지) 같은 발효식품 형태의 천연 프로바이오틱스는 건강에 유익하다. 요구르트와 케피르가 정신건강에 정확히 어떤 영향을 미치는지는 아직 밝혀진 바가 없으나, 프로바이오틱스 제품을 검증하는 과정에서 쥐와 사람을 대상으로 수행한 무작위 연구로 두 식품에 있는 미생물의 효능을 확인한 적이 있다. 건강식품을 주제로 진행한 소규모 프로바이오틱스 연구 10건을 요약한 결과에 따르면 기분을 좋게 하고 스트레스를 완화하는 효과가 있었지만, 65세 이상인 사람은 성능이 떨어졌다. 우울증을 주제로 6~8주 동안 진행한 3개 연구 중 2개에서 두 식품이 긍정적인 효과가 있다는 결론을 내놓았는데, 요구르트에서 발견한 미생물이 특히 탁월했다.[17] 쥐와 인간에 관한 대부분 연구를 살펴보면, 불안 증상을 개선하는 효과가 무척 뛰어나다. 우리는 정확히 어떤 미생물이 도움이 되는지는 밝히지 못했다. 아직 질 좋은 연구가 부족하다. 하지만 긍정론을 품을 만한 이유가 있다. 천연 요구르트나 프로바이오틱스 발효식품이 인간에게 쥐와 비슷한 효과를 가져올 가능성이 있기 때문이다. 소위 '사이코바이오틱스'라고 부르는 미생물의 놀라운 효과는 기업을 자극하여 기분을 개선하는데 가장 효과가 좋은 유익균을 찾도록 만들었다.

정신질환 대부분은 14세 이전에 발병한다. 예방을 하고 싶다면 어렸을 때부터 다양하고 질 좋은 식품을 급여하는 편이 좋다. 정크 푸드를 먹는 산모는 행동장애가 있는 아이를 낳을 가능성이 크다. 형편없는 식품을 먹는 아이 역시 위험하다.[18] 우울증과 같은 질환을 앓고 있다면, 기존 항우울제에 의존하는 대신 식단의 질과 다양성을 개선하는 일을 우선으로 생각해야 한다. 기분을 전환하고 치매를 예방하는 데 도움이 되기 때문이다.[19] 장내 미생물에게 귀중한 양식을 선사할 여러 발효식품과 함께 지중해식 식단을 다양하게 섭취하면, 뇌 기능을 최고로 유지하면서 뇌에 병이 생기는 일을 막을 수 있다.

19

생수와 수돗물
물 산업을 둘러싼 교묘한 물밑 작업

✓ 오개념:

물은 적어도 하루에 8잔씩 마셔야 한다

　　　　　　사람들은 매일 물을 2~3리터는 마셔야 수분을 충분
히 섭취할 수 있다고 주장한다. 요즘은 물의 양뿐만 아니라 종류까
지 생각해야 한다는 말까지 들린다. 생수 사업은 꽤 돈이 된다. 생수
회사는 물이 활력을 주며 피부를 개선하고 몸매를 가꾼다는 말로
여러분을 꼬드긴다. 세계에서 가장 비싼 생수는 1병에 6,798만 원이
다(아쿠아 디 크리스탈로). 24캐럿 금으로 된 병은 무료 제공이다. 피지
에서 뽑은 천연 광천수의 맛을 즐길 수 있다. 이게 조금 비싼 감이
있다면, 45만 원 짜리 '코나 니가리 워터'는 어떤가?

　　우리는 어느 때보다 생수 소비량이 많은 시대에 살고 있다. 전 세

계 생수 산업은 매년 10퍼센트씩 규모를 키우고 있다. 미국에서 가장 인기 있는 음료가 생수이며 2018년에는 500억 리터가 팔렸다. 영국의 생수 업계 매출은 20년 만에 4배가 뛰었다. 2016년에는 30억 리터 넘게 팔았다. 2025년이 되면 세계 생수 시장 규모는 243조 5,950억 원에 이를 것으로 보인다. 소비자층은 주로 여성인데 생수가 더 안전하고 맛있으며 영양가가 좋다고 생각하므로 기꺼이 많은 돈을 지불한다.[1] 2016년에는 펩시, 코카콜라, 스프라이트를 포함한 다른 모든 탄산음료를 합친 것보다 생수가 더 많이 팔렸다. 설탕 음료에서 맹물로 넘어가는 이 건강한 유행을 기쁘게 받아들여야 할까, 아니면 환경을 파괴하는 또 다른 마케팅의 결과물로 봐야 할까?

사람들이 수돗물의 안정성을 의심하는 데는 그럴만한 이유가 있다. 콜레라 같은 수인성 질병은 20세기까지 서양에서 수백만 명의 목숨을 앗아갔다. 특히 도시는 공동 수원의 규모가 큰 탓에 피해가 막심했다. 콜레라는 오늘날에도 발병하지만, 위생시설이 부족하며 신선하고 깨끗한 물을 접하기 힘든 개발도상국의 빈곤지역에만 나타난다.[2] 유럽은 1893년, 미국은 1911년 이후 콜레라 피해를 본 적이 없다. 하지만 공포는 여전히 남아 있다. 몇 년 전까지만 해도 사람들은 이탈리아, 그리스, 스페인과 같은 나라를 여행할 때 병에 걸릴까 봐 수돗물 대신 생수를 마셨다. 1970년대와 1980년대 초반에는 인프라가 부족했고, 이에 따라 외딴 섬이나 마을에서 수인성 질병이 나타나는 사례가 왕왕 있었다(콜레라는 아니었지만). 덕분에 수돗물은 신뢰를 완전히 잃고 말았다. 관광객은 질병을 피하려 생수를 마셨고 현지인은 돈을 벌면서 더 건강해 보이는 생수로 넘어갔다. 요즘도 상황은 크게 다르지 않다. 그리스, 이탈리아, 스페인 음식점에 들어가서 목이 마르니 수돗물을 달라고 하면 이상한 사람 취급을 받는다.

얼마 전, 앞에서 언급한 유럽 국가는 물 인프라를 구축할 수 있도록 유럽연합에서 엄청난 액수의 지원금을 받았고 세계적인 물 정화 시설과 관리 체계를 갖추었다. 하지만 미국처럼 예전부터 상수도 품질이 좋기로 유명한 나라라도 가끔 수인성 질병이 나타난다. 1993년에는 위스콘신 주민 40만 명이 오염된 수돗물에 있던 고약한 곰팡이 때문에 질병에 걸렸다. 하지만 선진국에 사는 평범한 사람이라면, 수돗물을 마시고 병에 걸릴 확률은 벼락에 맞거나 상어에 물려 죽을 확률보다 낮다. 생수 회사는 생산한 제품이 엄격한 기준에 부합하는지 확인하기 위해 자주 검사를 수행하고 문제를 발견하면 즉시 보고할 의무가 있다. 음료 회사는 대중에게 수돗물에 대한 과대망상을 천천히 심으면서 비싼 음료를 사도록 꾀었다. 수질이 나쁜 아프리카나 아시아 일부 국가에서는 수돗물을 피하는 편이 현명하다. 하지만 재미있게도 생수 소비량이 많은 나라 대부분은 전 세계에서 최고로 안전하고 검증되었으며 언제든지 통제할 수 있는 상수도 체제를 갖추고 있다.

보통 생수 매출이 오르면 탄산수 매출이 내려가며, 탄산수 매출이 오르면 생수 매출이 올라간다. 생수에는 3가지 종류가 있다. 정제수는 화학 처리한 수돗물이다. 미네랄을 약간 첨가한 제품도 종종 있다. 놀랍게도 정제수 제품은 수원이나 제조 공정에서 넣은 첨가물을 라벨에 표기할 필요가 없다. 코카콜라와 펩시콜라는 자사에서 가장 많이 팔리는 생수인 '다사니'와 '아쿠아피나'가 단지 가공한 수돗물에 불과하다는 사실을 10년 만에 인정했다. 샘물은 지하수에서 추출하며 사람이 바로 마셔도 될 만큼 깨끗하다. 화학처리를 할 수 없으며 미네랄 구성이 저마다 다르다. 마지막이 광천수다. 샘물처럼 지하수에서 추출하며 화학처리가 불가능하다는 점은 같다. 하지만 미네랄이나 전해질 함량이 기준 이상이어야 하며, 물이 계속 흐르는 곳에서 채취해야 한다는 조건이 붙는다. 일부 이탈리아 광천수 '산펠레그리노'와 프랑스 광천수 '바두아'는 칼슘 함량이 1병당 180밀리그램 이상으로 꽤 높다. 나는 골다공증에 걸린 비건 환자에게 이런 생수를 추천한다.

향미를 가미한 광천수는 완전히 다른 부류이다. 2015년에 영국 생수 매출의 1/3을 차지하는 기염을 토했으나, 얼마 안 가 매출이 떨어지기 시작했고 지금도 계속 하락세에 있다. 과일맛 합성착향료 (진짜 과일 대신) 혹은 콜라와 비슷한 수준의 인공감미료나 설탕을 집어넣고 건강한 음료라는 이미지를 씌워 판매한다. 소비자를 유혹하기 위해 기업은 확실히 '건강'해 보이는 재료를 집어넣었다. 알로에 베라, 강황, 생강, 오메가3, 비타민C 정도가 있겠다. 전혀 과일이 들어 있지 않음에도 건강에 좋다는 주장을 내세우기 위한 전략이다. 광천수에 넣은 재료는 사실, 의학적으로 몸에 좋은 성분이라는 문구를 넣는 동시에 환상적인 이윤을 취할 수 있는 '마법'의 가루다.

광천수의 인기가 날로 치솟는 이유는 음료 회사의 영악한 마케팅 캠페인 때문만은 아니다. 일부 여성은 광천수가 만병통치약이라고 믿으면서 몸에 뿌리거나 아예 광천수로 목욕을 하기도 한다. 비싼 화장품에서도 광천수를 찾을 수 있다. 강력한 주름 방지 크림, 선크림, 바디 스프레이에도 광천수가 들어간다. 이런 제품은 과학적 근거가 부족한 광고 아래 승승장구하고 있다. '기적의' 광천수를 채취한 수원은 수천 년 전부터 존재했으며, 피부에 광천수를 뿌리는 행위(광천 요법)는 고대 그리스에도 유행했다는 식이다. 미용 스파와 건강 클리닉은 얼마 전부터 유행에 편승해 광천 요법을 비싼 피부 관리 서비스로 제공하고 있다. 자연에서 추출하여 어떠한 첨가물도 없는 광천수에 대한 광신은 이제 샘이나 강에서 담은 생수 1병을 4만 원에 사고 파는 지경에 이르렀다. 생수 회사는 현대 화학물질이 전혀 들어 있지 않으며 프로바이오틱스를 포함한 미생물이 가득하다고 주장하는데, 물에 사는 미생물 중에는 콜레라 같은 질병을 퍼트리는 종류가 간혹 있다는 사실을 알아두었으면 한다.

수돗물로 겁을 준 다음, 24시간 생수만 마시게 만들려는 생수 회사의 교묘한 광고 전략은 우리뿐 아니라 정부에도 영향을 준 듯하다. 정부가 사람들에게 물을 많이 마시라고 권장하면서 생수 매출은 대폭 치솟았다. 영국의 지침은 하루에 최소 6잔에서 8잔 정도는 물을 마시라고 조언한다(1.2리터). 미국과 호주(영국보다 약간 덥다)는 최소 8잔, 그러니까 약 2리터를 적정량으로 잡는다. 핵심은 우리가 물을 많이 마시도록 하는 데 있다. 그런데 우리의 갈증을 걱정하는 이러한 주장은 근거가 있는가? 그럴 리가 있나. 물을 많이 마셔야 한다는 주장에는 어떠한 근거도 없다.[3] 노인의 물 섭취를 10년간 신중하게 관찰한 연구에 따르면, 물을 많이 마신다고 해서 신장 기능이 올라가거나 사망률이 감소하지는 않는다.

우리가 수돗물을 무서워하는 이유는 염소 같은 화학물질이 건강을 해치기 때문이다. 염소는 물에 첨가하면 빠르게 사라지는 기체다. 수돗물에 염소를 넣는 이유는 세균을 죽이고 병이 생길 확률을 낮추기 위해서다. 미국과 영국을 비롯한 여러 나라에서 수돗물에 염소를 첨가한다. 수돗물의 염소 함량은 여러분의 집이 염소를 첨가하는 수원에서 얼마나 떨어져 있느냐에 따라 달라진다. 모든 나라가 물에 염소를 많이 넣지는 않는다. 하지만 염소를 안 넣는다고 해서 위험하다고 보기는 어렵다. 네덜란드는 법으로 수돗물에 염소를 넣도록 강제하는 영국과 미국보다 수돗물 관련 감염이 발생할 가능성이 3~4배 적다.[4] 수돗물에 들어가는 염소의 종류는 나라마다 다른데, 종류에 따라(클로라민 같은) 물에 며칠 정도 오래 남아 있을 수도 있다. 보통 수돗물은 여과 없이 마셔도 안전하다. 원한다면 필터를 설치해서 염소를 줄여도 괜찮다. 나는 런던 북쪽에 사는데, 집의 수돗물의 성분을 분석한 결과, 유리염소 수치가 0.000001%(동종 요법 복용량 정도)도 안 된다는 사실을 확인하고 안심했다.

이론상 수돗물에 있는 고용량의 염소가 장내 미생물에 안 좋은 영향을 끼칠 수 있다. 하지만 목마를 때마다 수영장에서 물을 들이키지 않는 이상, 걱정하지 않아도 될 정도다. 문제는 염소뿐만이 아니다. 비싼 탄소 필터와 역삼투압 기계를 설치하지 않으면, 수돗물에 있는 이부프로펜, 에스트로겐, 항생제, 항우울제 같은 약물 성분을 걸러낼 수 없다.[5] 함량이 낮기는 해도, 축적되면 미미하게나마 효과를 발휘할 가능성이 있다. 예를 들어 여러분의 유전자가 작용하는 방식을 바꾸어놓을지도 모른다.[6] 생수로 바꾸면 해결할 수 있는 문제라고 생각할지도 모르겠다. 하지만 2013년에 실시한 조사에서는 생수나 수돗물이나 크게 다를 것이 없다는 결론이 나왔다. 20개 생수 브랜드 중 13개에서 비슷한 화학물질이 나왔는데, 그중에는 비스페놀 같은 환경호르몬도 있었다.[7] 환경호르몬은 여러분의 유전자와 성호르몬에 교묘하게 영향을 미치므로 많은 나라에서 금지한 성분이다. 비스페놀은 저체중아 출산, 호르몬으로 인한 유방암, 전립선암, 난소암과 연관이 있다.[8] 제조업체는 병 재질을 비스페놀이 없는 플라스틱으로 바꾸어 대중의 두려움을 가라앉히려 하고 있으나, 유럽연합과 미국 규제 기관은 의심의 눈초리를 거두지 못하고 있다.[9]

우리는 종종 '험악한' 화학물질을 이용해 위험성을 낮춘다. 그중에서 불소는 무척 유용한 성분이다. 수돗물은 물론이고 치약에서도 찾을 수 있다. 불소가 충치를 예방한다는 사실은 이미 증명이 끝났다. 지난 70년 동안 많은 나라에서 물에 불소를 첨가하기 시작했다.[10] 물에 푸는 불소의 수준은 여러분이 사는 지역에 따라 다르다. 일부 수원은 처음부터 불소 함량이 높기 때문이다. 2016년부터 2017년도 사이에는 영국의 5살 어린이 1/4이 충치를 앓았으며, 설탕 섭취량이 늘어나면서 충치가 생기는 어린이는 계속 늘어나고 있다. 정부가 선택할 수 있는 가장 간단하면서도 안전하고 효과 좋은 해결책은, 어린이와 성인 모두에게 불소를 넣은 수돗물을 마시도록 권장하는 것이다.

우리는 생수를 만드는 과정에서 환경이 어떤 영향을 받는지 알 필요가 있다. 생수를 생산하려면 같은 양의 수돗물에 비해 2,000배 많은 에너지가 필요하다. 게다가 물 1리터를 정화하는데 물 4리터가 들어가며, 플라스틱으로 용기를 만드는 공정에서는 10리터를 쏟아 붓는다. 게다가 생수 수요가 많은 런던이나 뉴욕 같은 도시는 생수 공장에서 수천 킬로미터나 떨어져 있다. '피지워터' 같은 고가의 브랜드는 '탄소 중립'을 주장하며 매출 1퍼센트를 환경 프로젝트에 투자하고 피지에 나무를 심는다. 하지만 생수를 생산할 때 들어가는 막대한 에너지와 낭비되는 플라스틱 쓰레기에 비하면 새 발의 피다. 한마디로 수지타산이 안 맞아도 한참 안 맞는다는 이야기다.

생수를 사는 사람 대부분은 빈 병을 재활용 쓰레기통에 넣으면 환경에 가는 부담이 줄어들 것이라고 믿는다. 잘 모르는 사실이 하나 있는데, 전 세계에서 재활용하는 병은 5개 중 1개뿐이며, 여기서 다시 병으로 만드는 비율은 더 낮다. 영국에서는 재활용 가능한 병 중 10퍼센트만 다시 병으로 환생한다. 많은 나라에서 플라스틱 사용량을 줄이기 위해 노력하고 있으나, 플라스틱 쓰레기 관리가 소홀하기로 유명한 중국, 인도네시아, 필리핀은 그렇지 않다.[11] 심지어 영국에 있는 그림 같은 코니쉬비치 역시 '플라스틱 전쟁터'라는 오명을 얻고 말았다. 태풍이 불고 나면 플라스틱 병, 빨대, 포장지가 해안가로 밀려오기 때문이다. 전 세계에서 버리는 플라스틱 병은 초당 2만 개에 달하며 어딘가에 아무렇게나 쌓이고 있다.

대부분 플라스틱은 결국 태평양 같은 대양에 떠다니는 최후를 맞는다. 태평양에는 프랑스 영토의 2배에 달하는 악명 높은 쓰레기섬(GPGP)이 있다. 일부를 다시 재활용하고 있기는 한데, 여러분이 생각한 만큼은 아니다. 바다에서 잡은 물고기(영국 생선의 1/3)는 대부분 분해된 플라스틱 병에서 나온 미세플라스틱으로 가득하며 전부 우리 배로 들어간다.[12] 이러한 미세플라스틱은 우리가 연구한 적도 없고 예상할 수도 없는 방식으로 신체 및 장내 미생물과 상호작용한다. 인간은 매년 약 800만 톤의 플라스틱을 바다로 버리는데, 대부분은 아시아에서 폐기한다. 플라스틱 병을 유리병으로 대체하는 방안은 확실한 해결책이다. 유리는 재활용하기 쉽고 물을 화학물질로 오염시키지도 않으며 먹이사슬을 거쳐 축적될 일도 없다. 하지만 플라스틱보다 약간 더 비싸다. 다국적 기업(코카콜라, 펩시콜라, 네슬레, 다논)이 다시 유리병을 사용하는 일을 꺼리는 이유가 이 때문이다.

생수가 수돗물보다 환경에 해롭고 건강에 좋지도 않다면, 맛은 괜찮은가? 나는 아니라고 본다. 물론 사람마다 입맛이 다른 법이다. 블라인드 테이스팅에서는 수돗물이 대부분 광천수보다 맛이 뛰어나다는 결과가 나왔다. 영국의 와인 전문지 「디캔터」는 2007년, 와인 시음 전문가를 대상으로 런던에서 블라인드 시음회를 열어 24가지 생수의 순위를 매겼다. 그 결과 정통 있는 런던의 수돗물이 3위를 했다. 가격은 1리터에 약 1.5원이었다. 런던 수돗물에 밀린 뉴질랜드 생수는 휴화산에서 추출했으며 가격이 50,000배 비쌌음에도 불구하고, 18위에 머물렀다. 다른 시음회에서도 비슷한 결과가 나왔다. 가격은 순위에 별 영향을 미치지 않았으며 수돗물은 수원지에 상관없이 보통 좋은 평을 받았다. 이러한 실험은 물마다 맛이 다르다는 사실을 보여준다. 원인은 아마 미네랄 함량 차이에 있는 듯하다. 나는 호기심 때문에 실험실에서 사용하는 증류수를 마셔본 적이 있는데, 이상할 정도로 쓰고 맛이 없었다. 이를 설명하는 이론이 하나다. 보통 우리 몸에서는 침의 균형을 맞추기 위해 물에 있는 소금이나 칼슘과 같은 천연 미네랄이 필요한데, 그래서 이러한 성분이 없는 물을 끔찍한 맛으로 느끼게 되었다는 것이다.[13]

탄산음료, 과일 주스처럼 설탕이 많고 이를 썩게 만드는 음료 대신 물을 많이 마시는 유행은 바람직하다고 볼 수 있다. 하지만 공포와 오해를 이용해 지구는 물론이고 지갑 사정에도 좋지 않은 플라스틱 병에 담긴 생수를 팔아치우는 일은 옳지 않다. 영국은 세상에서 가장 뛰어나고 안전한 상수도 체제를 갖춘 나라다. 이런 행운을 누리면서 생수의 필요성을 부르짖는 일은 이치에 맞지 않다.

식수를 생수로 바꾸어도 건강상 이점은 누릴 수 없다. 생수의 플라스틱 병에는 화학물질과 몸에 해로울 수 있는 성분이 가득하다. 비싼 생수를 고집하기 전에, 혼자 블라인드 테스트를 해서 수돗물과 생수의 맛 차이를 느낄 수 있는지 알아보라. 어쩌면 나처럼 수돗물이 더 입에 맞을지도 모른다. 여러분이 수돗물을 식수로 사용한다면, 매년 지구에 5조 개의 플라스틱 병을 쌓는 일에서 빠질 수 있다. 뿐만 아니라 강력한 마케팅에 반대의 목소리를 낼 권리를 얻을 수 있다.

20

술
즐기는 한두 잔은 나쁠 게 없다

✓ 오개념:

술은 건강에 해롭다

　　아무런 죄책감 없이 친구와 함께 와인이나 맥주를 즐기던 시대는 갔다. 식품 경찰은 다시 한번 우리를 단속하기 시작했다. 영국이나 네덜란드 같은 나라에서는 하루에 와인 1잔 혹은 맥주 0.5리터 이상 마시지 말라고 권장한다. 통념에 따르면 술은 도수에 상관없이 만병의 근원이며 암, 간 질환, 심장병을 유발한다. 적절한 알코올 섭취를 적극적으로 권장하는 지중해 국가와는 완전히 다른 부분이다. 지중해 국가의 문화는 앵글로색슨 문화와는 딴판이다. 저녁만 되면 술집과 카페에 할머니들이 모여 친구와 술을 마시며 담소를 나누는 모습을 볼 수 있으며, 12살이 넘은 어린이는 식사

때 희석한 포도주 한 잔을 곁들일 수 있다. 술을 좋아하는 영국인은 1990년 연간 12.6리터에서 2017년 연간 10.4리터로 평균 음주량을 20퍼센트 줄였다. 16~24세 영국인 1/3은 아예 술을 끊었다.

술을 많이 마시는 동유럽에서도 흐름은 비슷하다. 10년 내로 유럽은 주당 타이틀을 내려놓을 것으로 보인다. 대한민국과 브라질이 음주량 1위 자리를 향해 질주하고 있기 때문이다. 미국인의 평균 음주량(매년 8.7리터)은 영국보다 적지만, 마찬가지로 자제하는 추세다. 맥주 매출은 매년 1~2퍼센트씩 떨어지고 있다.[1] 무알코올 맥주 매출은 전 세계적으로 1/4가량 늘었으며, 무알코올 음료 시장 규모는 2024년까지 28조 3,625억 원 정도 늘어날 것으로 보인다. 매주 전 세계 주요 도시에서 무알코올 술집이 개업하고 있다. 바람직한 현상이 유행하고 있지만, 여전히 문제는 남아 있다. 매년 전 세계에서 300만 명(20명당 1명)이 술 때문에 죽기 때문이다. 인구 증가 측면에서 술이 대마초, 코카인, 헤로인보다 100배는 더 해롭다는 주장은 꾸준히 제기된 바 있다.[2]

과음은 몸에 해롭다. 이는 분명한 사실이다. 미국 음주자 약 10퍼센트가 알코올에 중독되며 간 질환, 정신병, 자살, 돌연사로 끝을 맺는 사람이 많다.[3] 폭음은 부상, 병가, 교통사고, 경찰력 동원, 병원 인력 소모, 야간 고성방가, 알코올 관련 질병으로 이어지며 사회에 막대한 손해를 입힌다. 다들 술을 자제하는 분위기지만, 최근 36개국 약 125만 명을 대상으로 한 조사에서는 영국인이 폭음으로는 세계 최고라는 사실이 드러났다. 평균으로 따지면 영국인 음주자는 거의 일주일에 1번꼴로 술에 취한다. 많은 사람이 친구와 함께 모임을 할 때 흥을 위해 과음을 하는데 범죄, 공격적인 행동, 폭행, 성폭력을 포함한 반사회적 행위로 이어질 수 있다.

상황은 보기보다 훨씬 복잡하다. 프랑스는 술을 많이 마시는 편인데(한 사람당 매년 약 11.8리터를 마신다), 기대수명은 선진국 중에서 세 번째로 높다.[4] 1970년대 후반부터 수행한 여러 차례의 관찰 연구에 따르면, 술을 가볍게(하루에 한두 잔) 마시는 사람은 금주자보다 심장병으로 사망할 확률이 낮다.[5] 이러한 관계는 보통 J형 혹은 U형 그래프로 나타낼 수 있는데, 술을 너무 많이 마시는 사람과 아예 마시지 않는 사람 모두 심장병에 취약하다는 말이다. 물론 이러한 관찰 연구는 편향되기 쉽다. 하지만 피실험자가 술을 먹거나 금주하도록 강요하는 무작위대조시험은 윤리적 이유로 진행하기 어려우므로, 우리가 확보한 자료 중에서는 가장 의미가 있다. 그러나 2016년에 영국 보건부가 발표한 암에 관한 새로운 자료에 따르면, 술의 심장 보호 효과는 전무하다.[6] 해당 조사에서는 술을 자주 마시면 무조건 암에 걸릴 확률이 올라가며, 위험성은 음주량에 따라 증가한다는 결론을 내렸다. 특히 여성은 아무리 적게 마셔도 위험하며, 일주일에 와인 1잔만 마셔도 암에 걸릴 수 있다고 주장했다. 지침에 따르면, 이전의 연구결과와는 달리 웬만한 사람은 술을 마셔도 심장병 예방 효과를 볼 수 없다. 지침을 발표한 뒤 영국은 알코올 권장량을 낮추었는데 남녀 모두 작은 컵 기준(175밀리리터)으로 와인은 하루에 1잔, 맥주는 하루에 2잔으로 제한했다. 일주일로 계산하면 섭취량을 14유닛(알코올 112그램, 1유닛은 약 8그램) 이하로 못 박은 셈이다.

영국은 유럽 국가 중에서 지침이 무척 엄격한 편에 속하는데, 심지어 음주 가능 나이를 21세로 정한 미국보다 심하다. 미국 지침에 따르면, 남성의 경우 평범한 술은 하루에 2번 마실 수 있다. 일주일로 생각하면 24.5유닛(알코올 196그램)에 해당한다. 영국 기준의 거의 2배인 셈이다. 최대 음주량이나 적정 음주량에 대한 국제적인 합의는 존재하지 않는다. 영국 지침은 술에 적정 음주량 따위는 없다는 견해지만, 와인을 많이 마시는 칠레에서는 하루에 6잔 혹은 일주일에 49유닛 정도면 '저위험'으로 분류한다. 국가마다 기준이 중구난방이라는 사실은, 우리가 들었던 통념과는 다르게 과학적으로 정확하게 밝혀진 부분이 없다는 뜻이다.

많은 연구진이 영국의 지침을 강하게 비판하고 있다. 2017년에 미국에서 수행한 두 연구는 영국의 공식 지침과 모순되는 결론을 내놓았다. 12년 동안 33만 명을 추적 조사한 결과, 하루에 1~2유닛을 마신 사람은 금주자보다 수명이 길며 심장병에 걸릴 확률이 20퍼센트 낮다는 사실이 드러났다.[7] 연구진에 따르면 술을 소량 마시면서 얻는 이득은 암 발병률이 조금 올라가는 것을 감수할 수 있을 정도였다. 술이 뇌에 미치는 영향을 관찰한 연구도 있다. 30년 동안 미국인 3,000명을 추적 조사한 결과, 가벼운 음주는 오히려 기억력 감퇴와 치매를 예방한다는 사실을 알 수 있었다. 이는 2017년에 영국인 공무원 550명을 30년간 추적 조사하면서 뇌 스캔으로 얻은 결과와도 일치한다.[8] 작은 잔 기준으로 와인을 일주일에 6잔 이상 마시면 위험성이 올라갔고, 가끔 마시면 반대로 약간 낮아졌다. 가벼운 음주가 치매를 미세하게나마 예방한다는 사실은 9,000명 이상의 공무원을 조사한 연구에서도 확인한 바 있으나, 해당 연구에서는 뇌를 스캔하지 않았다.[9] 자주 간과하는 부분 중 하나가 술을 마시면 기분이 좋아지고 다른 사람과의 소속감이 강해진다는 것이다. 또한 수명을 늘리고 정신건강을 개선하는 데 확실한 효과가 있다.[10]

2018년에 내놓은 2개의 분석은 넓게 검토했을 때 건강을 해치지 않는 음주량의 '적정선' 따위는 없다는 결론을 내놓았다. 여러 나라의 60만 명 음주자를 대상으로 진행한 새로운 분석에 따르면, 알코올 섭취량이 올라가면 사망률이 상승하지만, 심장마비 발병률은 미세하게 내려간다. 해당 논문은 심장마비를 예방하는 효과를 보려면 하루에 1유닛 혹은 2유닛 정도가 적절하다고 주장했다. 사망률을 금주자 대비 30퍼센트가량 내릴 수 있기 때문이다.[11] 하지만 몇 달 뒤, 게이츠 재단에서 지원금을 받아 수행한 조사에서는 술이 23가지 건강 문제와 관련이 있다는 이론을 들이밀었다. 이 중에는 질병과 교통사고 역시 포함되어 있었다. 그리고 적당히 마셨을 때 심장병과 당뇨병을 어느 정도 예방하는 효과가 있다는 사실을 인정하기는 했지만, 술을 아무리 적게 마시더라도 사망률은 반드시 올라간다고 밝혔다. 비교 대상으로 사용한 비음주자의 자료는 일부러 공개하지 않았는데, 오해의 여지가 있기 때문이라고 한다.[12] 하지만 음주자와 비음주자 집단의 상대적인 위험성을 비교하는 방식이 더 오해를 유발한다. 건강 문제는 다른 개인적인 요소에 더 영향을 받으며, 실제로 문제가 일어날 확률 역시 마찬가지다. 하루에 1잔 마시는 사람은 술 관련 질병이 발생할 가능성이 0.5퍼센트 높아진다는 이들의 주장이 옳다고 가정하면, 음주자 2만 5,000명당 1명꼴로 문제가 일어난다고 해석할 수 있다.[13] 마시는 술을 전부 와인으로 바꾸면 거의 와인 125만 병이 사라질 때마다 알코올 문제 하나가 생기는 셈이다(2만 5,000명이 일주일에 1병씩 마신다고 가정했을 때). 내가 죽을 때까지 100만 병을 마실 수 있을지는 의문이다. 따라서 굳이 매일 밤 즐기는 와인 한 잔을 포기하고 싶다는 생각도 들지 않고, 금주할 이유도 없다.

사람마다 알코올 분해 방식이 다르다. 알코올을 빠르고 효율적으로 대사하는 사람은 혈중알코올농도가 낮아지면서 알코올이 몸에 미치는 영향이 줄어들고 취기를 적게 느낀다. 불행히도 신체가 술을 분해하는 능력을 바꾸기는 어렵다. 보통 민족, 나이, 신체 크기, 성별처럼 스스로 바꿀 수 없는 요소의 영향을 받기 때문이다. 예를 들어 동아시아계 1/3은 알코올 분해에 필요한 효소인 아세트알데하이드 탈수소효소가 제 기능을 하지 못한다.[14] 다시 말해 혈액에 아세트알데하이드가 쌓이면서 얼굴이 보기 흉할 정도로 붉게 변한다는 뜻이다. 영국과 호주에서는 남녀의 술 섭취량 제한이 같지만, 스페인과 미국에서는 남성이 여성보다 2배 더 마셔도 무방하다고 본다. 1980년대까지 알코올 연구 대부분은 남성을 대상으로 진행했는데, 알코올 중독을 남성의 전유물로 생각했기 때문이다.[15]

대규모 연구가 별로 없기는 하지만, 일부 일관성 없는 증거를 종합해보면 여성이 남성보다 술에 취약하다는 결론을 내릴 수 있다.[16] 2019년에 한 매체가 여성들이 암과 폭음 사이의 '치명적인 연관성'을 무시하고 있다고 발표했다.[17] 해당 자료는 매일 와인 2잔(혹은 더블 진토닉)을 마시면 유방암에 걸릴 확률이 1.5퍼센트 증가한다는 내용을 담고 있다. 유방암 발병률은 11퍼센트이므로 12.5퍼센트로 올라가는 셈이다. 유방암이 가족 내력이라면, 1.5퍼센트 차이만으로 여러분의 결정을 바꾸기에는 충분할 것이다. 하지만 대부분 여성은 이야기가 다르다. 술의 해악에 대한 자료가 정확하다고 치더라도(그렇지 않지만), 술을 마셔서 추가로 받는 피해는 미미하다. 여성의 유방암을 유발하는 요소인 체중증가, 임신, 운동 부족과 같은 수없이 많은 요인 중 하나일 뿐이다. 이 정도면 음주가 아니더라도 여성이 유방암에 걸릴 확률이 무척 높다는 사실을 깨달았을 것이다. 과도한 음주는 남녀 구분할 것 없이 문제를 일으키며, 아직 여성이 남성보다 술을 적게 마셔야 한다는 결정적인 자료는 없다.

최근까지 알코올이 내장 마이크로바이옴에 미치는 영향이나, 같은 술이라도 그나마 건강한 종류가 있는지 조사한 연구는 거의 없었다. 스페인에서 수행한 소규모 실험에서는 몇 주간 섭취했을 때 레드와인이 진이나 물보다 내장 미생물의 다양성을 높이는 효과를 기대할 수 있으며 혈압을 낮춘다고 주장했다.[18] 다른 연구에서는 와인이 함유한 폴리페놀의 일종인 레스베라트롤이 내장 미생물로 인해 강화된다고 밝혔다. 미국의 다른 연구에서는 술을 마시면 구강 미생물 조성이 변한다는 결론을 내놓았으나, 장기적으로 조사한 결과는 아니었다.[19] 내가 진행한 '쌍둥이 연구'에서도 1,421명의 영국인 쌍둥이를 대상으로 음주량, 음주 빈도, 술의 종류(맥주, 사과술, 증류주, 화이트와인, 레드와인)가 장내 마이크로바이옴에 미치는 영향을 조사했다. 그리고 미국과 벨기에 사람을 대상으로도 같은 실험을 진행했다. 결국 매일 레드와인을 마시는 집단은 다른 술을 마신 집단보다 장내 미생물 다양성이 큰 폭으로 증가했다는 사실을 확인할 수 있었다. 맥주나 증류주를 마신 집단은 아무런 변화가 없었다.[20] 화이트와인은 장내 미생물 다양성을 올리는 역할을 했으나 효과가 그렇게 크지는 않았다. 레드와인과 달리 폴리페놀이 풍부한 포도 껍질을 넣지 않은 것이 원인인 듯했다. 일부 장인이 만든 사과주는 폴리페놀이 레드와인보다 많았는데, 사과주를 마시는 사람이 적어서 효과를 확신할 수는 없었다. 따라서 레드와인을 매일 적당히(한두 잔) 마시면 장내 미생물을 건강하게 만들며 건강 전반을 개선할 수 있다.

조사에 따르면 많은 사람이 음주량을 줄이고 있다. 2014년 영국에서 크리스마스를 지내고 한 달 동안 알코올을 적게 마시자는 취지로 기획한 금주 행사의 일종인 '드라이 재뉴어리'를 많은 사람이 따르는 추세다. 2019년에는 영국인 음주자 400만 명 이상, 미국인 음주자 5명 중 1명이 올해 술을 끊겠다고 응답했다. 추적 조사에서는 드라이 재뉴어리에 따라 술을 한 달간 끊은 사람 71퍼센트는 2월에 다시 술을 마시면서도 기운이 좋아지고 술과 관련한 문제가 적게 생겼다고 주장했다.[21] 전문가들은 일주일에 2~3일 술을 마시지 말라는 영국의 지침은 근거가 빈약하다고 생각하지만, 일주일에 하루 정도는 음주를 멈추고 음주량을 줄이면 건강이 좋아진다고 믿는다. 그렇다면 정말 집중력이 개선되고 수면의 질이 나아지는지 직접 알아보도록 하자.

정부는 술처럼 많은 양을 섭취했을 때 확실히 해로운 영향을 준다고 판단되는 식품을 금지하여 국민의 건강을 생각한다는 사실을 드러내고자 한다. 그런데 이러한 지침과 정부의 움직임이 종종 반대되는 행각을 보일 때가 있는데, 설탕에 대한 이중적인 접근과 비슷하게 이해할 수 있다. 스칸디나비아 국가 일부를 제외하면 전 세계의 술 가격은 내려가고 있다. 영국 슈퍼마켓에서는 보드카 1병을 1만 6,000원 아래로도 살 수 있으며 과일 보드카는 1리터당 6,000원 언저리에 구할 수 있다. 영국 정부는 증류주 1병당 77퍼센트를 세금으로 징수하며, 2017년에는 주류세로 16조 1,069억 원을 벌어들였다. 이는 보건이나 사회적 명목으로 걷은 세금을 능가하는 수준이다. 미국은 영국보다 술이 훨씬 저렴하다. 1만 원 정도면 보드카 1병을 살 수 있다. 주류세는 1980년대 이후 가처분소득 대비 4배 감소하면서 약 30퍼센트 줄었다.[22] 1유닛당 세금은 50원 미만이며 미국 납세자는 알코올이 들어간 음료 하나를 살 때마다 2,000원 이상을 세금으로 낸다.[23] 술 가격을 올리면, 특히 저렴한 술을 비싸게 팔도록 만들면 음주를 억제하고 생명을 구하는 효과를 볼 수 있지만, 설탕이 들어간 음료 및 가공식품과 마찬가지로 전 세계적으로 로비 업자가 판을 치고 있다. 세계 각국 정부는 사람들에게 술을 줄이라고 말하면서 가격을 내리는 위선적인 행보를 보인다.

술 관련 사회 문제가 늘어나면서 아무도 과음이 나쁘다는 말에 토를 달지 않는다. 하지만 부적절한 충고 때문에 자기 전 마시는 와인 1잔을 포기한 사람도 있다. 최근 수행한 모든 관찰 연구는 술을 아예 마시지 않거나 과음하는 사람보다 적당히 마시는 사람이 심장 건강이 좋다는 결과를 내놓았다는 사실을 명심하자. 알코올 유닛(alcohol units)이나 알코올 그램(grams of alcohol)에 대한 지침은 혼란을 가중하는데, 엎친 데 덮친 격으로 나라마다 잔의 크기까지 다르다. 영국과 미국은 30년 전과 비교했을 때 잔이 2배로 커졌다.[24] 반대로 지중해 국가는 잔이 거의 그대로다. 음주량을 줄이는 가장 쉬운 방법은 맥주나 와인용 작은 잔을 사고 일주일에 며칠 정도는 술을 아예 마시지 않는 것이다. 물론 한두 잔으로 만족하고 끝내는 일은 쉽지 않다. 특히 술이 저렴하고 문화 특성상 음주를 피하기 어려운 나라에서는 더욱더 그러하다. 하지만 술을 마시면서 발생할 수 있는 위험을 정확히 알고 현명하게 대처해야 한다. 정부는 국민의 건강을 보호할 의무가 있다. 나는 폭음을 일삼는 사람에게나 경고해야 마땅하며, 반주로 좋은 와인 한 잔을 즐기는 이들은 그냥 내버려두어도 무방하다고 생각한다. 그럼, 건배!

21

푸드마일

로컬푸드로 지구를 구할 수는 없다

⊘ 오개념:

로컬푸드는 언제나 옳다

미국은 식품이 최종 소비자의 식탁에 오르기 위해 이동하는 거리가 평균 2,414킬로미터다. 영국은 한때 세계에서 가장 다양한 사과를 재배하는 국가였지만, 지금은 70퍼센트를 수입에 의존하며 이 중에는 1만 6,093킬로미터 떨어진 곳에서 들어오는 종류도 있다. 방글라데시에서 새우 수출은 무역에서 중요한 비중을 차지한다. 생산한 새우의 95퍼센트가 외국으로 팔려나가며, 영국 역시 새우 칵테일을 만들기 위해 8,000킬로미터 넘게 떨어진 방글라데시에서 새우를 들여온다. 영국에서도 비슷한 새우를 생산하는 사람이 있으며, 방글라데시에서는 4,000만 명이 먹을 것이 없어 굶지만 말이다. 멕시코가 수출하는 약 20억 개의 아보카도 역시 비슷한 거리만큼 이동한다. 참고로 아보카도는 산림을 벌채하고 화학물질을 남용하여 생산한다. 하와이는 사탕수수를 직접 생산하지만, 하와이 카페에서 사용하는 설탕은 1만 6,093킬로미터 밖에서 온다. 전 세계로 식품을 운송하는 과정에서 환경, 사회, 경제가 받는 부담은 엄청나다. 대기 오염, 지구에서 열이 빠져나가지 못하게 만드는 온실가스 증가로 인한 지구 온난화(이산화탄소, 메탄가스, 아산화질소) 등이 있겠다.

이에 대한 우려가 커지면서, '푸드마일'을 줄여야 한다는 목소리가 나오기 시작했다. 푸드마일은 1992년에 팀 랭(Tim Lang)이 고안한 용어로, 생산자에서 최종 소비자에 이르기까지 식품이 이동하는 거리를 뜻한다. 양심적인 소비자는 식품의 이동 과정에서 생기는 피해를 줄이고 지구를 살리며 환경을 개선하고 경제와 생산자에 도움을 주기 위해, 세계적인 슈퍼마켓 프랜차이즈가 아니라 인근 농장에서 운영하는 가게나 근방의 공급자에게 딸기나 토마토를 구매하기 시작했다. 로컬제품을 쓴다는 말은, 식품이 농부의 밭에서 여러분의 접시로 바로 이동한다는 뜻이다. 원래라면 컨테이너에 실려 수천 킬로미터를 이동한 식품을 먹었을 것이다. 여기까지만 들으면 확실히 로컬푸드는 좋은 점이 많다. 그런데 정말 그럴까?

지역 생산자는 살충제나 제초제(22장 참고)를 적게 사용하고 근방 야생 동물을 해치지 않는 지속 가능한 농업을 고집할 가능성이 크다. 하지만 지역 생산자의 제품을 사용하면 푸드마일과 탄소 배출량을 줄이면서 환경을 보호할 수 있다는 주장이 언제나 옳다고는 할 수 없다. 통념과 다르게 제철이 아닐 때 나오는 딸기나 토마토 같은 지역 농산물은 해외수입 제품과 비교했을 때 킬로그램당 들어가는 에너지는 비슷하므로, 환경에 미치는 영향 자체는 크게 다르지 않다. 물론 제철에는 지역 농산물이 더 나으니 여름에는 근처에서 자란 딸기를 먹도록 한다. 하지만 지역 농산물이라고 일 년 내내 수입제품보다 좋다고 생각해서는 안 된다.

수입농산물은 보통 거대한 컨테이너에 담겨서 들여온다. 양이 엄청나게 많은 관계로, 이동 거리가 멀기는 해도 탄소 배출 효율 자체는 지역 농산물보다 뛰어나다. 추정치에 따르면, 항공보다는 해상으로 운반했을 때 이산화탄소 효율이 50배 올라간다. 대량생산한 과일과 채소의 주요 단점 중 하나가 맛 자체보다 크기나 맛의 일관성을 중요시한다는 것인데, 정작 슈퍼마켓에서 돈을 쓰는 사람 대부분은 크게 개의치 않는다. 환경에 미치는 영향으로 넘어가자. 거의 모든 수입품은 선박, 기차, 대형트럭을 통해 들어온다. 지역 농산물을 운반할 때 쓰는 작은 화물차보다 연비가 더 높은 운송 수단이다. 지역 농장과 대기업의 유통과정을 조사한 영국 연구가 하나 있는데, 지역 농장 가게에 채소를 사러 차를 타고 가는 것보다 슈퍼마켓에서 배달시키는 것이 탄소 배출 측면에서 더 낫다는 결론을 내놓았다. 물론 자전거를 이용한다면 2가지 선택지보다 탄소 배출을 더 줄일 수 있다.[1] 영국에서 소비하는 식품의 푸드마일은 482억 킬로미터에 이르는데, 82퍼센트가 국내에서 발생한다. 또한 2005년의 푸드마일 절반 이상은 소비자가 차를 타고 집에서 지역 농장에서 운영하는 가게를 왕복하면서 생겼다. 따라서 로컬푸드를 구매하면 푸드마일을 줄일 수는 있으나, 자동차라는 효율이 나쁜 이동 수단을 타고 여러 번 왕복하면서 발생하는 탄소를 생각하면 환경에 오히려 악영향을 미치는 셈이다.

식품을 운송하는 과정에서 환경에 주는 영향은 운송 수단에 따라 다르다. 영국에 다니는 대형트럭 1/4은 식품을 싣고 있다고 보면 된다. 식품 관련 차량이 배출하는 이산화탄소는 모든 자동차가 내뿜는 배출량의 10퍼센트에 해당한다. 영국이 아프리카에서 수입하는 과일과 채소 40퍼센트는 항공기로 들어온다. 아프리카 일부 빈곤 지역의 경제는 영국과의 식품 무역에 의존하므로 푸드마일에 집착하는 유행은 생산자에게 걱정거리다. 아프리카 농산물을 비행기로 수입하는 일을 중단하면, 당연히 환경에 주는 부담이 적어지기는 한다. 하지만 영국의 이산화탄소 총배출량으로 따지면 0.1퍼센트도 줄일 수 없다. 또한 자자한 악명과 다르게 항공 운송이 전 세계 푸드마일에서 차지하는 비중은 1퍼센트도 되지 않는다. 2006년 영국 대형 소매업체 2곳이 '항공기 수입'이라고 적힌 라벨을 이용해 항공기로 수입한 제품을 사지 않는 캠페인을 열고 현지에서 생산한 물건 소비를 장려했다. 지금이라면 반응이 좋았겠지만, 당시에는 매출에 별 변화가 없어 곧 내려갔다. 지금도 제품에 수입한 운송 수단을 표기하는 나라는 없다. 물론 로컬푸드를 구매하면 운송 과정에서 생기는 탄소를 줄일 수 있다는 주장 자체는 옳다. 하지만 푸드마일은 훨씬 복잡한 개념이다.

영국 지역 농산물 시장에서 판매하는 웨일스 양고기보다 냉동 양고기가 환경에 덜 해롭다는 사실을 알면 놀랄지도 모르겠다. 실제로 1만 7,000킬로미터 떨어진 뉴질랜드에서 수입한 양고기가 환경에 더 좋으며 탄소 발자국 또한 낮다.[2] 또한 로컬푸드보다 수입품을 생산하는 환경이 더 지속 가능하다면, 식품 운송으로 발생하는 해로운 영향을 감수할 가치가 있다. 뉴질랜드는 환경 효율이 높은 수력 전기(수력발전 따위)를 활용하는 농장에서 양을 사육한다. 기후도 영국보다 뉴질랜드가 양을 기르기 좋다. 풀이 자라는 시간이 길고 양을 일 년 내내 풀어놓을 수 있으므로 밥값이 적게 든다는 말이다. 1톤 기준으로 영국에서 생산하는 양고기는 이산화탄소 2,849킬로그램을 배출하지만, 뉴질랜드산 양고기는 688킬로그램에 불과하다. 물론 해당 수치의 신뢰성을 의심하는 목소리가 있기는 하다. 그래도 영국보다 뉴질랜드의 양고기 생산성이 높다는 말에 딴지를 거는 사람은 거의 없다.

영국이 대다수를 수입에 의존하는 토마토는 현지 농장에서 쉽게 재배할 수 있는 작물이다. 하지만 영국 국내에서 온실 재배로 토마토를 키우는 것보다 스페인에서 토마토를 수입하는 편이 에너지 효율 측면에서 낮다. 토마토 가격 역시 저렴해지므로 소비자에게도 이득이다. 그러나 스페인이라고 사시사철 해가 뜨겁지는 않다. 하지만 영국인은 일 년 내내 토마토를 찾는다. 따라서 스페인 남부에 있는 알메리아의 농부들은 비닐하우스를 동원하여 토마토 생산 시기를 꾸준히 늘렸고 결국 끊기지 않고 토마토를 생산할 수 있게 되었다(기존 수확기는 5월부터 10월이다). 엄청난 돈을 벌어들이면서 토마토 농장은 2,600제곱킬로미터에 이르렀고, 비닐하우스는 우주에서도 볼 수 있을 만큼 웅장하게 늘어섰다. 추운 나라에서 온실로 농사를 지으면 배보다 배꼽이 커질 가능성이 크다. 비닐하우스는 유지비가 비싸기는 해도 유리 온실보다 탄소 효율이 높다. 딸기 같은 제철 과일을 재배한다고 생각해보자. 비닐하우스에서 생산한 딸기는 기존 방식으로 생산한 딸기보다 탄소 효율이 높다.[3]

어떤 나라가 자연스러운 방식으로 식량을 생산할 수 없다고 가정하자. 그래도 국민은 국산 식품을 애용해야 할까? 유럽에서 소비하는 오렌지 주스 80퍼센트는 브라질에서 수입한다. 브라질의 오렌지 주스 생산량은 전 세계 1위다. 몇 년 전에 수행한 연구에 따르면, 독일이 오렌지 주스를 자급자족하려면 1만 5,000제곱킬로미터의 땅에서 오렌지만 키워야 한다. 모든 나라가 독일인처럼 오렌지 주스를 해치운다면, 13만 제곱킬로미터의 오렌지 농장이 필요하다(그리스 면적과 비슷하다). 같은 연구에서는 근처 농장에서 생산한 블랙커런트 주스는 수입한 오렌지 주스와 비타민 함량은 비슷하지만, 운송 방식의 차이로 탄소 배출량은 훨씬 적다는 결론을 내놓았다. 특정 식품을 생산하여 수출하는 동시에 수입하는 나라도 있다. 미국은 전세계적인 딸기 생산국으로 캐나다와 일본에 대부분 물량을 수출한다. 하지만 정작 미국인은 멕시코에서 수입한 저렴한 딸기를 주로 먹는다. 마찬가지로 미국 코네티컷은 특정 계절에 블루베리를 생산하나, 미국인은 칠레에서 들여온 저렴한 수입품에 의존한다. 이런 경우, 멀리서 수입한 식품 대신 근처에서 생산한 식품을 선택하는 편이 훨씬 더 지속 가능하다고 볼 수 있다. 물론 로컬푸드 시장이 집에서 멀지 않다는 전제가 필요하지만 말이다.

화창하고 무더운 날씨가 이어지는 지중해 국가의 토마토는 엄청난 맛을 자랑한다. 따라서 영국이나 네덜란드에 사는 사람이라면 유리 온실에서 흙도 없이 전구 빛으로 재배한 지역 농장 토마토보다, 스페인에서 수입한 제철 토마토나 직접 재배한 토마토를 먹는 편이 현명하다. 겨울에는 지역 농장에서 기른 제철 농산물을 먹는 비중이 올라간다. 다행히 먹고 싶은 과일이나 채소를 직접 기르는 일이 유행하고 있다. 요즘에는 도시 농장이 대세인데 도심의 학교, 주민센터, 심지어 기업에서도 공원, 옥상, 정원, 발코니에서 농작물을 재배한다. 신선한 유기농 지역 농산물을 구하기 어려운 사람이라면 주말농장을 고려해보자. 건강한 식품을 저렴하게 얻는 방법이다. 하지만 이쯤에서 이성적으로 생각할 필요가 있다. 도시 농업이나 주말농장으로는 모두가 먹을 만큼 충분한 양을 생산할 수 없다. 전 세계

땅의 35~40퍼센트가 농지인데, 여기서 도시와 교외 농장이 차지하는 비중은 겨우 1퍼센트에 불과하다.

푸드마일을 줄이는 일에 너무 집착하는 바람에 큰 그림을 보지 못하는 사람이 많다. 환경을 살리고, 지구 온난화를 멈추고, 머지않아 100억 명에 육박할 지구 인구가 굶주리지 않기를 바란다면, 식단에서 식물 식품 비중을 늘리고 동물 식품을 적게 섭취하는 플렉시테리언이 될 필요가 있다. 그러면 엄청난 도움이 된다. 앞에서 설명했듯이(9장), 가축(주로 소)이 전 세계 온실가스 배출량에서 차지하는 비중은 15퍼센트에 달한다. 먹이를 생산하는데 필요한 땅이 어마어마하기 때문이다.[4] 영국의 한 추정에 따르면 식생활만 바꾸어도 온실가스 배출량이 17퍼센트 감소하며 수명이 평균 8개월 증가한다.[5] 모든 사람이 채식주의자가 되면 농지의 76퍼센트를 자연에게 돌려줄 수 있다.[6] 동물성 식품을 생산하는 과정에서 운송, 가공, 포장 같은 후반 작업이 환경에 미치는 영향은 사실 초반 작업에 비하면 사소한 편이다. 예를 들어 우유를 운송하면서 생기는 탄소 배출량은 우유를 생산하는 과정에서 발생하는 탄소 배출량의 10퍼센트에 불과하다. 소고기 1킬로그램을 얻는 과정에서 배출하는 탄소는 런던에서 뉴욕을 비행기로 한 번 왕복하는 수준이다(농장 토지로 할 수 있는 일의 기회비용까지 고려했을 때).[7] 수치의 정확성에 논쟁의 여지가 있는 것은 사실이지만, 우리의 식품 선택이 지구에 엄청난 영향을 미친다는 주장에는 반박의 여지가 없다.[8]

푸드마일은 식품의 지속 가능성을 평가할 때 고려하는 요소 중 하나에 불과하다. 탄소 배출과 식품 운송에 관한 관심을 촉구하는 데는 유용하지만, 이제 더 큰 그림을 볼 때가 되었다. 가축은 인구보다 빠르게 늘어나고 있다. 당연히 집에서 직접 기른 작물이나 지역 농산물 혹은 소규모 장인이 생산하는 식품은 많이 소비할수록 좋다. 하지만 지속 가능한 방식으로 양고기, 토마토, 바나나를 생산하는 나라에서 수입하는 것이 환경에 더 좋을 때도 있다는 사실을 받아들여야 한다. 운송 방식, 생산 요령, 포장, 운송하는 식품의 양을 고려해 탄소 배출을 평가하고 파악할 필요가 있다. 또한 기후 변화, 생물다양성 손실, 토지 체제 변화, 담수 사용 양상, 비료에서 나오는 질소와 인이라는 5가지 요소를 중심으로 전 세계의 식량 생산 현황을 이해해야 한다. 소비자는 라벨의 정보를 정확하게 이해할 능력을 갖추고 현명한 선택을 내리는 자세가 필요하다. 일부 정보는 복잡하거나 생소할 수 있다. 예를 들어 비닐하우스에서 생산한 토마토보다 유기농 방식으로 재배한 토마토가 탄소발자국이 많다는 사실은 받아들이기 어려울지도 모른다. 정부와 소매업자가 사람들에게 시기에 맞게 농산물을 직접 길러서 먹는 캠페인을 진행한다면 좋을 것 같다. 더불어 지역 농산물을 생산하는 농장을 홍보한다면 금상첨화겠다. 이탈리아나 스페인 같은 나라에서는 시기에 따라 먹을 수 있는 과일과 채소가 정해져 있다는 사실을 받아들이고 살지만, 대다수 나라에서는 '제철'이라는 개념을 아예 잊어버린 듯하다.

철에 맞게 식품을 즐기려면 사고방식을 바꾸어야 한다. 겨울에 신선한 딸기를 안 먹는다고 문제가 생기지는 않는다. 블랙베리, 야생 자두, 냉동 딸기를 선택하라. 마찬가지로 아보카도, 망고, 파인애플을 일 년 내내 먹을 필요는 없다. 무슨 일이 있어도 식단에서 빼라는 말이 아니라, 열대과일은 가끔 먹는 특식 정도로 취급하라는 뜻이다. 고기와 생선 역시 마찬가지다. 대다수는 아주 먼 곳에서 수입하며, 환경에 미치는 영향 또한 크다. 매일 고기를 먹는 사람이라면 원산지를 생각하면서 토마토를 먹어봐야 아무 의미가 없다. 고기 섭취량을 줄이는 대신 고기의 질과 다양성을 높여라. 그리고 지역 농장에서 생산하는 제품을 선택하라. 원산지와 가까운 식품일수록 유통 과정과 상품의 질을 정확하게 알 수 있다. 음식과 달리 물을 제외한 음료는 안 먹어도 사는 데 지장이 없다. 탄소 발자국의 상당 부분을 차지하므로 탄산음료 섭취량을 줄이는 것도 좋은 생각이다. 작게 시작해도 좋으니, 천천히 변화를 만들어라. 슈퍼마켓에 갈 때 자가용 대신 다른 이동 수단을 선택하고, 음식물 쓰레기를 줄이고, 일회용품 사용을 자제하고, 제철에 나는 식품을 애용하고, 과소비를 절제하고 집에서 농사를 지어보자. 이 중에서 2가지만 해도 의미가 있다.

내키지는 않겠지만, 저렴한 채소를 애용하라. 파스닙, 순무, 루타바가 같은 뿌리채소는 영국에서 겨울 동안 대량으로 재배한다. 미국이라면 고구마, 스위트콘, 오렌지, 포도가 여기에 해당하겠다. 동기 부여가 필요하거나 매주 신선한 제철 유기농 식자재를 상자째로 배송받고 싶은 사람이라면, 지역 농산물 매장을 방문하기 바란다. 훌륭한 지역 농산물 생산자에게 힘을 실어주면 우리의 건강은 물론이고 환경을 개선하는 효과를 볼 수 있다. 거의 가공하지 않은 식품을 다양하게 먹을 수 있으며 슈퍼마켓을 견제하는 결과로 이어지기 때문이다. 핵심은 환경을 고려한 선택을 내릴 때 다음 세대를 위한 큰 그림을 볼 줄 알아야 한다는 것이다.

22

살충제와 제초제

화학물질 스프레이가 지구를 뒤덮고 있다

☑ 오개념:

살충제와 제초제는 안전하다

　　　　세계에서 가장 많이 사용하는 제초제는 글리포세이트계다. 영국에서는 2만 제곱킬로미터의 농지, 미국에서는 90퍼센트의 작물에 글리포세이트계 제초제를 사용한다. 글리포세이트계 제초제를 처음으로 개발한 회사는 몬산토다. 원래는 탱크와 금속 파이프를 청소할 때 쓸 세정제로 만든 제품이었는데, 땅에 떨어진 세정제가 잡초를 죽이는 모습을 발견해 특허를 출원했다. 몬산토는 1974년부터 글리포세이트계 제초제를 판매했으며 40년 동안 수조 원을 벌어들였다. 뛰어난 효과도 물론이거니와, 동물에게는 해를 미치지 않고 정확히 식물만 박멸했기 때문에 인기가 많았다. 덕분에 농부들은 예전처럼 쟁기질하느라 힘을 뺄 필요가 없었으며 토양 침식과 이산화탄소 배출량을 줄이는 결과로 이어졌다. 중요한 점은 전세계 정부에서 글리포세이트계 제초제가 다른 제초제와는 다르게 사람에게 해롭지 않다고 공언했으며, 심지어 몬산토는 자사 제품이 식탁염보다 안전하다고 주장했다.

글리포세이트계 제초제를 도입하면서 농사 효율과 생산량은 올라가고 농작물 가격은 내려갔다. 옥수수 씨앗의 유전자를 조작하여 글리포세이트에 내성을 갖도록 하는 기술을 도입하면서, 잡초와 작물이 섞인 밭에 무차별적으로 제초제를 살포하기 시작했다. 글리포세이트는 현재 약 750가지 제품에서 찾을 수 있는데, 가장 잘 알려진 제품이 바로 몬산토의 제초제인 라운드업이다. 사육장, 정원, 골프장의 잡초를 줄이고 수확 직전의 농작물을 말리는 용도로 사용한다. 잉글랜드 북부의 일부 해변에서도 라운드업으로 잡초를 제거한다. 지구에 사는 사람이라면 대부분 글리포세이트에 노출되어 있는데, 이는 전례가 없는 수준이다. 글리포세이트계 제초제가 세계적으로 성공을 거두면서, 의심스러운 눈으로 보는 사람이 늘어났다.[1] 세간에 떠도는 말에 따르면, 글리포세이트계 제초제를 대신할 제품을 개발하려면 최소 10년 이상의 연구가 필요하며 수조 원이 들어간다고 한다. 또한 단계적으로 글리포세이트계 제초제를 다른 제품으로 대체하는 과정에서 농작물 수확량이 감소하고 이산화탄소 배출량과 가격이 상승할 것으로 추측한다. 많은 농부가 제초제에 의존하여 농사를 지으며 이 상황을 바꿀 생각은 없다. 몬산토는 800개가 넘는 논문이 제품의 안정성을 증명하며, 미국의 환경보존협회(EPA)와 유럽연합의 비슷한 기구인 유럽식품안전청(EPSA)은 물론이고 WHO에서도 검증을 마쳤다고 주장한다.

그러나 2015년 WHO에서 연구결과를 발표하는 국제암연구소(IARC)가 글리포세이트를 발암물질로 분류하면서 전 세계 농업인은 충격에 빠졌다.[2] 연구진은 사용 가능한 모든 자료를 검토하면서 글리포세이트가 동물 실험에서 암을 유발할 수 있다는 결론을 내놓았다. 장기 연구 15건 중 7건에서는 림프종 같은 종양이 생길 가능성이 커졌다. 사람을 대상으로 한 연구 자료는 부족하지만, 그래도 글리포세이트를 발암물질로 볼 근거는 충분하다. 글리포세이트는 일용할 양식을 만드는 과정에서 꼭 필요한 존재에서 하루아침에 정밀 조사 대상이 되었다. 미국 캘리포니아 환경청은 글리포세이트를 인간의 암을 유발하는 발암물질로 분류했으나, 연방환경보건국(Federal Environmental Protection Agency)은 반대로 안전하다는 입장을 표명했다. 제초제 업계의 엄청난 로비가 이루어낸 성과였다. 결국 더 엄격하게 조사할 것이 분명한 미국 FDA 연구 위원회가 정밀 조사를 하지 않는 결과로 이어졌다. 유럽에서는 유럽식품안전청이 관련 증거를 분석했는데, 암을 유발한다는 근거가 부족하다는 이유로 사용해도 무방하다는 결론을 내렸다. 이는 국제암연구소의 입장과 반대되며 논란의 여지가 있다.

국제암연구소와 유럽식품안전청은 아직도 대립하고 있으며, 이 과정에서 이해관계에 대한 문제도 불거졌다. 국제암연구소의 글리포세이트 수석 전문가는 예전에 제초제 회사를 대상으로 제초제의 해악에 대한 소송을 제기한 유럽인 변호사에게 도움을 주고, 1억 8,000만 원 상당의 자문료를 받은 사실을 은폐했다.[3] 국제암연구소는 지나치게 호들갑을 떤다는 평판이 있다. 앞에서 설명했듯이, 사람을 대상으로 진행한 연구 자료가 부족하다는 사실에도 불구하고 적색육, 베이컨, 태운 토스트, 볶은 원두가 암을 유발한다고 주장한 곳이다. 이제 우리는 수백만 장에 달하는 연구결과는 제조 회사의 영향력이 닿은 곳에서 나온다는 사실을 알고 있다. 최근 미국의 소송 사례에서 이러한 자료가 증거로서 신빙성이 약하다는 사실이 입증되었다. 회사가 내민 연구 자료 대부분은 다른 논문을 표절하거나 '독립' 연구소가 회사의 지시대로 작성한 것이었다. 또한 미국 환경보존협회는 1985년에 회사가 자체적으로 수행한 동물 실험을 근거로 글리포세이트를 발암물질로 잠시 재분류했다가, 로비로 인해 몇 년 뒤 입장을 번복했다.

캘리포니아 남부에 사는 노인을 100명을 대상으로 한 소변 검사에 따르면, 지난 30년 동안 글리포세이트 수치가 거의 10배 가까이 증가했으며 웬만한 유럽인보다 높은 수준이다.[4] 그렇다고 위험하지는 않다. 동물에게 해를 끼치는 수준보다 수천 배는 더 낮다. 유럽과 미국 규제 당국은 제초제와 살충제가 '안전한' 수준인지 계속 감시하고 있으나, 기준이 너무 높다는 목소리가 계속 나오고 있다. 미국의 '안전' 기준은 유럽보다 수배는 낮다. 유럽의 일부 국가(독일과 벨기에 등)를 포함해 15개가 넘는 나라가 글리포세이트 제초제를 전면 금지하기를 바라는 입장이다.[5]

2018년에 캘리포니아 배심원단은 희귀혈액암인 비호즈킨성림프종에 걸린 관리인에게 907억 6,000만 원에 달하는 피해 보상금을 지급하라는 평결을 내렸다. 관리인은 글리포세이트계 제초제인 라운드업을 수시로 수백 리터씩 뿌렸다. 배심원단은 해당 사건에서 제초제와 암 사이의 인과 관계를 입증할 증거가 충분하다고 판단했다. 최근에는 잔디밭에 글리포세이트계 제초제를 자주 뿌렸던 부부가 4년 간격으로 한 명씩 비호즈킨성림프종에 걸리는 일이 벌어졌다. 결국 다른 캘리포니아 법원은 부부에게 2조 2,690억 원에 달하는 징벌적 손해배상금을 지급하라는 판결을 내렸다. 71조 4,735억 원에 거대 화학 기업 바이엘에 인수된 몬산토는 몇 년간 항소한 끝에 판결에 승복했다. 현재 비슷한 소송만 해도 9,000건에 달하며 바이엘이 지불할 배상액은 11조 3,450억 원 정도다. 변호사들은 행복한 비명을 지르고 있다.

사람의 역학 자료는 원래 명확하지도 않고 일관성도 없다. 또한 비호즈킨성림프종은 정확한 진단과 분류가 어렵다. 하지만 2016년에 모든 혈액암을 다양한 수준으로 살핀 6가지 연구를 메타분석한 결과, 글리포세이트에 노출되었을 때 발병률이 약 30퍼센트 증가한다는 결론이 나왔다.[6] 2019년에 수행한 연구는 프랑스, 노르웨이, 미국의 농부 30만 명을 조사했는데, 전부 다른 직업 종사자보다 글리포세이트 노출량이 5배에서 10배가량 높은 사람이었다. 연구진은 비호즈킨성림프종 발병률은 다른 직업과 비슷하지만, 미만성거대B세포림프종이라는 희소병에 걸릴 확률은 36퍼센트 높다는 결론을 내렸다.[7] 지난 30년간 이러한 혈액암 발병률은 눈에 띄게 증가하지 않았으므로, 평범한 사람이라면 신경 쓸 필요가 없는 부분이다. 하지만 정원을 꾸미는 일이 취미거나 오랫동안 농사일을 한 사람이라면, 암 발병률이 높아졌을 가능성이 있다. 최신 연구에서는 유기인산염계와 같은 더 강한 제초제 성분이 글리포세이트보다 훨씬 악랄한 영향을 미치며 비호즈킨성림프종을 포함한 일부 면역체계 관련 암을 유발할 수 있다는 결과를 발표했다.[8]

글리포세이트 같은 화학물질이 인기가 많은 이유는 인간을 포함한 포유류에게 무해하다는 인식 때문이다. 글리포세이트는 식물의 특정 화학물질이 움직이는 경로를 교란하여 필수 단백질(아미노산) 생산을 멈추는 식으로 죽게 만든다. 문제는 흙과 사람의 내장에 사는 미생물 역시 화학 경로가 식물과 비슷하다는 데 있다. 다시 말해 미생물은 유전자상으로 이러한 화학물질에 몹시 민감하다는 뜻이다. 노출되면 신진대사가 변하고 우리의 건강에 도움을 주는 수천 가지 화학물질을 생산하지 못한다. 마이크로바이옴의 핵심 역할은 면역체계를 안정화하고 과민반응이 일어나지 못하게 하는 것이다.

따라서 제초제나 살충제를 오래 다루면 인간의 면역체계 역시 교란당할 가능성이 충분하다. 살충제에 노출되면 면역 및 알레르기 질환이 소폭 증가한다는 다소 미약한 역학 증거도 있다. 해당 증거에 따르면, 어린이는 발달장애를 앓을 위험이 올라가며 비유기농 농산물을 먹는 임산부 역시 문제가 발생할 수 있다.[9] 설치류를 대상으로 한 연구는 신뢰성이 떨어지기는 하지만, 어린 쥐에게 글리포세이트 소량을 투여하자 뇌 발달에 지장이 생기고 호르몬 문제가 발생했다는 부분은 참고할 가치가 있다. 일부는 장내 미생물 구성이 변하고 불안장애와 우울증을 앓았다.[10] 최근 자료에서는 글리포세이트가 꿀벌의 내부 마이크로바이옴을 교란하여 건강과 수분 작용에도 영향을 미친다는 사실이 드러났는데, 어쩌면 꿀벌의 급격한 개체 감소 현상과 관련이 있을지도 모른다.[11]

정부 기관은 이러한 화학물질을 안전한 만큼만 사용하고 있으며, 식품 내 함량을 계속 감시하고 있다는 말로 우리를 안심시킨다. 그러나 화학물질 수치는 계속 올라가는 데 반해 안전 기준은 구시대적 동물 실험 자료를 기반으로 하고 있다. 정말 암에 걸릴 가능성이 올라가는지 보기 위해 설치류에게 엄청난 양을 투여하는 식으로 진행한 실험 말이다. 살충제가 우리의 내장 마이크로바이옴에 미묘하게 영향을 미칠 가능성을 의심하고 확인한 사람은 아무도 없었다. 그렇다면 어떻게 해야 할까? 식물을 먹기 전에 전부 껍질을 문질러 벗겨야 하나, 아니면 그냥 비싼 유기농 과일과 채소만 구매해야 하나? 살충제 섭취량을 줄이기 위해 노력한다고 해도, 어느 정도는 어쩔 수 없이 먹어야 한다. 물로 씻는다고 해서 전부 사라지지는 않으며 대부분 식물은(특히 베리류) 씻을수록 득유의 향미가 떨어진다. 껍질을 벗기는 방법 역시 마찬가지다. 이런 화학물질은 안쪽 깊은 곳까지 파고든다. 유기농 제품 역시 영향에서 완전히 벗어날 수 없다. 공기, 흙, 물을 타고 퍼지기 때문이다. 물론 수치 자체는 4배 혹은 5배 정도 낮다. 많은 사람이 유기농 식품의 인증 제도와 가치를 회의적인 눈으로 보고 있다. 역설적으로 유기농 농산물에 미래가 있다고 믿는 사람들은 세계적인 규모의 식품회사다. 이들은 친근한 가족 농장의 모습을 식품라벨에 붙이는 동시에, 조용히 유기농 생산자를 돈으로 흡수하고 있다. 전 세계를 시장으로 삼기 위해서인데, 중국 같은 나라를 본거지로 삼을 계획이다. 현재 미국의 일부 유기농 낙농업 농장에서 키우는 소는 1만 5,000마리에 달한다. 이는 우리의 유기농 생산자에 대한 구시대적인 고정관념을 깰 필요가 있음을 역설한다.

유기농 식품을 규칙적으로 먹었을 때 건강이 정말 좋아지는지 확인한 고품질의 연구는 없다. 대신 프랑스에서 6만 9,000명을 대상으로 거의 5년간 추적 조사를 하여 유기농 식품과 암 발병률 관계를 살핀 연구는 있다. 연구에 따르면, 16가지 유기농 식품을 자주 먹는 사람은 여러 가지 암 발병률이 1/4에 불과하다.[12] 물론 연구 기간이 지나치게 짧고 관찰 연구 특성상 편향이 발생할 수밖에 없었으나,

아예 무시할만한 결과는 아니었다. 마찬가지로 자주 유기농 식품을 먹는 사람은 비호즈킨성림프종 발병률도 낮았다. 영국에서 68만 명의 여성을 9년간 추적 조사한 연구에서도 모든 종류의 암에 대해 비슷한 결과가 나왔는데, 해당 조사가 유기농 제품에 초점을 맞추지 않았으며 자료의 질이 떨어진다는 사실은 고려해야 한다.[13]

　화학물질이 없는 유기농 식품을 바라보는 시각은 나라마다 제각각이다. 유기농 농장이 차지하는 비중은 유럽연합 국가의 경우 면적의 6퍼센트에 달하지만, 미국은 1퍼센트에 불과하다. 호주를 포함한 일부 나라에서는 시중에 판매하는 식품 1/4이 유기농이다. 유기농 제품의 가장 큰 소비국은 독일이며, 그 반대에는 유기농 제품 구매율이 2퍼센트에 불과한 미국이 있다. 식성에 따라 다르겠지만, 여러분 역시 생각보다 많은 제초제에 노출되고 있을지도 모른다. 흔히 먹는 과일과 곡물은 가공이나 세척 혹은 껍질을 벗기는 과정을 거쳐도 제초제 성분이 많이 줄어들지 않는다. 아침은 챙겨 먹지만 유기농 식품은 좋아하지 않는 독자라면, 미국과 유럽 정부 기관이 아침 식사로 흔히 먹는 식품에 제초제 성분 함량이 높다고 발표한 것에는 흥미를 보일 것이다. 오트밀 포리지에 제초제 성분이 가장 많았으며 그다음이 치리오스 같은 귀리 시리얼, 통밀 베이글, 통밀빵, 달걀, 유기농 브랜드에서 생산하는 일부 제품 순이었다.[14] 건강하다는 인식이 있는 밀기울 시리얼 역시 제초제 성분 함량이 중간 이상이었다.

나는 '쌍둥이 연구'를 통해 인간에 관한 좋은 자료를 얻기를 바라고 있다. 초기 연구결과는 채식주의자나 신선한 과일과 채소를 많이 먹는 사람이, 형편없는 식생활을 하는 사람보다 피나 소변에 살충제와 제초제 비중이 더 높아진다는 사실을 시사했다. 이제 식품에서 찾을 수 없는 화학 성분을 장기간 섭취했을 때 벌어지는 일을 더 자세히 연구할 필요가 있다. 환경오염이나 자동차 배기가스가 처음 문제가 되었을 때는 우리는 그리 심각하게 생각하지 않았다. 하지만 지금은 이러한 화학물질이 피부나 폐를 통해 몸으로 들어와 뇌와 장기에 영향을 미친다는 사실을 알게 되었다. 일부 화학물질은 확실히 피하는 편이 좋다. 아직 정확하게 밝혀진 바는 없지만, 과일과 채소를 더 신경 써서 씻거나 아예 직접 길러서 먹는 쪽으로 바꾸어도 좋을 듯하다. 또한 식료품을 사러 갈 때는 가격이 조금 비싸더라도 괴상하게 생긴 유기농 당근이나 유기농 오트밀 포리지 한 팩을 장바구니에 넣는 방안을 고려해보자.

23

의학적 조언
의사 말은 무조건 따라야 할 진리가 아니다

✅ 오개념:

의사는 언제나 옳다

내가 이 책을 쓴 이유는 영양, 식단, 식품을 새로운 관점으로 바라보도록 유도하기 위해서다. 불안하게 만들고 건강까지 해치는 음식 관련 미신 혹은 신화를 해독하는 약인 셈이다. 책을 읽고 깨달아야 할 사실은 여러분이, 지침이 대상으로 하는 '평균적인' 사람이 아니라는 것이다. 평균적인 사람이란 없다. 물론 이러한 불확실성이나 오류를 지적함으로써 전문가에 대한 신뢰를 잃고 누구를 믿어야 할지, 특히 무엇을 먹어야 할지 혼란스러울 수 있다. 전통적인 매체와 소셜미디어는 여전히 의사 행세를 하면서 제품을 홍보하거나 조언을 건넨다. 물론 소셜미디어 스타는 나름대로 전문가 구

색을 갖추고 있다. 이빨이 가지런하고 하얀 사람이 하얀색 가운을 입고 청진기를 들이대는 사진만 있으면, 비타민 영양제를 팔거나 식단을 유행하게 만드는 것은 일도 아니다. 심지어 단 한 번도 약을 처방하거나 환자를 진찰한 적이 없어도 말이다.

우리는 의사가 제공하는 의학 소견을 신뢰한다. 가장 많이 보는 의사가 일반의일 텐데, 보통 과로와 스트레스에 시달리므로 우리에게 건강이나 생활 습관에 관해 조언해줄 시간이 없다. 일반의가 이수하는 거의 모든 의학 교육은 심각한 병으로 발전할 여지가 있는 환자를 가려내어 전문의에게 보내거나, 상태가 나쁘지 않은 환자에게 약을 처방할 수 있는 수준의 일반의를 양성하는 데 그 목적이 있다. 서양 국가 대부분의 의학대학교에서 교육기간 6년 중 영양학 교육을 받는 시간은 불과 며칠에 지나지 않는다. 의학대학교 73퍼센트가 권장 시간인 23시간보다 적게 영양학 수업을 편성한다. 생소한 영양 생화학이라는 이름으로 수업하며 이는 순식간에 기억에서 사라진다. 그나마 실용적인 지식을 배우는 것은 2~3시간에 불과하다.[1] 젊은 의사가 전문의 교육을 받기 시작할 때쯤에는 영양학 교육은 끝나며 대학교에서 공부한 내용은 잊어버린다. 최근 연구에 따르면, 의학대학교에서 영양에 대한 실용적인 지식을 배우지 않는 현상은 전 세계 공통이며 치과, 간호, 물리치료 관련 학부에서도 마찬가지다.[2]

전문의라고 영양 지식이 더 많지는 않다. 미국에서 전문의 교육을 받는 수련의를 대상으로 실시한 연구에서 75퍼센트가 환자에게 정확한 의학 조언을 제공할 자신이 없다고 응답했으며, 영국 역시 수치는 비슷하다. 런던대학의 명문 교육병원(London University Teaching Hospital)에서 당뇨병과 내분비학의 5년 교육과정을 이수하는 젊은 의사가 내 골다공증 클리닉에 들어왔었다. 그는 자신과 다른 동료 10명이 5년 동안 들을 식단이나 영양 수업은 겨우 60시간에 불과하다고 설명했다. 영양 관련 조언이 필수적인 제2형 당뇨 환자가 앞으로 치료할 환자의 90퍼센트를 차지하는데도 말이다. 의학 훈련은 신나는 진단 테스트와 약 처방에 초점을 맞추며 치료에서 똑같이 중요한 부분인 생활양식에 대한 조언은 평가절하한다. 일반의는 물론, 병원 의사도 교육은 계속 이수해야 하지만 식단이나 영양 관련 최신 지식을 공부할 의무는 없다.

그러면 의사는 어디서 영양 관련 조언을 얻을까? 약국 직원에게 처방전을 내밀면 친절한 조언을 들을 수 있지만, 의사는 그렇지 않다. 아무도 의사의 책상에 견과와 브로콜리가 담긴 바구니를 놓으면서 환자에게 나눠주라고 말하지 않는다. 의사는 대기실의 건강한 식품 피라미드 그림이나 관련 포스터 혹은 정부에서 전달하는 지침에서 정보를 얻는다. 하지만 우리가 지금까지 보았듯이 정부지침은 대부분은 잘못되었거나 곰팡내가 날 정도로 구식이다.

의사도 다른 사람과 마찬가지로 식품 업계의 영향을 직간접적으로 받는다. 예를 들어 코카콜라는 비영리 기관인 국제생명과학협회

(ILSI)를 통해 중국 보건부(Chinese Health Ministry)와 손을 잡았다. 운동의 효능을 강조하고 식단이나 초가공식품을 바라보는 의심의 눈초리를 다른 곳으로 돌리기 위해서였다. 6장에서 설명했듯이, 코카콜라가 연구 지원비를 대는 수법으로 원하는 목적을 이룬다는 사실이 미국에서 폭로된 바 있다. 국제생명과학협회는 사실상 로비 단체 그 이상도 이하도 아니다. 창립자가 바로 코카콜라의 전 부사장일 뿐 아니라, 운영과 지원금 현황을 비밀에 부치는 경향이 있다. 펩시콜라, 네슬레, 맥도날드를 포함한 수십 개의 거대 식품기업의 후원을 받는다는 사실도 드러났다. 은밀하고 효과적으로 전 세계 보건 기관과 의사에게 영향력을 행사하는 단체다.[3]

영양학을 전공하려는 의사는 거의 없다. 화려하지도 않고 성공할 확률도 낮은 데다가 다른 '흥미로운' 분야와는 다르게 수술을 하거나 효과 좋은 약을 처방하지도 않기 때문이다. 영양학의 중요성을 깨달은 사람은 인프라의 한계에 부딪힌다. 얼마 전에 마이크로바이옴과 영양학 연구를 희망하는 젊은 영국 의사 3명이 연락을 해왔는데, 박사 과정 연구비를 지원하는 기관을 찾아주는 일 외에는 경력을 쌓게 도와줄 도리가 없었다. 나는 최근 2,500명에 달하는 환자를 수용하는 영국 남서부 데본에 있는 병원에서 시간제 간호사로 일하는 친구와 이야기를 나누었다. 친구는 당뇨병 환자를 돌보고 저열량, 저탄수화물 식단을 처방하는 일을 맡았는데, 함께 근무하는 의사는 13명은 도와줄 생각도 없고 흥미를 보이지도 않는다고 한다. 영국의 의학저널 「란셋」에 실린 연구 하나를 살펴보자. 뉴캐슬의 과체중 당뇨병 환자 300명을 대상으로 수행했는데, 8주 동안 저열량 식단(800킬로칼로리)을 제공하자 90퍼센트가 증상이 완화되어 약 복용을 멈추었다.[4] 또한 열정적인 일반의 몇 명이 제2형 당뇨병 환자 50퍼센트가 약을 끊게 만드는 데 성공했다고 보고한 사례도 있다. 물론 모든 환자에게 약을 끊고 싶다는 의향이나 의지가 있는 것은 아니지만, 대부분 의사는 당뇨병 환자에게 선택지를 제공하지 않는다. 자신이 잘 아는 쉬운 길을 고집하기 때문이다. 약을 주어서 병의 진행 속도를 늦추고 환자에게 어차피 빨리 죽을 테지만, 기름진 음식을 피하라고 조언하는 식이다.

지침이 변하는 속도도 문제다. 식품을 복잡한 화학물질로 구성된 의약품으로 생각한다면, 아마 영양학을 바라보는 시선이 더 진지해질 것이다. 어떤 메타분석에서 유용한 소염진통제인 알콕시아(Arcoxia)가 심장 질환 발병률을 30퍼센트 이상 높인다는 사실이 밝혀졌을 때, 전 세계에서 즉시 생산을 중단했고 모든 의사에게 편지와 이메일을 통해 일주일 내로 이 사실을 전달했다. 반면 영국은 어떠한가. 영국 공중보건원과 영국 국민의료보험은 여전히 당뇨병 환자에게 매일 체중감량에 도움을 주는 탄수화물 위주로 아침 식사를 하라고 조언한다. 2015년부터 이에 반하는 뚜렷한 증거가 계속 나오고 있는데도 말이다. 당시에 나는 지침을 수정하는 데 시간이 필요하다는 이야기를 들었는데, 아직도 기다리고 있다. 식품 업계를 포함해 많은 사람의 이해관계가 걸려 있기 때문이라고 변명했는데, 이들은 가공식품으로 아침 식사를 하던 사람이 아침을 거르면 수입이 감소하니 썩 유쾌하게 생각하지 않을 것이다. 비타민D나 오메가 3 같은 비타민 영양제 역시 마찬가지다. 효과가 없다는 사실이 밝혀 졌음에도 식품이 아니라 약물과 같은 취급을 받는다. 많은 의사는 용납할 수 없을 정도로 구시대적인 접근법을 고집한다. 예를 들어 대다수가 환자에게 달걀 같은 콜레스테롤 함량이 높은 식품을 먹지 말라고 권장한다. 10년도 전에 문제가 없다고 밝혀진 부분인데도 말이다.

영양 문제를 적극적으로 해결하려 하지 않는 자세는 비만 환자를 대할 때도 마찬가지다. 많은 의사는 환자가 비만으로 보여도 굳이 언급하지 않는데, 환자가 화를 낼까 봐 두려워하기 때문이다. 영국의 일반의를 대상으로 한 최근 조사에 따르면, 의사 3명 중 1명은 몸무게가 비정상이라고 말하면 환자가 노발대발하리라 생각해 그냥 넘어간다고 응답했다. 이는 문화적인 문제로 보인다. 나는 프랑스와 벨기에 출신 의사 동료가 있는데, 그곳에서는 환자가 의사와 몸무게 이야기를 나누면서도 웬만하면 불쾌감을 느끼지 않는다. 불행히도 일반의 대부분은 적극성, 지식, 시간 중에서 최소 하나 이상이 없는 관계로 환자의 식단이나 식품 선택을 돕지 않는다. 심지어 환자의 70퍼센트가 생활 습관과 연관된 문제를 가지고 있지만 말이다. 건강 전문가의 체중이나 식단 역시 중요한 부분이다. 뚱뚱한 의사가 제대로 된 체중감량 조언을 제공할 가능성은 희박하다. 마찬가지로 형편없는 음식을 먹는 의사를 상대로 식단 관련 질문을 던지면 소득이 없을 것이다.[5] 내가 젊었을 때처럼 의사가 수술실에서 담배를 피우는 시절은 지났다. 하지만 대다수는 책상 위에 탄산음료나 감자칩 혹은 비스킷을 올려두며 웬만한 병원은 초콜릿과 가공 간식으로 가득한 자동판매기를 설치한다.

많은 나라에서 의대생의 교육과정을 바꾸려 노력 중이다. 단지 대학 정책 때문에 속도가 고통스러울 정도로 느릴 뿐이다. 최근 조사에 따르면, 영국 의대생이 실제로 영양학 강의를 듣는 시간은 2~3시간에 불과하다. 반면에 생화학이나 약물학 강의 시간은 차고 넘친다. 웬만한 의대생이라면 비만보다 괴혈병에 대해 훨씬 잘 알고 있을 가능성이 크다. 하지만 이들이 살면서 괴혈병 환자를 한 번이라도 볼 일이 있을지는 미지수다. 나는 이 절망스러운 상황을 바꾸려고 애쓰는 많은 사람 중 하나다. 현재 영국 국민의료보험의 기형적인 구조를 알고 있지만, 손 쓸 도리가 없는 듯하다. 또 다른 문제는 우리가 의학 교육과정을 바꾸려고 노력하는 와중에 로비하는 단체가 있다는 데 있다.[6] 아마 상황을 바꾸려면 10년은 걸릴 것이다. 그렇다면 현직에 있는 의사가 환자에게 제공하는 영양이나 생활 방식 조언의 질을 끌어올리려면 어떻게 해야 할까? 대다수 의사는 바쁘고 스트레스를 받는 탓에 따로 교육을 들을 여력이 없다고 호소한다. 어쩌면 의사가 매년 이수하는 교육 프로그램에 영양학을 끼위 넣는 식으로 접근할 수 있을지 모르겠다. 또 어쩌면 내가 쓴 『다이어트 신화』를 선물한다면 읽을지도 모르겠다.

종종 영양학은 깊게 알 필요가 없다고 생각하는 의사가 있다. 환자에게 영양 전문가나 영양사를 소개하면 된다는 식이다. 미국에서 진행한 연구에서 심장마비, 뇌졸중, 제2형 당뇨병 환자 절반이 잘못된 식단으로 죽는다는 사실을 밝혀냈음에도 여전히 고집을 부리고 있다.[7] 최신 정보를 받아들이는 것 역시 어려운 일이다. 어떤 의사는 흐름을 훌륭하게 따라가지만, 일부는 과거에 갇혀 있다. 후자는 10년도 넘은 지침을 기반으로 삼고 하나의 체크리스트로 모든 것을 해결하려 한다. 불행히도 많은 의사가 체중조절에서 열량이 중요한 역할을 한다는 신화를 믿으며 영양제의 신비한 힘에 의존한다. 이들은 환자에게 식품에 대한 유용한 조언을 제공할 수 없다.

영국이 가지고 있는 문제는 한둘이 아니다. 영양사(Dietician)는 병원에서만 근무하고 병을 치료하는 일에 도움을 주는 반면, 영양 전문가(Nutritionist)는 보통 건강한 사람을 대하고, 영양 치료사(Nutritional therapist)는 영양사와 영양 전문가의 특징을 모두 가지고 있지만 규제를 적게 받는다는 것이다. 나라마다 영양사와 영양 전문가의 정의가 다르며 교육과정 역시 제각각이다. 비만은 아직도 질병으로 분류되지 않는다. 대다수 영양사는 비만을 질병으로 분류하는 일보다 중요한 문제가 많다고 생각한다. 인력 부족도 심각하다. 영국의 의사는 29만 명에 달하지만, 정식으로 활동하는 영양사는 단 8,000명에 불과하다(현역은 절반이다). 영양사와 영양 전문가의 업무 분류를 더 융통성 있게 하는 미국의 경우, 의사는 100만 명이 넘는 데 반해 영양사와 영양 전문가는 9만 명에 불과하다. 참고로 비만 환자는 1억 명에 달한다.

지금은 영양 문제가 환자 3명 중 1명의 건강에 영향을 미치는 상황이다. 의사가 아무것도 모른 채 팔짱만 끼고 있어도 괜찮았던 시절은 애저녁에 끝났다는 이야기다.

어떻게 먹을 것인가?

약 2000년 전에 현대 과학의 아버지 갈릴레오는 피사의 사탑에서 무거운 물체가 가벼운 물체보다 빨리 떨어진다는 당시의 진리를 뒤집었다. 영양학 역시 비슷한 분기점에 있다. 모든 징조는 엄청나게 불어난 인류가 자신과 환경에 미치는 영향을 새로운 시각으로 들여다볼 때라는 사실을 암시한다. 이제 열량 계산법, 정부 지침, 지방과 탄수화물 함량이 적힌 식품라벨을 믿어서는 안 된다. 과자를 줄이고 물을 자주 마셔야 하며, 가끔 끼니를 거르거나 공복 시간이 늘어나더라도 건강에 아무런 지장을 주지 않는다는 생각을 받아들일 필요가 있다. 세상에 평균적인 사람 따위는 없다. 사람은 평균이라는 말로 뭉뚱그릴 수 없을 만큼 가지각색이다. 오래전부터 변하지 않은 '평균'적인 지침 혹은 누군가의 특별 식단을 따른다면 실패할 가능성이 크다. 자신은 자신이 챙겨야 한다. 생수를 마시거나 귀중한 땅에 가축을 키우면서 지구와 인간을 해치는 마케팅에 속아서는 안 된다.

이 책에서 반드시 기억해야 할 부분을 정리하겠다. 먼저 우리는 음식에 관한 주장을 걸러서 들어야 한다. 우리에게 들어오는 정보는 대부분 이익 관계가 걸린 사람이나 판매자가 왜곡한 것이며, 근거로 하는 자료나 과학이 대부분 빈약하다. 자신만 아는 쉽고 간단한 해결법을 특별히 전수하겠다고 접근하는 사람은 절대 믿으면 안 된다. 특정 성분을 식단에서 배제하거나 어떤 영양제를 먹어야 몸이 낫거나 살이 빠진다는 말을 들으면 무시하거나 확실하게 반박해야 한다. 살을 빼고 싶다면 식단을 개선해라. 만 보 걷기, 산책, 요가를 포함한 운동이 체중감량에 도움이 된다는 말에 흔들리면 안 된다. 나는 이 책을 쓰기 위해 연구하는 과정에서 음식에 대한 견해가 상당히 바뀌었다. 생선 섭취량을 줄인 것도 그중 하나다. 우리가 먹는 생선 대부분은 양식이며 위기종도 있다. 생수나 다이어트 음료 역시 자제하기로 했다. 이제 소금이나 와인을 죄책감 없이 즐긴다. 대신 내가 선택한 식품이 환경에 미치는 영향을 생각한다. 포장된 제품을 살 때는 라벨을 보고 재료를 확인한다. 저염, 저열량, 저지방, GF(글루텐 프리), GM 같은 문구가 있는 제품은 믿고 거른다.

이 책에서 다룬 예시를 통해 과대광고, 의도된 공포, 잘못된 정보에 속지 않는 내공을 쌓고, 여러분의 몸에 맞는 식품을 직접 찾기 바란다. 과학에 근거하여 올바른 식품을 찾아내는 일은 절대 간단하지 않으며, 날이 갈수록 어려워지고 있다. 하지만 등대가 될 만한 조언이 하나 있다(저술가이자 환경운동가 마이클 폴란이 한 말이다). 채소를 위주로 다양하게 먹고 화학첨가물을 피하라.

오해해서는 안 되는 부분인데, 모든 영양학 조언이 틀렸다는 것은 아니다. 정치인과 식품 업계 사람들이 물을 흐리기는 하지만, 거의 모든 전문가가 동의하는 말도 있다. 채소는 많이 먹을수록 좋다. 섬유질이나 폴리페놀을 포함한 핵심 영양소를 섭취할 수 있기 때문이다. 하지만 많은 지침에 나와 있는 대로 과일과 채소를 식단에 곁들이는 식으로 섭취하면 안 된다. 다른 식품을 대체한다고 생각해야 정확하다. 또한 식물이라고 다 같은 식물은 아니다. 폴리페놀이 더 많은 종류가 있는데, 보통 색이 밝거나 짙으면 폴리페놀 함량이 많다. 베리류, 콩, 아티초크, 포도, 자두, 적양배추, 시금치, 피망, 고추, 비트, 버섯 정도가 있겠다. 타닌이 있거나 쓴맛이 나는 식품도 괜찮다. 고급 커피, 녹차, 엑스트라 버진 올리브오일, 다크 초콜릿, 레드와인을 예로 들 수 있다. 하지만 그렇다고 날마다 케일 스무디를 먹어서는 안 된다. 다양한 식물을 골고루 먹으라는 말이다. 일주일에 먹는 식물 가짓수가 늘어날수록(20개에서 30개가 이상적이다) 장내 미생물이 다양하고 건강해진다. 이는 우리 몸을 건강하게 유지하는 결과로 이어진다. 생각보다 어렵지 않다. 식물의 어떤 부위든 상관없다. 곡물, 잎, 구근, 꽃, 씨앗, 견과, 뿌리, 허브, 향신료 등의 형태로 섭취하라.[1] 최대한 있는 그대로, 화학 처리 없이 먹어야 한다. 생소한 식물 요리에 도전하거나 채소와 고기를 이리저리 섞으면서 새로운 요리법을 개발해도 좋다. 나 역시 같은 과정을 거치면서 섭취하는 식품의 범위가 넓어졌고 할 줄 아는 채식 요리가 늘어났다.

프로바이오틱스, 즉 발효식품은 장내 마이크로바이옴에 신선한 미생물을 공급한다. 질 좋은 치즈(저온 살균하지 않은 제품이 가장 좋다), 지방을 걷어내지 않은 요구르트를 자주 먹으면 보통 효과를 볼 수 있다. 더 많은 미생물을 함유한 식품을 찾는다면, 케피르라고 하는 발효유나 발효차(콤부차) 혹은 발효한 채소인 사우어크라우트나 김치를 먹으면 된다. 집에서 만들면 시중 제품보다 많은 미생물을 섭취할 수 있다. 연구에 따르면, 효과를 최대화하려면 발효식품을 조금씩 자주 섭취해야 한다(매일 혹은 격일). 새로운 미생물이 내장에서 금방 죽기 때문이다. 계속 섭취해야 이들이 내뿜는 화학 성분으로 건강상의 이득을 챙길 수 있다.

식품은 상대적이다. 식단에서 식물이 차지하는 비중을 높이면 고기, 생선, 감자가 차지하는 비중이 줄어든다. 개인으로서 지구를 구하는데 기여하는 가장 효율적인 방법은 고기, 생선, 유제품 소비를 줄이는 것이다. 인간을 보호하고 배부르게 해줄 나무와 식물이 자랄 땅을 확보하는 방법이다. 우리는 동물이 자란 환경이나 사육 방식의 질과 지속 가능성을 꼼꼼하게 따져야 한다. 모두 가지각색이기 때문이다. 또한 같은 이유로 우리가 먹는 식물을 더 자세히 알 필요가 있다. 식물을 많이 먹는 사람은 입에 들어가는 제초제도 많다는 사실을 염두에 두고 위험을 예방할 수 있는 유기농 식품을 고려해야 한다. 최대한 신뢰할 수 있는 가게에서 식물을 사라. 자동 계산기 대신 점원이 자리를 지키는 곳으로 가야 제품에 관한 질문을 하고 지식을 넓힐 수 있다.

운동, 수면, 스트레스, 심장박동수를 기록하는 웨어러블 기기는 곧 일상이 될 것이다. 이 책을 읽을 때쯤이면, 우리가 '프레딕트 연구'에서 사용한 개인용 혈당 모니터기를 별다른 처방 없이 사용할 수 있을 텐데, 부디 자신을 대상으로 직접 실험하는 데 써주기 바란다. 영양 회사 조(ZOE)[2]와 같은 사기업이 개발한 개인용 식품 앱은 자료를 공유하는 사람이 늘어날수록 정확하고 수준 높은 조언을 제공할 수 있다. 포리지나 토스트 중 아침 메뉴로 무엇을 선택해야 할지, 아이스크림, 다이제, 초콜릿 중 어떤 간식을 먹어야 좋을지 알려줄 뿐 아니라 효율이 가장 좋은 식사나 운동 시간, 활력을 올려주는 식품까지 분석하여 제공한다. 이는 신진대사를 높이고 잠의 질을 개선하는 결과로 이어진다.

언급한 테스트나 DIY 실험이 마음에 들지 않는다면, 다른 방법을 선택하여 위험성을 낮추어도 좋다. 그중 하나가 우리가 받는 대사 스트레스를 줄이는 것인데, 혈중 지방, 인슐린, 당 수치가 높아지는 현상이 원인이다. 민감한 사람은 혈당 변화나 허기를 쉽게 느낄 수 있지만, 나처럼 둔한 사람은 그렇지 않다. 메모하거나 식품 기록 앱을 쓰면 도움이 된다. 배고파 기절하거나 킷캣 초콜릿을 까먹는 일 없이 아침을 거를 수 있는지 확인해도 좋다. 자신을 대상으로 실험하기 전에는 확신하면 안 되지만, '평균' 혈당 스파이크 수를 줄여서 대사 스트레스를 완화하고 배고픔 신호를 줄이는 방법이 있다. 먼저 고도로 정제된 탄수화물 양을 줄이는 것부터 시작이다. 탄수화물은 쉽게 당으로 변할 수 있다. 내가 효과를 보았던 방법을 예로 들자면 인스턴트 오트밀 포리지 대신 생귀리를 먹고, 흰 빵 대신 사워도우 호밀빵을 선택하는 식이다. 설탕이 많은 음료와 간식을 피하는 것 역시 중요하다. 특히 식사에 곁들이지 않고 간식으로 먹으면 더 해롭다. 가끔 먹는 특식으로 생각하자. 과일 주스와 스무디도 마찬가지다. 정제 탄수화물에 유제품이나 고섬유질 식품 같은 지방이 풍부한 음식을 곁들어 먹어도 좋다. 예를 들어 토스트에 잼 대신 치즈를 바르고 과일을 요구르트와 함께 먹는 식이다.

사람들이 많이 잊어버리는 가장 중요한 메시지는 고가공, 혹은 초고가공식품을 가능한 한 피하라는 것이다. 해당 식품에 들어간 재료와 화학물질은 전부 장기적으로 봤을 때 우리 몸에 좋지 않다. 제조 회사가 우리의 흥미를 유발하기 위해 식품의 향미를 조작한다는 것은 이제 누구나 아는 사실이다. 여기서 들어가는 핵심 화학물질은 인간의 장내 미생물 상태를 교란할 수 있다. 인공감미료, 유화제, 방부제 정도를 예로 들 수 있겠다. 이러한 화학물질은 자연에 존재하지 않으며 우리의 조상 역시 섭취한 적이 없다. 따라서 장내 미생물, 유전자, 호르몬에 위험한 영향을 미칠 가능성이 있다. 항생제 역시 경계할 대상이다. 저렴한 육류나 일부 양식 생선이 함유한 성분이다.[3] 살충제와 제초제가 장내 미생물에 해를 끼친다는 증거는 계속 나타나고 있다. 따라서 식물을 먹기 전에 깨끗하게 씻고 여유가 된다면 유기농 식품을 구매하도록 하자.

우리는 몇 가지 식품을 돌려가면서 먹는 경향이 있다. 주중에는 아침과 점심을 같은 음식으로 때울 때도 많다. '건강한' 샌드위치는 10년 내내 먹어도 괜찮다고 생각해서는 안 된다. 여러분만의 독특한 엔진이 최고의 연비를 낼 수 있는 연료를 찾는 작업으로 비유할 수 있겠다. 적절한 연료를 공급하면 주행 거리가 늘어나고 내부가 깨끗해진다. 잘못된 연료를 사용하면 효율이 떨어지며 해로운 부산물이 축적된다. 하지만 대다수 사람이 자신에게 어떤 음식이 어울리는지 잘 모른다는 사실을 고려하면, 우리 몸이 대처하기 어려운 화학물질을 자주 먹지 않기 위해 식단을 다양화하여 위험성을 낮추는 편이 현명하다.

실험을 통해 자신에게 맞는 식사 시간을 찾는 일은 어렵지 않다. 며칠 동안 아침을 거르면서 공복 시간이 늘어난 기분을 기록하라. 아마 건강이 좋아진다는 사실을 점점 강하게 체감할 수 있을 것이다.[4] 나는 이 책을 쓰면서 식사 시간이 몸에 미치는 영향을 확인하기 위해 4시간마다 달콤한 머핀을 하나씩 총 3개를 먹었다. 내 혈당 수치는 미친 듯이 오르내렸고 정신적으로나 육체적으로나 너무 힘들었다. 책에 적힌 '평균적인' 사람과는 다르게, 나는 아침에 혈당이 가장 높았다가 시간이 지날수록 서서히 떨어졌다. 다시 말해 아침에는 탄수화물을 피하는 편이 현명하며 끼니 중 저녁을 가장 중요하게 생각해야 한다는 뜻이다. 하지만 여러분은 나와 다를지도 모른다. 나처럼 간헐적 단식에 도전하거나 운동 시간을 바꾸어가면서 실험해보자. 식후나 식전, 탄수화물 섭취 전과 후를 기준으로 몸의 반응을 살피면 된다. 사람은 저마다 특징이 다르므로 우리는 각자의 몸이 어떤 것을 원하는지 확인할 필요가 있다. 이러한 특성은 시간에 따라서도 변하므로 죽을 때까지 실험을 이어나가야 한다.

자신이나 가족의 식습관을 바꾸는 것과 한 나라 혹은 전 세계의 식습관을 바꾸는 것은 완전히 다른 문제다. 형편없는 식단은 현대의 질병을 유발하는 가장 큰 단일 요인이며, 전체 사망자 수의 절반을 차지한다.[5] 그리고 우리가 보건 관련 세금으로 내는 어마어마한 돈은 모두가 고치고 싶은 문제를 야기한다. 으레 그렇듯, 체제를 바꾸는 일은 정치와 돈의 문제다. 식품회사는 우리가 먹을수록 돈을 번다. 그리고 우리가 진짜 음식의 비중을 줄이고 그 자리를 초가공식품으로 채운다면, 수익은 더 높아진다. 놀랍지 않은가? 세상은 우리에게 가끔 간식을 먹으면 체중을 조절하는 데 도움이 된다고 꾄다. 식품회사는 깜짝 놀랄 만큼 맛있는 간식을 만들어 돈을 벌고, 그 돈으로 식품이 몸에 좋다는 사실을 뒷받침하는 연구를 후원한다. 시리얼이나 오트밀에 오렌지 주스를 곁들인 정제 탄수화물 위주의 아침 식사가 건강이나 체중조절에 좋다는 말도 재미있다. 이러한 제품, 연구, 조언 뒤에는 왜 꼭 식품 대기업이 있을까?

담배나 주류 회사가 제품이 건강에 미치는 영향을 확인하는 연구에 비용을 대거나 앞으로의 연구 방향에 영향력을 행사한다면, 우리는 결과물을 믿지 않을 것이다. 하지만 사람들은 식품회사에만 관대한 듯하다. 2019년에 미국 농무부 식단 자문기관이 고기나 초가공식품을 적게 먹었을 때 기대할 수 있는 영향과 그 근거를 보고하려 했지만, 2020년에 로비 때문에 막혔다. 해당 기관의 권장사항은 미국 식품 공급 1/3을 바꾸어놓을 만큼 강력하며, 다른 나라 역시 영향을 받는다.[6] 대부분 국가는 이런 부분에서 미국보다 깨끗하지 않다. 보통은 밀실 회담으로 끝난다. 더 이상 식품회사가 과학자나 자문 위원에게 연구비로 영향력을 행사하거나 로비스트가 탄산음료나 정크푸드에 세금을 걷는 일을 막기 위해 정치인을 이용하는 일을 좌시해서는 안 된다. 가공식품이 진짜 식품보다 훨씬 싼 이유는 정부 때문이다. 우리는 세금으로 이런 해로운 음식을 만드는 회사에 돈을 주고 있다. 건강을 유지하는 데 쓴 수십억 원이 전부가 아니다.

미국에서 제공하는 보조금 1/3이 옥수수나 밀 생산자에게 돌아간다. 심지어 가공식품에 들어가는 핵심 식품첨가물을 만드는 업자역시 지원 대상이다. 반면에 과일이나 채소를 생산하는 농부는 지원금이 거의 없다. 유럽연합의 지원 제도 역시 비슷하다. 2018년에는 54조 2,015억 9,000만 원을 들여 몸에도 안 좋고 환경까지 해치는 가공식품에 들어가는 재료(설탕, 고기, 유제품, 콩, 동물 사료)의 생산업자를 지원했다. 우리도 건강한 식품을 저렴하게 만들기 위해 수를 써야 한다. 정크푸드에 세금을 매기는 정책을 감행하는 한이 있어도 마찬가지다. 처음 담배나 술에 세금을 매길 때도 많은 사람이 반대했다. 하지만 시간이 지나면서 자연스럽게 받아들이게 되었다. 정치인은 병원을 짓는 데 돈을 후원하면서 국민의 건강을 생각하는 양 위선을 떨고 있다. 보조금 문제, 정크푸드 세금, 식품 업계 로비, 환경과 지구에 미치는 엄청난 영향을 공명정대하게 밝히지 않는다면, 우리도 행동에 나서야 한다.

다국적 기업이 깨끗한 강과 하천을 약탈하여 생수를 만들고 수천 배에 달하는 이윤을 챙긴다는 소식을 들으면 화가 나야 정상이다. 플라스틱으로 된 생수 병이 결국 우리의 바다에 떠다니고, 미세플라스틱을 먹은 생선이 우리 몸으로 들어온다는 사실을 생각하면 더욱 더 그러하다. 비닐봉지에 몇 십 원에 불과한 세금을 매기는 것만으로 많은 나라에서는 극적인 변화가 나타났다. 별다른 이유(식품이나 음료 회사 로비)가 없는 한, 다른 플라스틱 제품에도 같은 세금을 부과해야 마땅하다.

식품회사의 마케팅 예산은 엄청나다. 담배와 술과 마찬가지로 건강에 해로운 식품은 광고를 제약해야 한다. 아침 식사용 시리얼이나 정크푸드를 건강한 식품으로 포장할 수 없도록 만화 캐릭터를 이용하는 일을 금지한 칠레의 선례를 따라야 한다. 칠레는 대다수 나라에서 사용하는 엄청나게 복잡한 식품라벨 대신 초가공식품에 눈에 띄고 단순한 검은색 경고판을 붙여 경각심을 유발했다. 또한 자사 식품이 건강하다는 사실을 확실히 입증한 회사만 '비타민 첨가' 혹은 '저지방' 같은 문구를 사용하도록 허가해야 한다. 무엇을 먹는지 정확하게 알기 위해서는 투명성이 중요하다.

나는 영양에 대한 정부의 접근법이 대부분 틀렸다고 생각한다. 이해관계가 충돌하는 탓에 정책의 일관성이 떨어진다. 건강하고 가공이 적게 된 식품을 소비하도록 유도하는 정책은 하나도 없다. 정부가 직면한 재정 압박도 문제다. 2018년에 영국에서 음료에 부과한 설탕세는 여러모로 성공을 거두었고 과세를 통해 사람들의 행동을 빠르게 바꿀 수 있다는 사실을 증명했다. 우리는 설탕세가 설탕 함량이 더 높은 식품에도 적용될 것이라 희망을 품었다. 하지만 정부는 설탕세를 도입하는 동시에, 정제 설탕 생산량을 늘리고 저렴한 수입품을 더 많이 들여올 수 있도록 하는 법안을 통과시키면서 가공식품에 들어가는 설탕 가격을 떨어뜨렸다. 또한 설탕 생산자는 7,945억 원에 달하는 유럽연합 보조금을 받는다.[7] 불행히도 2018년에 설탕세는 역사 속으로 사라진다. 2019년 보리스 존슨 정부가 업계 로비스트에게 굴복하여 '죄악세'를 종식하겠다고 선언했기 때문이다. 내가 알기로는 채소 같은 식품이 건강하다는 이유로 보조금을 지급하는 정부는 없다. 채소와 초가공식품의 가격 상승률은 전자가 훨씬 높은데도 말이다.

편향되지 않은 연구결과를 보려면 많은 돈이 필요하다. 업계에서 주는 보조금을 받아 결과를 왜곡하는 일이 없도록 하기 위해서다. 50년이라는 세월이 흐른 끝에, 마침내 정크푸드의 해로운 효과를 조명하고 화학첨가물이 미치는 영향을 공개할 날이 왔다. 우리는 여전히 비만과 식품 연구에 들어가는 돈을 지나치게 아끼려 한다. 미국 국립보건원(다른 나라도 별반 다르지 않다)은 당뇨병과 비만을 합친 예산의 10배를 암에, 3배를 에이즈에 쓴다. 당뇨병과 비만이 나라에 훨씬 큰 경제 손실을 유발하고 많은 사람에게 손해를 끼치지만 말이다.[8] 내가 볼 때 의미도 없는 소규모 동물 연구에 지나치게 많은 예산을 투자한다. 사람을 대상으로 한 대규모 시험 위주로 지원을 해야 한다. 사람은 동물과 다르며, 개에게 적절한 식품을 아무리 연구해 봐야 인간에게 적용할 수는 없다. 제약회사는 단 하나의 약을 시장에 내놓기 위해 수조 원을 투자해 효능과 안정성을 검증한다. 제약회사보다 훨씬 부자가 된 식품회사에도 똑같은 행동을 요구할 수 있지 않을까?

영양이나 비만에 무지한 건강 전문가는 이제 용납할 수 없다. 교육 기간에 배운 것이 없다는 핑계는 통하지 않는다. 의사, 간호사, 물리치료사, 모두 자신의 역할이 중요하다는 사실을 깨닫고, 흡연을 포함한 나쁜 습관을 바꿔 모범을 보여야 한다. 영국과 미국을 포함한 많은 나라에서 간호사와 간병인은 비만율이 높은 직종이다.[9] 또한 병원에서 엄청나게 많은 정크푸드와 자판기를 찾을 수 있다. 대기실에 달콤한 간식을 쌓아두고 자기 이빨도 누렇게 썩은 치과의사에게 치료를 받고 싶은가? 우리는 돈을 내고 이런 결함투성이에 위선적이기까지 한 서비스를 받고 있다. 소비자의 권리를 주장해야 할 때다.

음식은 가장 좋은 약이다. 동시에 가장 복잡한 약이기도 하다. 이제 대기업, 공무원, 블로거, 연예인에게 식품이라는 중요한 부분을 맡겨서는 안 된다. 더 많은 것을 배우자. 교육이 가장 큰 희망이다. 아이에게 걷고 읽고 쓰는 법을 가르치듯이, 진짜 음식과 가짜 음식을 구분하는 법도 알려줘야 한다.

당신이 잊지 말아야 할 12가지 포인트!

이 책은 무엇을 어떻게 먹으라고 알리기 위해 쓴 것이 아니다. 나는 획일화된 지침을 제공하지 않기 위해 최선을 다했다. 하지만 어쩔 수 없이 내 지식을 누구나 쉽게 이용할 수 있도록 요약해야 한다면, 다음과 같이 정리하겠다. 기억하기도 쉽고 무척 분명하므로 논쟁의 여지도 없다.

1. 다양하게 먹어라. 채식 위주로 하되, 화학첨가물은 피하라.
2. 과학에 의문을 제기하라. 빠르고 간단한 해결법은 믿지 말라.
3. 식품라벨이나 마케팅에 현혹당하지 말라.
4. 음식에 있어서 평균적인 사람은 없다.
5. 몇 가지 음식만 돌려가며 먹지 말라. 식단을 다양화하고 새로운 요리법에 도전하라.
6. 자신에게 맞는 식사 시간과 공복 기간을 찾기 위해 실험하라.

7. 영양제에 의존하지 말고, 진짜 음식을 먹어라.

8. 10가지가 넘는 성분이 들어간 초가공식품은 피하라.

9. 장내 미생물 다양성을 높이는 것을 목표로 음식을 섭취하라.

10. 혈당 스파이크를 잡아라.

11. 고기와 생선 섭취량을 줄이고 지속 가능성을 확인하라.

12. 공부를 게을리하지 말고 다음 세대에게 진짜 음식의 중요성을 가르쳐라.

주

서문

1 Masako, N., 'Dietary walnut supplementation alters mucosal metabolite profiles during DSS-induced colonic ulceration', *Nutrients* (2019); 11(5): 1118

2 J. P. A. Ioannidis, 'The challenge of reforming nutritional epidemiologic research', *JAMA* (2018); 320(10): 969–970

3 D. S. Ludwig, 'Improving the quality of dietary research', *JAMA* (2019)

4 https://blogs.bmj.com/bmj/2019/10/09/bacon-rashers-statistics-and-controversy/

5 Kate Taylor, 'These three companies control everything you buy', *Business Insider* (4 April 2017)

6 Marion Nestle, *Unsavory Truth: How Food Companies Skew the Science of What We Eat*, Basic Books (2018)

7 K. D. Hall, 'Ultra-processed diets cause excess calorie intake and weight gain: an inpatient randomized controlled trial of food intake', *Cell Metabolism* (2019)

8 T. D. Spector, 'Breakfast: a good strategy for weight loss?' *BMJ* (2 February 2019)

9 A. Astrup, 'WHO draft guidelines on dietary saturated and trans fatty acids: time for a new approach?', *BMJ* (2019); 366: l4137

10 A-L. Barabai, 'The Unmapped chemical complexity of our diet', *Nature Food* (2020); 1: 33–37

01

1 www.choosemyplate.gov

2 www.nhs.uk/live-well/eat-well/the-eatwell-guide/

3 A. J. Johnson, 'Daily sampling reveals personalized diet-microbiome associations in humans', *Cell Host & Microbe* (2019); 25(6): 789–802

4 joinzoe.com/studies

5 S. E. Berry, 'Decoding human postprandial responses to food and their potential for precision nutrition', PREDICT 1 Study, *Nature Medicine* (2020) (in press)

6 C. M. Astley, 'Genetic evidence that carbohydrate-stimulated insulin secretion leads to obesity', *Clin Chem* (2018); 64(1): 192–200

7 C. D. Gardner, 'Effect of low-fat vs low-carbohydrate diet on 12-month weight loss in overweight adults and the association with genotype pattern or insulin secretion: the DIETFITS randomized clinical trial', *JAMA* (2018) Feb 20; 319(7): 667–679

02

1 K. Sievert, 'Effect of breakfast on weight and energy intake: systematic review and meta-analysis of randomised controlled trials', *BMJ* (2019); 364: 142

2 J. A. Betts, 'Is breakfast the most important meal of the day?', *Proceedings of the Nutrition Society* (2016); 75(4): 464–474; and K. Casazza, 'Weighing the evidence of common beliefs in obesity research', *Critical Reviews in Food Science and Nutrition* (2014); 55(14): 2014–2053

3 D. J. Jenkins, 'Nibbling versus gorging: metabolic advantages of increased meal frequency', *New England Journal of Medicine* (1989); 321(14): 929–934

4 https://www.nhs.uk/live-well/eat-well/eight-tips-for-healthy-eating/ (12 April 2019)

5 K. Gabel, 'Effects of 8-hour time restricted feeding on body weight and metabolic disease risk factors in obese adults: a pilot study', *Nutrition and Healthy Aging* (2018); 4(4): 345–353; and R. de Cabo, 'Effects of intermittent fasting on health, aging and disease', *New England Journal of Medicine* (2019); 381: 2541–51

6 K. Casazza, 'Weighing the evidence of common beliefs in obesity research', *Critical Reviews in Food Science and Nutrition* (2014); 55(14): 2014–2053

7 J. Kaczmarek, 'Complex interactions of circadian rhythms, eating behaviors, and the gastrointestinal microbiota and their potential impact on health', *Nutrition Reviews* (2017); 75(9): 673–682

8 K. Adolfus, 'The effects of breakfast and breakfast composition on cognition in children and adolescents: a systematic review', *Advances in Nutrition* (2016); 7(3): 590S–612S

03

1 J. Levine, 'Energy expenditure of nonexercise activity', *American Journal of Clinical Nutrition* (2000); 72(6): 1451–1454

2 J. A. Novotny, 'Discrepancy between the Atwater factor predicted and empirically measured energy values of almonds in human diet', *Am J Clin Nutr* (2012); 96(2): 296–301

3 R. N. Carmody, 'Cooking shapes the structure and function of the gut microbiome', *Nature Microbiology* (2019); 4(12): 2052–2063

4 https://www.gov.uk/government/statistical-data-sets/family-food-datasets

5 A. Chaix, 'Time-restricted feeding prevents obesity and metabolic syndrome in mice lacking a circadian clock', *Cell Metab* (2019); 29(2): 303–319

6 C. Ebbeling, 'Effects of a low carbohydrate diet on energy expenditure during weight loss maintenance: randomized trial', *BMJ* (2018); 363: k4583

7 C. D. Gardner, 'Effect of low-fat vs low-carbohydrate diet on 12-month weight loss in overweight adults', *JAMA* (2018); 319(7): 667–679

04

1 D. Nunan, 'Implausible discussions in saturated fat "research"; definitive solutions won't come from another million editorials (or a million views of one)', *Br J Sports Med* (2019); 53(24): 1512–1513

2 https://www.nhs.uk/live-well/eat-well/the-eatwell-guide/ (28 January 2019)

3 V. W. Zhong, 'Associations of dietary cholesterol or egg consumption with incident cardiovascular disease and mortality', *JAMA* (2019); 321(11): 1081–1095

4 M. Dehghan, 'Associations of fats and carbohydrate intake with cardiovascular disease and mortality in 18 countries from five continents (PURE): a prospective cohort study', *The Lancet* (2017); 390: 2050–2062

5 R. Estruch, 'Primary prevention of cardiovascular disease with a Mediterranean diet supplemented with extra-virgin olive oil or nuts', *New Engl J Med* (2018); 378(25): e34

6 C. N. Serhan, 'Resolvins in inflammation', *J Clin Invest* (2018); 128(7): 2657–2669

7 V. W. Zhong, 'Associations of dietary cholesterol or egg consumption with incident cardiovascular disease and mortality', *JAMA* (2019); 321(11): 1081–1095

8 D. Mozaffarian, 'Dietary and policy priorities for cardiovascular disease, diabetes, and obesity: a comprehensive review', *Circulation* (2016); 133(2): 187–225

9 L. Pimpin, 'Is butter back? A systematic review and meta-analysis of butter consumption and risk of cardiovascular disease, diabetes, and total mortality', *PLOS ONE* (2016); 11(6): e0158118

10 C. D. Gardner, 'Effect of low-fat vs low-carbohydrate diet on 12-month weight loss in overweight adults', *JAMA* (2018); 319(7): 667–679

05

1 H. Hemilä, 'Vitamin C for preventing and treating the common cold', *Cochrane Database of Systematic Reviews* (2013) Jan 31; (1): CD000980

2 S. M. Lippman, 'Effect of selenium and vitamin E on risk of prostate cancer and other cancers: the Selenium and Vitamin E Cancer Prevention Trial', *JAMA* (2009); 301(1): 39–51

3 F. Vellekkatt, 'Efficacy of vitamin D supplementation in major depression: a meta-analysis of randomized controlled trials', *Journal of Postgraduate Medicine* (2019); 65(2): 74–80; and D. Feldman, 'The role of vitamin D in reducing cancer risk and progression', *Nature Reviews Cancer* (2014); 14(5): 342–357

4 K. Trajanoska, 'Assessment of the genetic and clinical determinants of fracture risk: genome wide association and mendelian randomisation study', *BMJ* (2018); 362: k3225

5 B. Ozkan, 'Vitamin D intoxication', *Turkish Journal of Pediatrics* (2012); 54(2): 93–98

6 H. A. Bischoff-Ferrari, 'Monthly high-dose vitamin D treatment for the prevention of functional decline: a randomized clinical trial', *JAMA Internal Medicine* (2016); 176(2): 175–183; and H. Smith, 'Effect of annual intramuscular vitamin D on fracture risk in elderly men and women', *Rheumatology* (2007); 46(12): 1852–1857

7 K. Li, 'Associations of dietary calcium intake and calcium supplementation with myocardial infarction and stroke risk and overall cardiovascular mortality in the Heidelberg cohort', *Heart* (2012); 98: 920–925; and J. B. Anderson, 'Calcium intake from diet and supplements and the risk of coronary artery calcification and its progression among older adults: 10-year follow-up of the multi-ethnic study of atherosclerosis (MESA)', *Journal of the American Heart Association* (2016); 5 (10): e003815

8 B. J. Schoenfeld, 'Is there a postworkout anabolic window of opportunity for nutrient consumption?', *Journal of Orthopaedic and Sports Physical Therapy* (2018); 48(12): 911–914

9 M. C. Devries, 'Changes in kidney function do not differ between healthy adults consuming higher- compared with lower- or normal-protein diets: a systematic review and meta-analysis', *Journal of Nutrition* (2018); 148(11): 1760–1775

10 B. M. Burton-Freeman, 'Whole food versus supplement: comparing the clinical evidence of tomato intake and lycopene supplementation on cardiovascular risk factors', *Advances in Nutrition* (2014); 5(5): 457–485

11 S. M. Lippman, 'Effect of selenium and vitamin E on risk of prostate cancer and other cancers: the Selenium and Vitamin E Cancer Prevention Trial', *JAMA* (2009); 310(1): 39–51

12 A. S. Abdelhamid, 'Omega-3 fatty acids for the primary and secondary prevention of cardiovascular disease', *Cochrane Systematic Review* (2018); 7: CD003177

13 J. E. Manson, 'Marine n-3 fatty acids and prevention of cardiovascular disease and cancer', *New England Journal of Medicine* (2019); 380(1): 23–32

14 S.U. Khan, 'Effects of nutritional supplements and dietary interventions on cardiovascular outcomes', *Annals of Internal Medicine* (2019); 171(3): 190–198

1 I. Toews, 'Association between intake of non-sugar sweeteners and health outcomes: systematic review and meta-analyses of randomised and non-randomised controlled trials and observational studies', *BMJ* (2019); 364: k4718

2 E. K. Dunford, 'Non-nutritive sweeteners in the packaged food supply – an assessment across 4 countries', *Nutrients* (2018); 10(2): e257

3 D. G. Aaron, 'Sponsorship of national health organizations by two major soda companies', *American Journal of Preventative Medicine* (2017); 52(1): 20–30

4 J. Gornall, 'Sugar: spinning a web of influence', *BMJ* (2015); 350:h231 infographic https://doi.org/10.1136/bmj.h231

5 M. G. Veldhuizen, 'Integration of sweet taste and metabolism determines carbohydrate reward', *Current Biology* (2017); 27(16): 2476–2485

6 J. E. Blundell, 'Low-calorie sweeteners: more complicated than sweetness without calories', *American Journal of Clinical Nutrition* (2019); 109(5): 1237–1238

7 J. Suez, 'Artificial sweeteners induce glucose intolerance by altering the gut microbiota', *Nature* (2014); 514(7521): 181–186

8 F. J. Ruiz-Ojeda, 'Effects of sweeteners on the gut microbiota: a review of experimental studies and clinical trials', *Advances in Nutrition* (2019); 10: s31–s48

9 K. Daly, 'Bacterial sensing underlies artificial sweetener-induced growth of gut Lactobacillus', *Environmental Microbiology* (2016); 18(7): 2159–2171

10 joinzoe.com

11 K. A. Higgins, 'A randomized controlled trial contrasting the effects of 4 low-calorie sweeteners and sucrose on body weight in adults with overweight or obesity', *American Journal of Clinical Nutrition* (2019); 109(5): 1288–1301

12 K. Olsson, 'Microbial production of next-generation stevia sweeteners', *Microbial Cell Factories* (2016); 15(1): 207

13 joinzoe.com

14 Q. P. Wang, 'Non-nutritive sweeteners possess a bacteriostatic effect and alter gut microbiota in mice,' *PLOS ONE* (2018); 13(7): e0199080

15 M. C. Borges, 'Artificially sweetened beverages and the response to the global obesity crisis', *PLOS Medicine* (2017); 14(1): e1002195

1 G. Cowburn, 'Consumer understanding and use of nutrition labelling: a systematic review', *Public Health Nutrition* (2005); 8(1): 21–28

2 C. J. Geiger, 'Health claims: history, current regulatory status, and consumer research', *Journal of the American Dietetic Association* (1998); 98(11): 1312–1314

3 R. DuBroff, 'Fat or fiction: the diet-heart hypothesis', *BMJ Evidence-Based Medicine* (2019); 29 May, p. ii: bmjebm-2019–111180

4 http://www.fao.org/faostat/en/#data/FBS

5 F. Goiana-da-Silva, 'Front-of-pack labelling policies and the need for guidance', *Lancet Public Health* (2019); 4 (1): PE15

6 R. Estruch, 'Primary prevention of cardiovascular disease with a Mediterranean diet', *New England Journal of Medicine* (2013); 368: 1279–1290

7 G. Ares, 'Comparative performance of three interpretative front-of-pack nutrition labelling schemes: insights for policy making', *Food Quality and Preference* (2018); 68: 215–225

8 R. B. Acton, 'Do consumers think front-of-package "high in" warnings are harsh or reduce their control?', *Obesity* (2018); 26(11): 1687–1691

9 M. Cecchini, 'Impact of food labelling systems on food choices and eating behaviours: a systematic review and meta-analysis of randomized studies', *Obes Rev* (Mar 2016); 17(3): 201–10

10 S. N. Bleich, 'Diet-beverage consumption and caloric intake among US adults, overall and by body weight', *American Journal of Public Health* (2014); 104: e72–e78

11 J. Petimar, 'Estimating the effect of calorie menu labeling on calories purchased in a large restaurant franchise in the southern United States: quasi-experimental study', *BMJ* (2019); 367: l5837

12 J. S. Downs, 'Supplementing menu labeling with calorie recommendations to test for facilitation effects', *American Journal of Public Health* (2012); 103: 1604–1609

08

1 C. A. Monteiro, 'NOVA. The star shines bright', *World Nutrition* (2016); 7(1–3): 28–38

2 C. A. Monteiro, 'Household availability of ultra-processed foods and obesity in nineteen European countries', *Public Health Nutrition* (2018); 21(1): 18–26

3 E. M. Steele, 'Ultra-processed foods and added sugars in the US diet: evidence from a nationally representative cross-sectional study', *BMJ Open* (2016); 6: e009892

4 K. Hall, 'Ultra-processed diets cause excess calorie intake and weight gain: an inpatient randomized controlled trial of ad libitum food intake', *Cell Metabolism* (2019); S1550–4131(19): 30248–7

5 J. M. Poti, 'Ultra-processed food intake and obesity: what really matters for health – processing or nutrient content?', *Current Obesity Reports* (2012); 6(4): 420–431

6 L. C. Kong, 'Dietary patterns differently associate with inflammation and gut microbiota in overweight and obese subjects', *PLOS ONE* (2014); 9(10): e109434

7 R. Mendonça, 'Ultraprocessed food consumption and risk of overweight and obesity', *American Journal of Clinical Nutrition* (2016); 104(5): 1433–1440; and D. Mozzaffarian, 'Changes in diet and lifestyle and long-term weight gain in women and men', *New England Journal of Medicine* (2011); 364(25): 2392–2404

8 A. Bouzari, 'Vitamin retention in eight fruits and vegetables: a comparison of refrigerated and frozen storage', *Journal of Agricultural and Food Chemistry* (2015); 63(3): 957–962

09

1 http://www.fao.org/faostat/

2 V. Bouvard, 'Carcinogenicity of consumption of red and processed meat', *The Lancet Oncology* (2015); 16(16): 1599–1600

3 'Plant-based meat could create a radically different food chain', *The Economist* (12 October 2019)

4 M. Dehghan, 'Associations of fats and carbohydrate intake with cardiovascular disease and mortality in 18 countries from five continents (PURE): a prospective cohort study', *The Lancet* (2017); 390(10107): 2050–2062

5 X. Wang, 'Red and processed meat consumption and mortality: dose-response meta-analysis of prospective cohort studies', *Public Health Nutrition* (2016); 19(5): 893–905; and A. Etemadi, 'Mortality from different causes associated with meat, heme iron, nitrates, and nitrites in the NIH-AARP Diet and Health Study', *BMJ* (2017); 357: j1957

6 D. Zeraatkar, 'Red and processed meat consumption and risk for all-cause mortality and cardiometabolic outcomes: a systematic review and meta-analysis of cohort studies, *Ann Intern Med* (2019); 171(10): 721–731

7 R. Rubin, 'Blacklash over meat dietary recommendations raises questions about corporate lies to nutrition scientists', *JAMA* (2020)

8 T. D. Spector, 'Bacon rashers, statistics, and controversy', blog.bmj.com (9 October 2019)

9 J. E. Lee, 'Meat intake and cause-specific mortality: a pooled analysis of Asian prospective cohort studies', *American Journal of Clinical Nutrition* (2013); 98(4): 1032–1041

10 E. Lanza, 'The polyp prevention trial continued follow-up study', *Cancer Epidemiology, Biomarkers and Prevention* (2007); 16(9): 1745–1752; and C. A. Thomson, 'Cancer incidence and mortality during the intervention and post intervention periods of the Women's Health Initiative Dietary Modification Trial', *Cancer Epidemiology, Biomarkers and Prevention* (2014); 23(12): 2924–2935

11 V. Bouvard, 'Carcinogenicity of consumption of red and processed meat', *The Lancet Oncology* (2015); 16(16): 1599–1600

12 J. J. Anderson, 'Red and processed meat consumption and breast cancer: UK Biobank cohort study and meta-analysis', *Eur J Cancer* (2018); 90: 73–82

13 D. Średnicka-Tober, 'Composition differences between organic and conventional meat: a systematic literature review and meta-analysis', *Br J Nutr* (2016); 115(6): 994–1011

14 W. Willett, 'Food in the Anthropocene: the EAT-Lancet commission on healthy diets from sustainable food systems', *The Lancet* (2019); 393: 447–92

15 J. Poore, 'Reducing food's environmental impacts through producers and consumers', *Science* (2018); 360(6392): 987–992

16 M. Springmann, 'Options for keeping the food system within environmental limits', *Nature* (2018); 562: 519–525

17 M. Springmann, 'Health-motivated taxes on red and processed meat: a modelling study on optimal tax levels and associated health impacts', *PLOS ONE* (2018); 13(11): e0204139

18 J. L. Capper, 'The environmental impact of beef production in the United States: 1977 compared with 2007', *Journal of Animal Science* (2011); 89: 4249–4261

19 A. Lopez, 'Iron deficiency anaemia', *The Lancet* (2016); 387(10021): 907–16

20 A. Mentre, 'Evolving evidence about diet and health', *The Lancet Public Health* (2018); 3(9): e408–e409; and F. N. Jacka, 'Association of Western and traditional diets with depression and anxiety in women', *American Journal of Psychiatry* (2010); 167(3): 305–311

21 F. N. Jacka, 'Red meat consumption and mood and anxiety disorders', *Psychotherapy and Psychosomatics* (2012); 81(3): 196–198

22 C. A. Daley, 'A review of fatty acid profiles and antioxidant content in grass-fed and grain-fed beef', *Nutrition Journal* (2010); 9(1): 10

23 C. Pelucchi, 'Dietary acrylamide and cancer risk: an updated meta-analysis', *International Journal of Cancer* (2015); 136: 2912–2922

24 J. G. Lee, 'Effects of grilling procedures on levels of polycyclic aromatic hydrocarbons in grilled meats', *Food Chemistry* (2016); 199: 632–638; and A. A. Stec, 'Occupational exposure to polycyclic aromatic hydrocarbons and elevated cancer incidence in firefighters', *Scientific Reports* (2018); 8(1): 2476

25 C. L. Gifford, 'Broad and inconsistent muscle food classification is problematic for dietary guidance in the US', *Nutrients* (2017); 9(9): 1027

26 N. Bergeron, 'Effects of red meat, white meat, and nonmeat protein sources on atherogenic lipoprotein measures in the context of low compared with high saturated fat intake: a randomized controlled trial', *Am J Clin Nutr* (2019) Jun 4: online

27 EFSA, 'Opinion of the scientific panel on food additives, flavourings, processing aids and materials in contact with food (AFC) related to treatment of poultry carcasses with chlorine dioxide, acidified sodium chlorite, trisodium phosphate and peroxyacids', *European Food Safety Authority* (2006); 4(1): 297

28 Fiona Harvey, 'British supermarket chickens show record levels of antibiotic-resistant superbugs', *The Guardian* (15 January 2018)

29 Felicity Lawrence, 'Revealed: the dirty secret of the UK's poultry industry', *The Guardian* (23 July 2014)

10

1 C. A. Raji, 'Regular fish consumption and age-related brain gray matter loss', *American Journal of Preventive Medicine* (2014); 47(4): 444–451

2 M. C. Morris, 'Fish consumption and cognitive decline with age in a large community study', *Archives of Neurology* (2005); 62(12): 1849–1853

3 A. V. Saunders, 'Omega-3 polyunsaturated fatty acids and vegetarian diets', *Medical Journal of Australia* (2013); 1(2): 22–26

4 W. Stonehouse, 'Does consumption of LC omega-3 PUFA enhance cognitive performance in healthy school-aged children and throughout adulthood? Evidence from clinical trials', *Nutrients* (2014); 6(7): 2730–2758; and R. E. Cooper, 'Omega-3 polyunsaturated fatty acid supplementation and cognition: a systematic review & meta-analysis', *Journal of Psychopharmacology* (2015); 29(7): 753–763

5 J. Øyen, 'Fatty fish intake and cognitive function: FINS-KIDS, a randomized controlled trial in preschool children', *BMC Medicine* (2018); 16: 41

6 J. F. Gould, 'Seven-year follow-up of children born to women in a randomized trial of prenatal DHA supplementation', *JAMA* (2017); 317(11): 1173–1175

7 D. Engeset, 'Fish consumption and mortality in the European Prospective Investigation into Cancer and Nutrition cohort', *European Journal of Epidemiology* (2015); 30(1): 57–70

8 L. Schwingshackl, 'Food groups and risk of all-cause mortality: a systematic review and meta-analysis', *American Journal of Clinical Nutrition* (2017); 105(6): 1462–1473

9 M. Song, 'Association of animal and plant protein intake with all-cause and cause-specific mortality', *JAMA Internal Medicine* (2016); 176(10): 1453–1463

10 D. S. Siscovick, 'Omega-3 polyunsaturated fatty acid (fish oil) supplementation and the prevention of clinical cardiovascular disease: a science advisory from the American Heart Association', *Circulation* (2017); 135(15): e867–e884

11 T. Aung, 'Associations of omega-3 fatty acid supplement use with CVD risks: meta-analysis of 10 trials involving 77,917 individuals', *JAMA Cardiology* (2018); 3(3): 225–234

12 A. S. Abdelhamid, 'Omega-3 fatty acids for the primary and secondary prevention of cardiovascular disease', *Cochrane Systematic Review* (2018); 7: CD003177

13 J. E. Manson, 'Marine n-3 fatty acids and prevention of cardiovascular disease and cancer', *New England Journal of Medicine* (2019); 380: 23–32

14 N. K. Senftleber, 'Marine oil supplements for arthritis pain: a systematic review and meta-analysis of randomized trials', *Nutrients* (2017); 9(1): e42

15 A. G. Tacon, 'Global overview on the use of fish meal and fish oil in industrially compounded aquafeeds', *Aquaculture* (2008); 285(1–4): 146–158

16 J. Poore, 'Reducing food's environmental impacts through producers and consumers', *Science* (2018); 360(6392): 987–992

17 Y. Han, 'Fishmeal application induces antibiotic resistance gene propagation in mariculture sediment', *Environmental Science and Technology* (2017); 51(18): 10850–60.

18 Patrick Whittle, 'Plagues of parasitic sea lice depleting world's salmon stocks', *The Independent* (19 September 2017)

19 Shebab Khan, 'Scottish salmon sold by a range of supermarkets in the UK has sea lice up to 20 times the acceptable amount', *The Independent* (29 October 2017)

20 Jen Christensen, ' Fish fraud: what's on the menu often isn't what's on your plate', *CNN* (March 7, 2019)

21 Kimberly Warner, 'Deceptive dishes: seafood swaps found worldwide', *Oceana Report* (7 September 2016)

22 D. A. Willette, 'Using DNA barcoding to track seafood mislabeling in Los Angeles restaurants', *Conservation Biology* (2017); 31(5): 1076–1085

23 Kahmeer Gander, 'Fraudsters are dyeing cheap tuna pink and selling it on as fresh fish in £174m industry', *The Independent* (18 January 2017)

24 R. Kuchta, '*Diphyllobothrium nihonkaiense* tapeworm larvae in salmon from North America', *Emerging Infectious Diseases* (2017); 23(2): 351–353

25 K. Iwata, 'Is the quality of sushi ruined by freezing raw fish and squid? A randomized double-blind trial', *Clinical Infectious Diseases* (2015); 60(9): e43–e48

26 A. Planchart, 'Heavy metal exposure and metabolic syndrome: evidence from human and model system studies', *Current Environmental Health Reports* (2018); 5(1): 110–124

27 E. Oken, 'Fish consumption, methylmercury and child neurodevelopment', *Current Opinion in Pediatrics* (2008); 20(2): 178–183; and S. K. Sagiv, 'Prenatal exposure to mercury and fish consumption during pregnancy and attention-deficit/hyperactivity disorder-related behavior in children', *Archives of Pediatrics and Adolescent Medicine* (2012); 166(12): 1123–1131

28 T. S. Galloway, 'Marine microplastics spell big problems for future generations', *Proceedings of the National Academy of Sciences* (2016); 113(9): 2331–2333

29 A. S. Abdelhamid, 'Omega-3 fatty acids for the primary and secondary prevention of cardiovascular disease', *Cochrane Systematic Review* (2018); 7: CD003177

30 https://friendofthesea.org/; https://fishwise.org/; https://globalfishingwatch.org

11

1 C. Losasso, 'Assessing influence of vegan, vegetarian and omnivore oriented Westernized dietary styles on human gut microbiota', *Frontiers in Microbiol* (2018); 9: 317

2 J. R. Benatar, 'Cardiometabolic risk factors in vegans; A meta-analysis of observational studies', *PLOS ONE* (2018); 13(12): e0209086

3 H. Kahleova, 'Cardio-metabolic benefits of plant-based diets', *Nutrients* (2017); 9(8): 848

4 M. J. Orlich, 'Vegetarian dietary patterns and mortality in Adventist Health Study 2', *JAMA Internal Medicine* (2013); 173(13): 1230–1238

5 V. Fønnebø, 'The healthy Seventh-Day Adventist lifestyle: what is the Norwegian experience?', *American Journal of Clinical Nutrition* (1994); 59(5): 1124S–1129S

6 S. Mihrshahi, 'Vegetarian diet and all-cause mortality: evidence from a large population-based Australian cohort – the 45 and Up Study', *Preventative Medicine* (2017); 97: 1–7

7 P. N. Appleby, 'Mortality in vegetarians and comparable nonvegetarians in the United Kingdom', *American Journal of Clinical Nutrition* (2016); 103(1): 218–230

8 G. Segovia-Siapco, 'Health and sustainability outcomes of vegetarian dietary patterns: a revisit of the EPIC-Oxford and the Adventist Health Study 2 cohorts', *Eur J Clin Nutr* (Jul 2019); 72(Suppl 1): 60–70

9 G. M. Turner-McGrievy, 'A two-year randomized weight loss trial comparing a vegan diet to a more moderate low-fat diet', *Obesity* (2012); 15: 2276–2281

10 E. Fothergill, 'Persistent metabolic adaptation 6 years after "The Biggest Loser" competition', *Obesity* (2016); 24: 1612–1619

11 F. Barthels, 'Orthorexic and restrained eating behaviour in vegans, vegetarians, and individuals on a diet', *Eat Weight Disord* (2018); 23(2): 159–166

12 N. Veronese, 'Dietary fiber and health outcomes: an umbrella review of systematic reviews and meta-analyses', *Am J Clin Nutr* (2018); 107(3): 436–444

13 H. E. Billingsley, 'The antioxidant potential of the Mediterranean diet in patients at high cardiovascular risk: in-depth review of PREDIMED', *Nutrition and Diabetes* (2018); 8(1): 13; and S. Subash, 'Neuroprotective effects of berry fruits on neurodegenerative diseases', *Neural Regeneration Research* (2014); 9(16): 1557–1566

14 M. J. Bolland, 'Calcium intake and risk of fracture: systematic review', *BMJ* (2015); 351: h4580

15 https://waterfootprint.org/en/resources/waterstat/ (November 2019)

16 C. Whitton, 'National Diet and Nutrition Survey: UK food consumption and nutrient intakes', *British Journal of Nutrition* (2011); 106(12): 1899–1914

17 P. Clarys, 'Dietary pattern analysis: a comparison between matched vegetarian and omnivorous subjects', *Nutrition Journal* (2013); 12: 82

18 H. Lynch, 'Plant-based diets: considerations for environmental impact, protein quality, and exercise performance', *Nutrients* (2018); 10(12): 1841

19 R. Pawlak, 'The prevalence of cobalamin deficiency among vegetarians assessed by serum vitamin B12: a review', *European Journal of Clinical Nutrition* (2014); 68(5): 541–548

20 L. M. Haider, 'The effect of vegetarian diets on iron status in adults: a systematic review and meta-analysis', *Critical Reviews in Food Science & Nutrition* (2018); 58(8): 1359–1374

21 T. A. Saunders, 'Growth and development of British vegan children', *American Journal of Clinical Nutrition* (1988); 48(3): 822–825; and Mitchell Sunderland, 'Judge convicts parents after baby dies from vegan diet', *Vice* (15 June 2017)

12

1 M. Webb, 'Cost effectiveness of a government supported policy strategy to decrease sodium intake: global analysis across 183 nations', *BMJ* (2019); 356: i6699

2 K. Trieu; 'Salt reduction initiatives around the world – a systematic review of progress towards the global target', *PLOS ONE* (2015); 10(7): e0130247

3 'Hidden salt present in popular restaurant meals', *BBC News online* (11 March 2013)

4 A. J. Moran, 'Consumer underestimation of sodium in fast food restaurant meals', *Appetite* (2017); 113: 155–161

5 K. Luft, 'Influence of genetic variance on sodium sensitivity of blood pressure', *Klin Wochenschr* (1987); 65(3): 101–9

6 O. Dong, 'Excessive dietary sodium intake and elevated blood pressure: a review of current prevention and management strategies and the emerging role of pharmaconutrigenetics', *BMJ Nutrition Prevention & Health* (2018); 1: doi: 10.1136

7 N. A. Graudal, 'Effects of low sodium diet versus high sodium diet on blood pressure, renin, aldosterone, catecholamines, cholesterol, and triglyceride', *Cochrane Database Syst Rev* (9 April 2017); 4: CD004022

8 A. J. Adler, 'Reduced dietary salt for the prevention of cardiovascular disease', *Cochrane Database Syst Rev* (2014); 12: CD009217

9 H. Y. Chang, 'Effect of potassium-enriched salt on cardiovascular mortality and medical expenses of elderly men', *Am J Clin Nutr* (2006); 83(6): 1289–96

10 E. I. Ekinci, 'Dietary salt intake and mortality in patients with type 2 diabetes', *Diabetes Care* (2011); 34(3): 703–9

11 R. R. Townsend, 'Salt intake and insulin sensitivity in healthy human volunteers', *Clinical Science* (2007); 113(3): 141–8

12 A. Mente, 'Urinary sodium excretion, blood pressure, cardiovascular disease, and mortality', *The Lancet* (2018); 392(10146): 496–506

13 F. P. Cappuccio, 'Population dietary salt reduction and the risk of cardiovascular disease. A scientific statement from the European Salt Action Network', *Nutr Metab Cardiovasc Dis* (2018); 29(2): 107–114

14 L. Chiavaroli, 'DASH dietary pattern and cardiometabolic outcomes: an umbrella review of systematic reviews and meta-analyses', *Nutrients* (2019); 11(2), pii: E338

15 Caroline Scott-Thomas, 'Salt replacements could be deadly, say renal specialists' *FoodNavigator* (19 March 2009)

16 K. He, 'Consumption of monosodium glutamate in relation to incidence of overweight in Chinese adults: China Health and Nutrition Survey (CHNS)', *Am J Clin Nutr* (2011); 93(6): 1328–36

17 Q. Q. Yang, 'Improved growth performance, food efficiency, and lysine availability in growing rats fed with lysine-biofortified rice', *Sci Rep* (2017); 7(1): 1389

13

1 Boston Collaborative Drug Surveillance Program, 'Coffee drinking and acute myocardial infarction', *The Lancet* (1972); 300(7790): 1278–1281; and H. Jick, 'Coffee and myocardial infarction', *New England Journal of Medicine* (1973); 289(2): 63–67

2 P. Zuchinali, 'Effect of caffeine on ventricular arrhythmia: a systematic review and meta-analysis of experimental and clinical studies', *EP Europace* (2016); 18(2): 257–266

3 M. Ding, 'Long-term coffee consumption and risk of cardiovascular disease: systematic review and a dose-response meta-analysis', *Circulation* (2013); 129(6): 643–659

4 A. Crippa, 'Coffee consumption and mortality from all causes, CVD, and cancer: a dose-response meta-analysis', *Am Journal of Epidemiology* (2014); 180(8): 763–775

5 J. K. Parker, 'Kinetic model for the formation of acrylamide during the finish-frying of commercial French Fries', *J. Agricultural and Food Chemistry* (2012); 60(32): 9321–9331

6 Hannah Devlin, 'How burnt toast and roast potatoes became linked to cancer', *The Guardian* (27 January 2017)

7 B. Marx, 'Mécanismes de l'effet diurétique de la caféine', *Médecine Sciences* (2016); 32(5): 485–490

8 Q. P. Liu, 'Habitual coffee consumption and risk of cognitive decline/dementia: a systematic review and meta-analysis', *Nutrition* (2016); 32(6): 628–636; and G. W. Ross, 'Association of coffee and caffeine intake with the risk of Parkinson disease', *JAMA* (2000); 283(20): 2674–2679

9 C. Pickering, 'Caffeine and exercise: what next?', *Sports Medicine* (2019); 49(7): 1007–1030

10 J. Snel, 'Effects of caffeine on sleep and cognition', *Progress in Brain Research* (2011); 190: 105–117

11 A. P. Winston, 'Neuropsychiatric effects of caffeine', *Advances in Psychiatric Treatment* (2005); 11(6): 432–439

12 M. Lucas, 'Coffee, caffeine, and risk of depression among women', *Archives of Internal Medicine* (2011); 171(17): 1571–1578

13 M. Lucas, 'Coffee, caffeine, and risk of completed suicide: results from three prospective cohorts of American adults', *World Journal of Biological Psychiatry* (2012); 15(5): 377–386

14 C. Coelho, 'Nature of phenolic compounds in coffee melanoidins', *Journal of Agricultural and Food Chemistry* (2014); 62(31): 7843–7853

15 D. Gniechwitz, 'Dietary fiber from coffee beverage: degradation by human fecal microbiota', *Journal of Agricultural and Food Chemistry* (2007); 55(17): 6989–6996

16 M. A. Flaten, 'Expectations and placebo responses to caffeine-associated stimuli', *Psychopharmacology* (2003); 169(2): 198–204; and C. Benke, 'Effects of anxiety sensitivity and expectations on the startle eyeblink response during caffeine challenge', *Psychopharmacology* (2015); 232(18): 3403–3416

17 L. Mills, 'Placebo caffeine reduces withdrawal in abstinent coffee drinkers', *Psychopharmacology* (2016); 30(4): 388–394

18 EFSA, 'EFSA opinion on the safety of caffeine' (23 June 2015)

19 B. Teucher, 'Dietary patterns and heritability of food choice in a UK female twin cohort', *Twin Research and Human Genetics* (2007); 10(5): 734–748

20 A. G. Dulloo, 'Normal caffeine consumption: influence on thermogenesis and daily energy expenditure in lean and postobese human volunteers', *American Journal of Clinical Nutrition* (1989); 49(1): 44–50

21 M. Doherty, 'Effects of caffeine ingestion on rating of perceived exertion during and after exercise: a meta- analysis', *Medicine and Science in Sports* (2005); 15(2): 69–78

14

1 https://www.nhs.uk/conditions/pregnancy-and-baby/foods-to-avoid-pregnant/ (23 January 2017); and https://www.acog.org/Patients/FAQs/Nutrition-During-Pregnancy? (February 2018)

2 J. Rhee, 'Maternal caffeine consumption during pregnancy and risk of low birth weight: A Dose-response meta-analysis', *PLOS ONE* (2015); 10(7): e0132334

3 L. Holst, 'Raspberry leaf – should it be recommended to pregnant women?', *Complementary Therapies in Clinical Practice* (2009); 15(4): 204–208

4 D. A. Kennedy, 'Safety classification of herbal medicines used in pregnancy in a multinational study', *BMC Complementary Alternative Medicine* (2016); 16: 102

5 E. P. Riley, 'Fetal alcohol spectrum disorders: an overview', *Neuropsychology Review* (2013); 21(2): 73–80

6 U. S. Kesmodel, 'The effect of different alcohol drinking patterns in early to mid pregnancy on the child's intelligence, attention, and executive function', *BJOG* (2012); 119(10): 1180–1190

7 S. Popova, 'Estimation of national, regional, and global prevalence of alcohol use during pregnancy and fetal alcohol syndrome: a systematic review and meta-analysis', *The Lancet* (2017); 5: e290–e299

8 R. F. Goldstein, 'Association of gestational weight gain with maternal and infant outcomes: a systematic review and meta-analysis', *JAMA* (2017); 317(21): 2207–2225

9 https://www.nice.org.uk/guidance/ph27/chapter/1-Recommendations#recommendation-2-pregnant-women (July 2010)

10 C. H. Tam, 'The impact of maternal gestational weight gain on cardiometabolic risk factors in children,' *Diabetologia* (2018); 61(12): 2539–2548

11 V. Allen-Walker, 'Routine weighing of women during pregnancy — is it time to change current practice?', *BJOG* (2015); 123(6): 871–874

12 F. Hytten, 'Is it important or even useful to measure weight gain in pregnancy?' *Midwifery* (1990); 6(1): 28–32; and M. G. Dawes, 'Repeated measurement of maternal weight during pregnancy. Is this a useful practice?', *BJOG* (1991); 98(2): 189–194

13 https://www.nhs.uk/common-health-questions/pregnancy/how-much-weight-will-i-put-on-during-my-pregnancy/ (18 October 2018)

14 K. V. Dalrymple, 'Lifestyle interventions in overweight and obese pregnant or postpartum women for weight management: a systematic review', *Nutrients* (2018); 10(11): e1704.

15 C. Alvarado-Esquivel, 'Miscarriage history and Toxoplasma gondii infection: a cross-sectional study in women in Durango City, Mexico', *European Journal of Microbiology and Immunology* (2014); 4(2): 117–122; and F. Roberts, 'Histopathological features of ocular toxoplasmosis in the fetus and infant', *Archives of Ophthalmology* (2001); 119(1): 51–58

16 https://www.nhs.uk/conditions/pregnancy-and-baby/foods-to-avoid-pregnant/ (23 January 2017)

17 D. L. Villazanakretzer, 'Fish parasites: a growing concern during pregnancy', *Obstetrical & Gynecological Survey* (2016); 71(4): 253–259

18 C. M. Taylor, 'A review of guidance on fish consumption in pregnancy: is it fit for purpose?', *Public Health Nutrition* (2018); 21(11): 2149–2159

19 T. D. Solan, 'Mercury exposure in pregnancy: a review', *Journal of Perinatal Medicine* (2014); 42(6): 725–729

20 E. Ebel, 'Estimating the annual fraction of eggs contaminated with Salmonella enteritidis in the United States', *International Journal of Food Microbiology* (2000); 61(1): 51–62

21 A. Gyang, 'Salmonella Mississippi: a rare cause of second trimester miscarriage', *Archives of Gynecology and Obstetrics* (2008); 277(5): 437–438; K. Ravneet, 'A case of Salmonella typhi infection leading to miscarriage', *Journal of Laboratory Physicians* (2011); 3(1): 61–62; and S. E. Majowicz, 'The global burden of nontyphoidal salmonella gastroenteritis', *Clinical Infectious Diseases* (2010); 50(6): 882–889

22 https://www.bbc.co.uk/news/magazine-32033409 (25 March 2015)

23 A. Awofisayo, 'Pregnancy-associated listeriosis in England and Wales', *Epidemiology and Infection* (2015); 143(2): 249–256

24 M. Madjunkov, 'Listeriosis during pregnancy', *Archives of Gynecology and Obstetrics* (2017); 296(2): 143–152

25 https://www.cdc.gov/listeria/technical.html (12 December 2016)

26 Maggie Fox, 'Prepared salads recalled for salmonella, listeria risk', *NBC News* (19 October 2018)

27 M. Withers, 'Traditional beliefs and practices in pregnancy, childbirth and post-partum: a review of the evidence from Asian countries', *Midwifery* (2018); 56: 158–170

28 C. Nagata, 'Hot–cold foods in diet and all-cause mortality in a Japanese community: the Takayama study', *Annals of Epidemiology* (2017); 27(3): 194–199

29 O. Koren, 'Host remodeling of the gut microbiome and metabolic changes during pregnancy', *Cell* (2012); 150(3): 470–480; and A. N. Thornburn, 'Evidence that asthma is a developmental origin disease influenced by maternal diet and bacterial metabo-lites', *Nature Communications* (2015); 6: 7320

15

1 https://www.cdc.gov/healthcommunication/toolstemplates/entertainmented/tips/Allergies.html (12 August 2019)

2 R. S. Gupta, 'Prevalence and severity of food allergies among US adults', *JAMA Netw Open* (2019); 2(1): e185630

3 Shayla Love, 'Food intolerance tests are shoddy science and traps for disordered eating', *Vice* (23 February 2018)

4 L. Wenyin, 'The epidemiology of food allergy in the global context', *International Journal of Environmental Research and Public Health* (2018); 15(9): 2043

5 C. Hammond, 'Unproven diagnostic tests for food allergy', *Immunology and Allergy Clinics of North America* (2018); 31(1): 153–163

6 D. Venkataram, 'Prevalence and longitudinal trends of food allergy during childhood and adolescence: results of the Isle of Wight Birth Cohort study', *Clinical and Experimental Allergy* (2018); 48(4): 394–402

7 E. Yousef, 'Clinical utility of serum specific IgE food testing in general practice: a tertiary care experience', *Journal of Allergy and Clinical Immunology* (2019); 143(2): AB275

8 B. P. Vickery, 'AR101 oral immunotherapy for peanut allergy', *New England Journal of Medicine* (2018); 379(21): 1991–2001

9 R. A. Pretorius, 'Maternal fiber dietary intakes during pregnancy and infant allergic disease', *Nutrients* (2019); 11(8): 1767

10 P. A. Eigenmann, 'Are avoidance diets still warranted in children with atopic dermatitis?', *Pediatric Allergy and Immunology* (2020); 1: 19–26

16

1 B. Lebwohl, 'Long term gluten consumption in adults without celiac disease and risk of coronary heart disease: prospective cohort study', *BMJ* (2017); 357: j1892

2 U. Volta, 'High prevalence of celiac disease in Italian general population', *Digestive Diseases and Science* (2011); 46(7): 1500–1505

3 J. R. Biesiekierski, 'Non-coeliac gluten sensitivity: piecing the puzzle together', *United European Gastroenterology* (2015); 3(2): 160–165

4 V. Melini, 'Gluten-free diet: gaps and needs for a healthier diet', *Nutrients* (2019); 11(1): 170

5 C. S. Johnston, 'Commercially available gluten-free pastas elevate postprandial glycemia in comparison to conventional wheat pasta in healthy adults: a double-blind randomized crossover trial', *Food Funct* (2017); 8(9): 3139–3144

6 I. D. Croall, 'Gluten does not induce gastrointestinal symptoms in healthy volunteers: a double-blind randomized placebo trial', *Gastroenterology* (2019); 157: 881–883

7 H. M. Roager, 'Whole grain-rich diet reduces body weight and systemic low-grade inflammation without inducing major changes of the gut microbiome: a randomised cross-over trial', *Gut* (2019); 68: 83–93

17

1 UK exercise guidelines: https://www.nhs.uk/live-well/exercise/ (30 May 2018); US exercise guidelines: https://health.gov/paguidelines/ (2019)

2 W. W. Tigbe, 'Time spent in sedentary posture is associated with waist circumference and cardiovascular risk', *International Journal of Obesity* (2017); 41(5): 689–696

3 H. Fujita, 'Physical activity earlier in life is inversely associated with insulin resistance among adults in Japan', *Journal of Epidemiology* (2019); 29(2): 57–60

4 H. Pontzer, 'Hunter-gatherer energetics and human obesity', *PLOS ONE* (2012); 7(7): e40503

5 N. Casanova, 'Metabolic adaptations during negative energy balance and potential impact on appetite and food intake', *Proceedings of the Nutrition Society* (2019); 78(3): 279–289

6 D. M. Thomas, 'Why do individuals not lose more weight from an exercise intervention at a defined dose? An energy balance analysis', *Obesity Reviews* (2013); 13(10): 835–847

7 Alexi Mostrous, 'Coca-Cola spends £10m to counter links with obesity', *The Times* (18 December 2015); and Jonathan Gornall, 'Sugar: spinning a web of influence', *BMJ* (2015); 350: h231

8 M. Nestle, *Unsavory Truth: How Food Companies Skew the Science of What We Eat*, Basic Books (2018)

9 T. D. Noakes, 'Lobbyists for the sports drink industry: example of the rise of "contrarianism" in modern scientific debate', *Br J of Sports Med* (2007); 41(2): 107–109

10 L. M. Burke, 'Swifter, higher, stronger: What's on the menu?', *Science* (2018); 362(6416): 781–787

11 S. R. Chekroud, 'Association between physical exercise and mental health in 1.2 million individuals in the USA between 2011 and 2015', *Lancet Psychiatry* (2018); 5: 739–746

12 C. R. Gustafson, 'Exercise and the timing of snack choice: healthy snack choice is reduced in the post-exercise state', *Nutrients* (2018); 10(12): 1941

18

1 E. Jakubovski, 'Systematic review and meta-analysis: dose-response relationship of selective-serotonin reuptake inhibitors in major depressive disorder', *American Journal of Psychiatry* (2016); 173(2): 174–183

2 J. S. Lai, 'A systematic review and meta-analysis of dietary patterns and depression in community-dwelling adults', *American Journal of Clinical Nutrition* (2014); 99(1): 181–197; and D. Recchia, 'Associations between long-term adherence to healthy diet and recurrent depressive symptoms in Whitehall II Study', *European Journal of Nutrition* (2019); 1: 1–11

3 C. F. Reynolds, 'Early intervention to preempt major depression in older black and white adults', *Psychiatric Services* (2014); 65(6): 765–773

4 F. N. Jacka, 'A randomised controlled trial of dietary improvement for adults with major depression (the "SMILES" trial)', *BMC Medicine* (2017); 15(1): 23

5 J. Firth, 'The effects of dietary improvement on symptoms of depression and anxiety: a meta-analysis of randomized controlled trials', *Psychosomatic Medicine* (2019); 81(3): 265–280; and S. Mizuno, 'Bifidobacterium-rich fecal donor may be a positive predictor for successful fecal microbiota transplantation in patients with irritable bowel syndrome', *Digestion* (2017); 96(1): 29–38

6 A. Sánchez-Villegas, 'Mediterranean dietary pattern and depression: the PREDIMED randomized trial', *BMC Medicine* (2013); 11: 208

7 M. Valles Colomer, 'The neuroactive potential of human gut microbiota in quality of life and depression,' *Nature Microbiology* (2019); 4: 623–632

8 J. M. Yano, 'Indigenous bacteria from the gut microbiota regulate host serotonin biosynthesis', *Cell* (2015); 161(2): 264–276

9 I. Lukić, 'Antidepressants affect gut microbiota and Ruminococcus flavefaciens is able to abolish their effects on depressive-like behavior', *Translational Psychiatry* (2019); 9(1): 133

10 M. J. Walters, 'Associations of lifestyle and vascular risk factors with Alzheimer's brain biomarkers during middle age', *BMJ OPEN* (2018); 8(11): e023664

11 T. Akbaraly, 'Association of long-term diet quality with hippocampal volume: longitudinal cohort study', *American Journal of Medicine* (2018); 131(11): 1372–1381

12 S. E. Setti, 'Alterations in hippocampal activity and Alzheimer's disease', *Translational Issues in Psychological Science* (2018); 3(4): 348–356

13 P. Zheng, 'The gut microbiome from patients with schizophrenia modulates the glutamate-glutamine-GABA cycle and schizophrenia-relevant behaviors in mice', *Science Advances* (2019); 5(2): eaau8317

14 I. Argou-Cardozo, 'Clostridium bacteria and autism spectrum conditions: a systematic review and hypothetical contribution of environmental glyphosate Levels', *Medical Sciences* (2018); 6(2): 29

15 D. W. Kang, 'Differences in fecal microbial metabolites and microbiota of children with autism spectrum disorders', *Anaerobe* (2018); 49: 121–131

16 S. Mizuno, 'Bifidobacterium-rich fecal donor may be a positive predictor for successful fecal microbiota transplantation in patients with irritable bowel syndrome', *Digestion* (2017); 96(1): 29–38

17 M. I. Butler, 'From isoniazid to psychobiotics: the gut microbiome as a new antidepressant target', *British Journal of Hospital Medicine* (2019); 80(3): 139–145

18 F. N. Jacka, 'Maternal and early postnatal nutrition and mental health of offspring by age 5 years: a prospective cohort study', *J Acad Child & Adol Psych* (2013); 52(10): 1038–1047

19 Felice Jacka, *Brain Changer: How diet can save your mental health*, Yellow Kite (2019)

19

1 A. Saylor, 'What's wrong with the tap? Examining perceptions of tap water and bottled water at Purdue University', *Environmental Management* (2011); 48(3): 588–601

2 D. Lantagne, 'Household water treatment and cholera control', *Journal of Infectious Diseases* (2018); 218(3): s147–s153

3 M. McCartney, 'Waterlogged?', *BMJ* (2011); 343: d4280

4 F. Rosario-Ortiz, 'How do you like your tap water?', *Science* (2016); 351(6267): 912–914

5 E. Brezina, 'Investigation and risk evaluation of the occurrence of carbamazepine, oxcarbazepine, their human metabolites and transformation products in the urban water cycle', *Environmental Pollution* (2017); 225: 261–269

6 T. Spector, *Identically Different*, Weidenfeld & Nicolson (2012)

7 M. Wagner, 'Identification of putative steroid receptor antagonists in bottled water', *PLOS ONE* (2013); 8(8): e72472

8 W. Huo, 'Maternal urinary bisphenol A levels and infant low birth weight: a nested case-control study of the Health Baby Cohort in China', *Environmental International* (2015); 85: 96–103; and H. Gao, 'Bisphenol A and hormone-associated cancers: current progress and perspectives', *Medicine* (2015); 94(1): e211

9 EFSA, 'Bisphenol A: new immune system evidence useful but limited', *EFSA Reports* (13 October 2016)

10 Z. Iheozor-Ejiofor, 'Water fluoridation for the prevention of dental caries', *Cochrane Database of System Reviews* (2015); 6: CD010856

11 J. R. Jambeck, 'Marine pollution. Plastic waste inputs from land into the ocean', *Science* (2015) 13; 347(6223): 768–71

12 P. G. Ryan, 'Monitoring the abundance of plastic debris in the marine environment', *Proceedings Transactions Royal Soc B* (2009); 364: 1999–2012

13 L. M. Bartoshuk, 'NaCl thresholds in man: thresholds for water taste or NaCl taste?', *Journal of Comparative and Physiological Psychology* (1974); 87(2): 310–325

20

1 https://www.alcohol.org/guides/global-drinking-demographics/ (2019)

2 D. W. Lachenmeier, 'Comparative risk assessment of alcohol, tobacco, cannabis and other illicit drugs using the margin of exposure approach', *Scientific Reports* (2015); 5: 8126

3 R. Bruha, 'Alcoholic liver disease', *World Journal of Hepatology* (2012); 4(3): 81–90; and G. P. Jordaan, 'Alcohol-induced psychotic disorder: a review', *Metabolic Brain Disease* (2104); 29(2): 231–243

4 https://www.alcohol.org/guides/global-drinking-demographics/ (2019)

5 A. S. St Leger, 'Factors associated with cardiac mortality in developed countries with particular reference to the consumption of wine', *Lancet* (1979); 1(8124): 1017–1020; and A. Di Castelnuovo, 'Alcohol dosing and total mortality in men and women: an updated meta-analysis', *Archives of Internal Medicine* (2006); 166(22): 2437–2445

6 https://www.gov.uk/government/news/new-alcohol-guidelines-show-increased-risk-of-cancer (8 January 2016)

7 B. Xi, 'Relationship of alcohol consumption to all-cause, cardiovascular, and cancer-related mortality in US adults', *J. American College of Cardiology* (2017); 70(8): 913–922

8 K. A. Welch, 'Alcohol consumption and brain health', *BMJ* (2017); 357: j2645

9 S. Sabia, 'Alcohol consumption and risk of dementia: 23 year follow-up of Whitehall II cohort study', *BMJ* (2018); 362: k2927

10 J. Holt-Lunstad, 'Social relationships and mortality risk: a meta-analytic review', *PLOS Medicine* (2010); 7(7): e1000316

11 A. M. Wood, 'Risk thresholds for alcohol consumption: combined analysis of individual-participant data for 599,912 current drinkers in 83 prospective studies', *The Lancet* (2018); 391(10129): 1513–1523

12 M. G. Griswold, 'Alcohol use and burden for 195 countries and territories, 1990–2016: a systematic analysis for the Global Burden of Disease Study 2016', *The Lancet* (2018); 392(10152): 1015–1035

13 A. L. Freeman, 'Communicating health risks in science publications: time for everyone to take responsibility', *BMC Medicine* (2018); 16(1): 207

14 H. J. Edenberg, 'The genetics of alcohol metabolism: role of alcohol dehydrogenase and aldehyde dehydrogenase variants', *Alcohol Research and Health* (2007); 30(1): 5–13

15 S. M. Ruiz, 'Closing the gender gap: the case for gender-specific alcoholism research', *Journal of Alcoholism and Drug Dependence* (2013); 1(6): e106

16 V. Vatsalya, 'A review on the sex differences in organ and system pathology with alcohol drinking', *Current Drug Abuse Reviews* (2017); 9(2): 87–92

17 Peter Lloyd, 'Deadly link between alcohol and breast cancer is "ignored by middle-aged women who are *most* at risk of developing the disease"', *Mail Online* (13 February 2019)

18 M. I. Queipo-Ortuño, 'Influence of red wine polyphenols and ethanol on the gut microbiota ecology and biomarkers', *Am Journal of Clinical Nutrition* (2012); 95(6): 1323–1334

19 A. Chaplin, 'Resveratrol, metabolic syndrome, and gut microbiota', *Nutrients* (2018); 10(11): e1651; and X. Fan, 'Drinking alcohol is associated with variation in the human oral microbiome in a large study of American adults', *Microbiome* (2018); 6(1): 59
20 C. I. LeRoy, 'Red wine consumption associated with increased gut microbiota α-diversity in 3 independent cohorts', *Gastroenterology* (2019); pii: S0016–5085(19): 41244–4
21 R. O. de Visser, 'The growth of "Dry January": promoting participation and the benefits of participation', *Eur J Public Health* (2017); 27(5): 929–931
22 T. S. Naimi, 'Erosion of state alcohol excise taxes in the United States', *Journal of Studies on Alcohol and Drugs* (2018); 79(1): 43–48
23 https://www.cdc.gov/alcohol/index.htm (2019)
24 Z. Zupan, 'Erosion of state alcohol excise taxes in the United States', *BMJ* (2017); 359: j5623

21

1 D. Coley, 'Local food, food miles and carbon emissions: a comparison of farm shop and mass distribution approaches', *Food Policy* (2009); 34(2): 150–155
2 C. Saunders, 'Food miles, carbon footprinting and their potential impact on trade', *Semantic Scholar* (2009); AARES 53rd annual conference at Cairns, 10–13 February 2009
3 E. Soode-Schimonsky, 'Product environmental footprint of strawberries: case studies in Estonia and Germany', *J Environ Management* (2017); 203(Pt 1): 564–577
4 W. Willett, 'Food in the Anthropocene: the EAT-Lancet Commission on healthy diets from sustainable food systems', *The Lancet* (2019); 393(10170): 447–492
5 J. Milner, 'Health effects of adopting low greenhouse gas emission diets in the UK', *BMJ Open* (2015); 5: e007364
6 J. Poore, 'Reducing food's environmental impacts through producers and consumers', *Science* (2018); 360: 987–992
7 T. D. Searchinger, 'Assessing the efficiency of changes in land use for mitigating climate change', *Nature* (2018); 564: 249–253
8 George Monbiot, 'We can't keep eating as we are – why isn't the IPCC shouting this from the rooftops?', *The Guardian* (9 August 2019)

22

1 R. Mesnage, 'Facts and fallacies in the debate on glyphosate toxicity', *Frontiers in*

Public Health (2017); 5: 316

2 https://www.iarc.fr/wp-content/uploads/2018/07/MonographVolume112-1.pdf (20 March 2015)

3 Ben Webster, 'Weedkiller scientist was paid £120,000 by cancer lawyers', *The Times* (18 October 2017)

4 P. J. Mills, 'Excretion of the herbicide glyphosate in older adults between 1993 and 2016', *JAMA* (2017); 318(16): 1610–1611

5 J. V. Tarazona, 'Glyphosate toxicity and carcinogenicity: a review of the scientific basis of the European Union assessment and its differences with IARC', *Archives of Toxicology* (2017); 91(8): 2723–2743; and C. J. Portier, 'Update to Tarazona et al. (2017): glyphosate toxicity and carcinogenicity: a review of the scientific basis of the European Union assessment and its differences with IARC', *Archives of Toxicology* (2018); 92(3): 1341

6 E. T. Chang, 'Systematic review and meta-analysis of glyphosate exposure and risk of lymphohematopoietic cancers', *Journal of Environmental Science and Health, Part B* (2016); 51(6): 402–434

7 C. Gillezeau, 'The evidence of human exposure to glyphosate: a review', *Environmental Health* (2019); 18(1): 2; and M. E. Leon, 'Pesticide use and risk of non-Hodgkin lymphoid malignancies in agricultural cohorts from France, Norway and the USA: a pooled analysis from the AGRICOH consortium', *International Journal of Epidemiology* (2019); 48(5): 1519–1535

8 L. Hu, 'The association between non-Hodgkin lymphoma and organophosphate pesticides exposure: a meta-analysis', *Environmental Pollution* (2017); 231: 319–328

9 B. González-Alzaga, 'A systematic review of neurodevelopmental effects of prenatal and postnatal organophosphate pesticide exposure', *Toxicology Letters* (2014); 230(2): 104–121; and Y. Chiu, 'Association between pesticide residue intake from consumption of fruits and vegetables and pregnancy outcomes among women undergoing infertility treatment with assisted reproductive technology', *JAMA* (2018); 178(1): 17–26

10 F. Manservisi, 'The Ramazzini Institute 13-week pilot study glyphosate-based herbicides administered at human-equivalent dose to Sprague Dawley rats', *Environmental Health* (2019); 18(1): 15; and Y. Aitbali, 'Glyphosate-based herbicide exposure affects gut microbiota, anxiety and depression-like behaviors in mice', *Neurotoxicology and Teratology* (2018); 67: 44–49

11 E. V. Motta, 'Glyphosate perturbs the gut microbiota of honey bees', *PNAS* (2018); 115(41): 10305–10310

12 J. Baudry, 'Association of frequency of organic food consumption with cancer risk: findings from NutriNet-Santé Prospective Cohort Study', *JAMA* (2018); 178(12): 1597–1606

주

13 K. E. Bradbury, 'Organic food consumption and the incidence of cancer in a large prospective study of women in the UK', *British Journal of Cancer* (2014); 110: 2321–2326

14 http://www.anh-usa.org/wp-content/uploads/2016/04/ANHUSA-glyphosate-breakfast-study-FINAL.pdf (19 April 2016)

23

1 K. Womersley, 'Medical schools should be prioritising nutrition and lifestyle education', *BMJ* (2017); 359: j4861

2 J. Crowley, 'Nutrition in medical education: a systematic review', *Lancet Planetary Health* (2019); 9: PE379–E389

3 S. Greenhalgh, 'Making China safe for Coke: how Coca-Cola shaped obesity science and policy in China', *BMJ* (2019); 364: k5050

4 M. E. Lean, 'Primary care-led weight management for remission of type 2 diabetes (DiRECT): an open-label, cluster-randomised trial', *The Lancet* (2018); 391(10120): 541–551

5 https://www.ncbi.nlm.nih.gov/pubmed/21366836; D. Zhu, 'The relationship between health professionals' weight status and attitudes towards weight management: a systematic review', *Obesity Reviews* (2011); 12(5): e324–337

6 nutritank.com and thedoctorskitchen.com

7 K. E. Aspry, 'Medical nutrition education, training and competencies to advance guideline-based diet counseling by physicians', *Circulation* (2018); 137: e821–e841

결론

1 D. McDonald, 'American gut: an open platform for citizen science microbiome research', *mSystems* (2018); 3(3): e00031–18

2 joinzoe.com

3 M. J. Blaser, 'Antibiotic use and its consequences for the normal microbiome', *Science* (2016); 352: 544–545

4 R. de Cabo, 'Effects of intermittent fasting on health, aging and disease', *New England Journal of medicine* (2019); 381: 2541–51

5 US Burden of Disease Collaborators, 'The state of us health, 1990–2010: burden of diseases, injuries, and risk factors', *JAMA* (2013); 310(6): 591–606

6 Laura Reiley, 'How the Trump administration limited the scope of the USDA's 2020 dietary guidelines', *Washington Post* (30 August 2019)

7 Ron Sterk, ' EU Sugar producers suffer after reform', *Food Business News* (8 August 2019)

8 H. Moses, 'The anatomy of medical research: US and international comparisons', *JAMA* (2015); 313(2): 174–89

9 R. G. Kyle, 'Obesity prevalence among healthcare professionals in England: a cross-sectional study using the Health Survey for England', *BMJ Open* (2017); 4 Dec: 018498; and S. E. Luckhaupt, 'Prevalence of obesity among US workers and associations with occupational factors', *Am J Prev Med* (2014); 46(3): 237–248